护理职业自豪感的塑造与实践

[德] 格尔曼·奎恩海姆　[德] 安格莉卡·策格林　著

向钇樾　雷　雨　银妍妍　译

重庆大学出版社

护理工作是社会保障体系中不可或缺的重要组成部分，对人类健康与幸福的守护起到了不可替代的作用。然而，在现代社会快节奏发展的背景下，护理人员面临的职业压力与社会认知挑战日益加剧，如何提升护理职业的认同感与自豪感，成了学术研究与职业教育的重要课题。在这样的背景下，《护理职业自豪感的塑造与实践》应运而生，旨在探讨如何通过理论研究与实践指导帮助护理人员增强职业自豪感，从而为护理事业注入更多的动力和活力。

本书由重庆城市管理职业学院向钇樾、雷雨和山东理工职业学院银妍妍共同编译完成。向钇樾主要负责编译本书的第一、二、三部分，雷雨负责编译第四部分，银妍妍负责编译第五部分及附录。三位译者结合各自的研究领域和职业实践，以翔实的文献、丰富的案例和严谨的学术态度，为本书的完成作出了卓越贡献。

护理工作是一项专业性极强、充满人文关怀的职业，护理人员不仅是健康守护者，更是人类尊严和生命价值的传递者。我们希望通过本书，让更多的护理人员感受到职业的崇高与意义，从而更加自信地面对挑战，推动护理事业的发展。

最后，谨向所有参与本书编译工作的同仁表示衷心的感谢，并向辛勤耕耘在护理岗位上的每一位从业者致以崇高的敬意。我们希望本书能够为护理教育者、从业者和研究者带来启发，同时也希望它能够在塑造护理职业自豪感的过程中发挥积极作用。

译者

2024 年 10 月

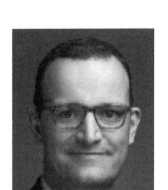

　　太棒了，我简直不敢相信这是真的：竟有一本书把护理职业推上了理想职业排行榜的首位！护理工作对我们的社会极为重要，把它排在首位是当之无愧的。为了不断履行我们的一项社会承诺——随时随地为每个人提供优质护理，尤其是为了确保护理服务在未来的可持续性，我们需要更多的护理人才。但仅仅传递"护理是一份稳定的工作"之类的信息不足以激励更多的人投身这个行业的。虽然许多人曾体会过这份职业的独一无二和特别之处，但他们还是放弃了这份工作。所以问题在于，我们怎样才能留住他们呢？

　　如果这本书有助于激发（或再次激发）大家参与护理工作的动力，那就为我们的社会做出了重要贡献。社会对护理人员给予的尊重肯定也与他们的自信息息相关，作为一个为人民服务的职业群体，护理人员应明确地表达出他们的重要性，并组织起来，向我们展现出团结的力量。我们希望所有护理人员都有勇气展示这种"力量"，因为他们心地善良、助人为乐。虽然关心和帮助他人是他们职业道德的一部分，但他们也可以为此感到非常自豪！

德国联邦卫生部

延斯·施潘

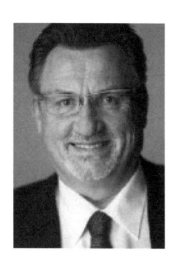

为成为护理人员而自豪！

　　今天许多护理人员很难为自己的职业感到骄傲。这从来都与职业本身无关，而是与现今护理工作的条件有关，有时也与护理领域的其他从业者有关，但更多的时候是在于社交媒体对人际关系的影响。

　　护理是一份奇妙的职业，有着广阔的发展机遇。当然，这也是一项辛苦的工作，有许多烦琐的任务，还要每天面对人们的生死危机，圣诞节假期都无法休息。但每当我们看到患者的微笑，看到疼痛难忍的患者能够安然入睡，或者在床位紧缺的情况下，临终患者仍然有一些时间能和亲人告别——当我们看到自己的工作成果时，很快又能忘记这些辛苦。

　　护理职业面临的一个很大的问题是，很多时候人们看不到我们的工作。通过细致观察和同理心，我们能够完成很多工作任务，通过协调护理流程和传递安全感，我们能够取得很多工作成就——往往正是这些"细节"为医学领域的巨大成功铺就了道路！设想一下，如果没有护理人员在手术后关注患者伤口的愈合、康复情况，实施预防措施避免感染，以及对患者进行鼓励和照护，那么第一例成功的心脏移植术后会有什么样的结果呢？

在全球范围内，包括在德国，护理人员总是位列信任度调查榜单的前几名！因为作为护理人员，我们能够站在患者的角度切身理解他们，这是我们职业的一项优势；而另一项优势是，我们能够根据患者的病情做出正确的判断，采取最有效的护理措施，为患者解释病情和治疗方案，并帮助他们找到应对困难的方式，使他们能够克服障碍并在身体受限的情况下享受生活。

弗洛伦斯·南丁格尔说过："护理是一门科学和艺术。"在过去的几十年里，因为被贴上女性职业的标签，护理一直备受歧视。如今在德国，护理也进入了高校，越来越多的护理人员在高校深造。护理研究的结果越来越受到社会的关注。从某种程度上说，不管自己是否接受过高等教育，护理进入高校也是我们职业专业化的一个标志。

我们会通过讲述工作中的故事来表达对自己职业的自豪，但这些故事并不是关于工作的压力或辛苦，也不是令外行人震惊的某些工作细节。我曾在某个英文博客中看到这样一段话："护理人员总是不合时宜地在吃饭的时候去谈论患者身体功能恢复和排泄之类的话题。"但这很正常，这些对护理人员来说十分有意义，代表着他们工作中小小的成功，对患者也有着重大意义。而当护理人员通过及早识别危机甚至因此挽救了某个患者的生命时，他们会认为自己取得了巨大的成功。小到患者一个感激的微笑，大到有关患者生死的抉择，这些都会是我们谈论的内容。

作为一名专业的护理人员，向外界展示自己的职业自豪感是非常重要的。您不仅仅是一名疾病护理人员或老年护理员。您经过了长时间的学习和努力，您正在从事一项伟大的事业。护理工作不是谁都能做的，并不是因为护理工作太糟糕或恶心，而是因为护理职业资格不是谁都能轻而易举拿到的。

我们要为自己的职业感到自豪！要勇敢地批判身边那些懒惰而自私的"害群之马"！请为我们的职业而战！不要忘记，即使在行业面临挑战与误解的今天，我们仍旧能在护理工作中收获很多美好！如果您在当前的雇主那里无法得到足够的认可和尊重，那就去一个有人欣赏您的地方！能够留在这个行业的人都是非常宝贵的，这是人才短缺带来的唯一好处！

我们有充分的理由为自己是护理人员而感到自豪！

柏林，2019 年 10 月

弗兰茨·瓦格纳

德国护理委员会主席

德国护理职业协会常务董事

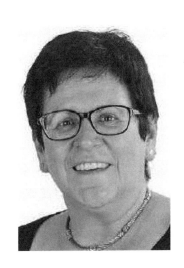

请展现出您的职业自豪感！

"勇敢地做真实的自己，不断发展自己的个性特点。我们要意识到，我们为社会所做的贡献是非常了不起的。"罗塞特·波莱蒂（Rosette Poletti），作为瑞士法语区专业护理领域的先锋和备受尊敬的"伟大女性"，早就认识到了职业自豪感和自主权对于推动护理行业发展的重要性。尽管护理工作在我们抗击新冠的过程中展现了不可或缺的社会价值，但遗憾的是，并非所有护理人员都能自信地站出来捍卫自己的职业尊严。外界对护理职业的看法充满了矛盾：一方面，人们赞扬那些投身于护理工作的人；另一方面，顽固的偏见依然挥之不去。这些偏见也出现在一些辩论中，例如，某些人会说出"人人皆可胜任护理工作"这样的话，或是基于历史宗教背景，对护理人员的性别存在刻板印象。许多人用类似"专业清便工"这样带有贬义的词汇形容护理人员，这不仅忽视了护理工作的复杂性，也贬低了护理工作的价值。

在庆祝弗洛伦斯·南丁格尔诞辰 200 周年之际，护理人员应展现出更多的自信。这不仅是上述原因。事实上，护理工作的有效性有着充分的事实佐证和理论支撑。众多研究和案例表明，经过良好培训的专业护理人员能够凭借他们的专注力、专业知识、经验和关怀，在复杂的环境中为患者提供安全有效的护理服务，并取得显著的成果。无论在哪个国家，只要合格的护理人员足够多，就能省下巨额的医疗开支。此外，世界卫生组织（WHO）在 2020 年发布的《世界护理状况报告》中强调，对专业护理的投资不仅有助于实现与健康相关的可持续发展目标（SDG），还能在教育、性别平等、就业和经济增长等多个领域产生积极影响。

　　然而，尽管护理工作的重要性得到了广泛认可，护理领域的财政支持却仍在削减，且许多地方的工作环境和条件并不理想。这就导致了一个全球性的问题：专业护理人员严重短缺。瑞士也不例外，目前几乎每两名护理人员中就有一人选择离开这个行业。为了应对这一挑战，我们迫切需要培养更多的专业护理人员，确保他们有更多的时间投入护理工作，改善护理职业的工作条件，并提升护理职业的整体地位。这些正是"增强护理的力量"公民倡议所呼吁的改革措施，瑞士护理协会（SBK）在短短 8 个月内就收集了 12 万人的签名以推动这一倡议的实施。

　　这本鼓舞人心的书展示了职业自豪感的方方面面：自我价值感、热情、意义感、勇气和动力、认同和个性、职业培训和进修的重要性。而关键在于，专业护理人员要站出来，说清楚他们利用所学知识和技能取得的成就。经验丰富的专业护理人员必须发挥榜样的作用，向年轻同事展示自己工作的价值。请您与护理职业协会一起争取更好的工作条件以兼顾工作和家庭，争取合理的薪酬和排班，把这些努力都落到实处。

　　20 年前，美国记者兼作家苏珊·戈登（Suzanne Gordon）在她的同名宣言"我只是一名护理人员"中指出许多护理人员缺乏自信，并讽刺地说："我只不过是决定患者生死的人罢了。"她与伯尼斯·布雷什（Bernice Buresh）一起在《从沉默到发声》（*From Silence to Voice*），德语版标题译为 *Der Pflege eine Stimme geben*（中文意为"为护理发声"）一书中呼吁，护理人员要让自己被看见，让自己的声音被听见，要产生更大的影响力。

　　如今，这个呼声比以往任何时候都更为迫切：作为专业护理人员，我们必须坚持自己的立场。我们不能被动等待别人的邀请，而应该主动争取参与讨论和决策。伦理学家乔瓦尼·马约（Giovanni Maio）写道："护理的任务在于促进健康，陪伴他人，认可他人，帮助他人提高能力、激活资源。"这不仅适用于我们的患者，也适用于我们自己。只有当我们相信自己的重要性时，我们才能获得力量，积极地为我们所照护的人争取权益。绝不能让任何人剥夺我们的骄傲和职业自豪感！

索菲·莱

瑞士护理协会主席

护理行业终于走进大众视野！几乎没有一个职业的市场潜力如此之大，未来保障这么好，并且职业培训期间和通过考试入职后的薪资待遇还都不错。与医疗、能源、消防、信息技术、舞台工作、航空交通管制等受人尊敬的行业一样，护理工作也采取轮班制。相比自由职业者，许多专业护理人员每周工作时长通常不会超过 39 个小时。银行职员必须按照规定时间上下班，但护理人员能够比较灵活地安排自己的工作时间。他们对这样的生活表示很满意：早上 6 点开始工作，下午 2 点半下班，然后去湖边放松一下或者参加其他活动。护理人员也希望在晚上能睡个好觉，但恰恰是这个时间段，还有周末或节假日他们需要上班，这体现出护理工作的价值和紧迫性。护理工作意义重大，几乎没有一个热门职业能与之相比。简而言之，护理工作具有巨大的优势，而这正是我们想让大家了解的内容！

在德国，有 560 万人投身医疗卫生事业。从劳动力市场和经济学角度看，他们是一个重要的群体（德国联邦统计局，2019）。护理行业方兴未艾，如今，德国护理人员的数量已经是 2011 年的两倍，约 120 万名经过职业培训的护理人员走上护理岗位，近 14 万名学员正在接受职业培训。1999 年至 2015 年间，仅门诊和住院部的护理人员数量就增加了约 77%，该人数将持续增长，因为随着人口老龄化程度加剧，护理需求也在增加。这和那些未来 20 年可能会被新技术取代的职业（如银行职员、办公室文员、保险业务员、税务顾问、销售人员、电子技术人员）所面临的情况完全不同。完成专业护理培训或获得护理专业学位的人，现在都拥有广阔的前景，有望斩获心仪职位。未来，他们在市场上也将有许多深造和学习的机会，可以挑选最理想的雇主。但即便如此，许多人还是很早就离开了这个行业。近几十年来已经有数以万计甚至更多通过国家考试的护理人员离职，各政党议员却一直没有采取有效行动。目前，德国仍缺少有关专业护理人员工作年限的有效数据，因此无法确定护理人员的平均工龄。但很多护理人员确实在这个行业工作了很长时间。根据莱茵兰 - 普法尔茨州护理协会 2019 年的数据，协会中 60% 的员工年龄超过 41 岁。

护理行业受重视程度较低，存在加班情况，而且从业人员相对容易生病。这些情况可能会维持数年，较低的性价比似乎使离职成为逃离这一困境的唯一出路。

另外，还有一个事实不容隐瞒：许多护理工作地点偏僻，且工作环境令人难以接受。本书**第三部分**将对此进行详细讨论。在粗略阅读部分国内外文献后，我们注意到，职业自豪感这一话题在许多国家引起了广泛讨论。在数据库搜索框输入关键词就会涌现数千篇相关文章，但其标题各不相同：有的与自我认知有关，有的与技能或职业身份有关。研究者通常会采用不同的方法，将各个群体置于特定的护理环境中来研究。但目前似乎还没有一个有理有据的主流理论。因此，本书**第四部分和第五部分**将针对这一情况提出建议。我们现在有机会来改变这些令人难以忍受的状况了！从政策层面看，议员们也终于认识到了护理对民众的重要性，并陆续采取了相关措施。我们要行动起来！通过这本书，我们希望您能建立真正的职业自豪感，专注于护理核心，反思并改善自己的工作状况，同时希望这本书能帮助您增加工作成就感，让您健康快乐地享受工作。我们还想鼓励那些已经转行的人重新考虑护理工作，鼓励他们回归这份有意义的工作。如果您不满意当前的工作，或只是想提升专业技能，别担心，本书会帮助初涉护理工作的您做好充分的准备。如果您的亲戚朋友想要换份工作，也请将这本书推荐给他。只有那些未经深思熟虑的人才会不顾个人利益行事，用消极言论否定自己的工作。那么，究竟怎样的人才适合进入护理行业呢？

关键是要对自己的工作保持积极态度。

您要对自己和这份有意义的工作充满信心，要带有自豪感地去观察和感受护理工作的方方面面。若要把一棵小树苗培育成永不干枯的参天大树，就应给予它充足的水分和阳光。我们期待，您能够为您的患者提供体贴周到的"舒适护理"。本书将对护理中一些过时的传统进行开诚布公、有理有据的讨论，相信您可以从中获得许多启发。同时，也希望您能让社会看到我们护理工作者的价值，以便从政策层面加大对护理行业的支持力度、改善护理人员的工作条件。

激发全社会关于护理价值的讨论，是我们行业采取积极变革的基本前提。对此，明智的做法是获得大众的正向关注，规避丑闻报道。这样一来，我们便可以向社会展现，人性化的专业护理服务是怎样的。本书也旨在鼓励大家积极加入我们这个美好且重要的行业。请各位同行为自己和我们的职业群体发声，身体力行地宣传、推广护理职业！身为专业护理人员，再也**没有谁比我们更**适合成为护理职业精神的宣传大使了！

本书采用易于理解、较为口语化的语言，旨在吸引尽可能多的护理人员阅读；

我们还会在某些主题上使用黑白图片进行举例、说明和对比。但现实中的事件往往并不总是非黑即白的，我们很少会遇到单方面剥削员工的雇主或无能的管理者。

为简化阅读，我们会用"护理人员"来统称"男护士"和"女护士"。因为85%的护理人员是女性，所以书中出现"护士"一词时，多代指"女护士"。此外，我们所说的专业护理人员是指受过培训且具有不同资质的专业人员。

为了使书中内容清晰易懂且富有生趣，我们在书中添加了一些工作日志。它们是从业人员日常工作的缩影，详细而引人入胜地介绍了重症监护、内窥镜检查、儿科护理、新生儿学、姑息治疗、咨询、实践指导、精神病学和长期照护等领域所需的能力。您可以在以下页面阅读工作日志：

我们就"职业自豪感"这一主题采访了一些执业护理人员，并想向大家分享他们的回答和看法，以下是六个护理领域中的真实案例：

最后，我们将在书中附上五位知名人士的客座文章，他们在护理领域具有丰富的经验，且长期活跃于医疗领域（第44、50、146、189、280页）。

要想改变职业压力困境，我们每个人都必须有所作为！为了让您能在实践中真正获得成就感，本书不仅会在精神上鼓励您，还是一本"练习手册"，布置了62个"任务"帮助您深入了解护理工作。这些任务包含思考题、调查题和问答题，您可以通过和同学或者团队成员互相交流来完成任务。有些页面留有供您书写的空白处，但由于空白面积有限，我们更建议您单独准备一个笔记本或学习日志，亲手记录学习成果。如果您是电子设备爱好者，您也可以利用智能手机、平板电脑或笔记本电脑等来记录您的学习成果，也就是所谓的"子弹日记"[1]。此外，您还可以借助任务上的编号跟进自己的学习进度。

本书旨在成为一剂良药，帮助专业护理人员塑造强大自我，铸就坚韧内心。至关重要的是，我们希望护理人员不要在观念上轻视职业自豪感这一内容，而要通过它认识到护理这一职业的核心价值，这一点很重要。特别是团队中负责教学培训的人员，比如实践督导员、管理人员和教师等，都应注重这一点。针对教师群体，我们在附录中编写了一份讲义，介绍了将本书纳入课程的策略和想法。书中有许多案例能在情感上吸引大家，但我们不能忘记思考。在第一章中，我们将向大家一一展示获得自豪感的前提条件。

本书由我和另一位作者共同编写而成，附录中附有我们的个人简介。此外，文中还有一些标注我们名字的评论。这些评论观点各异，我们希望您能了解这些想法，它们或许能激发您的兴趣，引发您的思考。无论如何，我们都抱有满腔热情，希望能更有说服力地向大家展现我们护理专业的丰富内涵。特别是在最后几章中，我们提出了许多想法与建议，以帮助您进一步增强职业自豪感。

---

1. 子弹日记（Bullet Journal），是一种简洁高效的手账记录方法，此处意指学习者按个人喜好对学习笔记进行快速记录。

致 谢

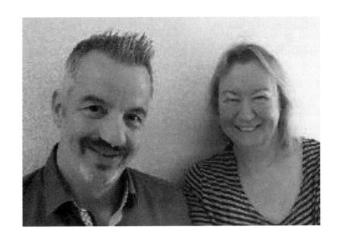

在成书过程中，有许多人为我们提供了帮助：有经验丰富且接受继续教育的从业者，还有许多高学历的专家。为了保证文章的简洁，在这里我们不一一列举他们的各种头衔和荣誉。

非常感谢以下人员提供的工作日志：重症监护领域的玛丽娜·乌费尔曼（Marina Ufelmann），临终关怀护理领域的卡琳·福斯（Karin Voss），精神病护理领域的克里斯托弗·穆勒（Christoph Müller），内窥镜检查领域的多萝西娅·霍赫纳（Dorothea Hochner），新生儿学科的萨比娜·霍曼（Sabine Hohmann），家庭社区护理领域的索尼娅·席夫（Sonja Schiff）以及负责危急情况下亲属咨询的雷娜特·孔茨（Renate Kunz）。

我们由衷感谢加布里埃莱·迈尔（Gabriele Meyer）、汉娜·梅尔（Hanna Mayer）、萨宾·苏尔切尔（Sabin Zürcher）、萨比娜·哈恩（Sabine Hahn）、马库斯·戈拉（Markus Golla）和彼得·贝希特尔（Peter Bechtel）提供的客座文章。

我们也十分感谢克里斯蒂·贝恩斯坦（Christel Bienstein）、塔尼娅·泽格米勒（Tanja Segmüller）、克里斯蒂娜·索文斯基（Christine Sowinski）、玛雅·斯多赫（Maja Storch）、坦尼娅·帕德拉（Tanja Pardela）、约尔格·施拉曼（Jörg große Schlarmann）、弗兰茨·瓦格纳（Franz Wagner）、曼努埃拉·克卢普施（Manuela Klupsch）和莫里茨·科斯特（Moritz Koster）提供的专业知识和建议。

在研究过程中，我们与一些同事就许多内容进行了深入交流，也向他们寻求了专业意见，获得了许多有价值的启发。在此，我们要衷心感谢弗朗克·魏德纳（Frank Weidner）、特蕾西娅·弗劳恩洛布（Theresia Frauenlob）、安妮·迈斯纳（Anne Meissner）、安内克·德容（Anneke de Jong）、加布里埃莱·奥弗兰德（Gabriele Overlander）、莉娜·普什（Lena Püsch）、莱纳·阿门德（Rainer Ammende）、格特鲁德·斯特克（Gertrud Stöcker）、克里斯廷·福格勒（Christine Vogler）、埃尔克·莱因费尔德（Elke Reinfeld）、沃尔克·格罗斯科普夫（Volker Großkopf）、彼得·尼达尔（Peter Nydahl）、卡斯滕·赫尔梅斯（Carsten Hermes）、约翰娜·克纳佩尔（Johanna Knüppel），以及德国护理协会的企业家们、莱茵兰-巴伐利亚州护理委员会的尤迪特·赛德尔（Judith Seidel）和马丁娜·沙尔（Martina Schaar）对我们的帮助和支持。

特别感谢波恩德国红十字会护士协会对本书首版印刷所提供的资金支持。

最后，我们要衷心感谢马丁娜·卡斯珀（Martina Kasper）女士对文本的编辑、格式化和索引工作，以及她提供的诸多宝贵意见和建议。

2019 年 11 月

格尔曼·奎恩海姆，安格莉卡·策格林

遗憾的是，由于新冠疫情的影响，图书的大批印制计划被迫推迟了几个月。在本书最后，我们添加了一章于 2020 年 6 月编写的内容，主题为"留给后疫情时代的话"。

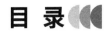

第一部分
职业自豪感

职业自豪感这一概念还没有被人们普遍接受的定义，尤其是在护理领域。我们大概是第一批想要尝试去更全面地阐释这一概念的人。在此，我们会展开讨论关于职业自豪感的内容，比如自我价值和意义的探寻、知识与热情、勇气、职业认同等。在护理工作中，职业自豪感是必不可少的！在一项"护理人员关心什么？"的在线调查中，85%的受访者表示，他们为自己从事护理工作感到自豪（Scharfenberg 等人，2019）。这并不是一种傲慢自大的表现，相反，在德语区工作的护理人员十分谦逊，她们认为自己更像是"为一切服务的女孩"。然而，随着护理工作逐渐被简化为执行具体的护理操作，护理的艺术几乎不复存在。在这种情况下，我们想呼吁护理人员保持对自己职业的自信。

"欣赏"通常指他人（比如同事、患者或社会）对某人做出的积极评价，而"自豪"则是指个人对自身非常满意的一种感受。在职业生涯中，做让自己**快乐**的事并不是获得自豪感和满足感的唯一途径。通常情况下，护理实习生和正式学徒很快就会了解到他们是否喜欢自己的工作环境，以及护理工作是否是一项"可以投身其中的事业"。但仅凭这些并不能让他们感到自豪，因为职业自豪感涵盖更多方面。当护理人员具备某项特殊技能或取得了出色的成绩时，他们会在那一刻对自己的表现、团队、雇主和职业感到自豪（Ciesinger 等人，2011）。总的来说，当护理人员处在良好的工作环境中时，他们就会**对职业感到满意**，而他们的职业自豪感则主要来源于个人工作创造的价值，这与工作方式和工作质量有关，也与自尊和他尊密切相关。因此，职业自豪感更是一种基于**认知信念**并掺杂**情绪**的**态度**。

人们常常将"感到自豪"等同于"自我夸耀"或"自我吹嘘"，并普遍对此表示鄙夷。但我们所说的职业自豪感完全不是这种空洞的自我膨胀，而是指个体对自身能力、专业素养以及所处地位日益增长的深刻认识。当一个人能够运用自身能力实现目标或超额完成任务时，就会产生自豪感（Fuchs-Frohnhofer 等人，2012）。当一个人在工作中能够在**职业规范**基础上发挥个人才能，且工作内容与内心动机一致时，职业自豪感便会油然而生并不断增长。对护理人员来说，若能独立运用护理技能，保证护理**质量**，他们就会感到自豪。所以，无论是患者的日常活动还是他们整体生活状况的改善，护理人员都想看到自己的工作成果。一个短期康复护理案例恰好体现出这点：据瑞士一家养老院报道，在接受专业护理后，大多数入住养老院的患者能够在几周内回家，护理人员因此信心倍增。

实际上，许多行业都面临专业人才短缺的问题，例如手工匠人、IT从业者、救生员、教师或火车司机。如果这些行业出现问题或发展停滞，就可能给人们的生活带来很大的不便。而如果诊所或养老院不能提供护理服务，这对患者来说可能是致命的。因为这样一来，就没有人为他们提供饮食，没有人帮助患者应对紧急情况并缓解其恐慌情绪，更没有人监测他们的生命体征并及时干预，在极端情况下，这些可能会导致患者丧生。

护理工作是对人类直接需求的及时回应。每次护理时，护理人员都要在诸多影响因素中同患者建立一段护患关系，这是一种独一无二的"创造"，因此我们也将护理看作一种"艺术"。护理工作者的努力应该始终被看见。如果一个人从事的职业得到社会的认可，他可能会感到很自豪。而当一个人的工作从各个方面（如个性风格、专业能力）而言都无法被轻易替代时，他就会产生职业自豪感。

1　护理的艺术

护理是一门艺术，因为它不仅需要专业护理**知识**，还需要基于**实践**中的创造性活动、对他人的**感知**，以及**对优质护理的设想**。早在 1859 年，弗洛伦斯·南丁格尔（Florence Nightingale）就认识到"护理是一门科学，也是一门艺术"。护理是一份与人亲密接触的职业，它为实现个人价值提供了充分的机会（Maio，2016）。新《护理职业法》（PflBG）确立了这一职业受法律保护的独立地位。能够独立行动、做事不受他人支配的人都拥有自主权。为此，新《护理职业法》规定：自该法律颁布之日起，只有接受过培训的专业护理人员才有权执行特定的护理任务。多样化的护理知识、护理研究的最新成果等均为护理实践提供了指导。当护理工作标准与患者的个性化需求之间协调一致时，护理即成为一门艺术。当护理人员一步步完成护理工作时，他们会对此感到满意；而当他们工作表现尤为出色时，他们的职业自豪感便油然而生（Nydahl 等人，2015）。有时，护理人员为了更好地服务患者，会**调整**护理步骤，尤其是当某些任务只能由他们来完成时，比如患者护理需求的评估和确认，护理过程的组织、设计和管理，以及护理质量的分析、评估、保障和提升。在护理过程中，护理人员很少真正去进行"评估"，然而这一步本能更清晰地体现出护理人员的工作成就（Zegelin，2015）。自 2020 年起，只有我们这些专业的护理人员才能去执行某些特定的护理任务，我们需要和医生同事们就（患者的）各种情况进行沟通（Weidner，2019）。举个例子，目前只有专业护理人员才能确定患者的个人护理需求，也只有他们才能与当事人及其亲属共同决定合适的护理措施来预防压疮或跌倒的情况。新《护理职业法》首次限制了医生的"决策权"。但与此同时，联邦卫生与社会职业教育协会（BLGS）提出，与普通护理和儿科护理相比，养老护理人员培训质量较低，因此，养老护理人员未来能否完全胜任上述护理工作仍有待考察。护理需要大量专业知识，因为在实践过程中护理人员必须能够分清主次。例如，应该优先照顾按铃的患者，还是始终一言不发的患者？应该让医生先去查看哪个患者的情况？要做到这一点，他们必须牢记患者所有（或部分）的需求。这意味着，我们不能将护理仅仅看作是进行各项护理操作。但遗憾的是，德国《社会法典》第十一卷"社会照顾"中对"护理"一词的解释仍停留在上述层面。

开展护理工作时需要全面考虑患者日常生活的各个方面，并需要采用多样、细致的处理方式。此外，护理人员不仅需要掌握扎实的背景知识，尤其是心理学知识，还要拥有充分理解患者的能力。如果您对此有所不解，请您回想一下上次看病时护士打针的方式和在打针时对您的态度（友好的、亲切的还是有个性的），哪部分内容您记得更清楚？我们应该明白，护理是一个创造性的过程，它不仅注重最终的"疗愈结果"，更追求整个工作过程中的质量。

2 职业自豪感与护理自豪感

护理职业自豪感指的是护理人员对自身职业形成的认同感，包含了**自尊**和自豪。他们为能在工作中**展现自身价值**而感到自豪。换言之：为能在工作中展现**真实**的自己而感到自豪。在北美洲和北欧国家，护理人员经常身着印有致敬护理图案的T恤。此外，讨论亲属照护者的护理自豪感对我们来说同样十分重要。因为当患者亲属将患者照护好时，他们也会感受到所谓的"护理自豪感"。在一个经典案例中，一位妻子说道："*虽然我从没学过护理，但两年以来，我把家里瘫痪在床的丈夫照顾得很好，他从没长过一次压疮。*"

所有照护者（无论是否接受过培训）都可以产生护理自豪感，而只有专业护理人员才会产生职业自豪感，这两种自豪感略有不同（表2-1）。

表2-1 职业自豪感与护理自豪感

	职业自豪感	护理自豪感
来源	专业培训知识	责任感
产生群体	护理人员	护理人员及亲属照护者
涉及内容	护理工作	照护行为

这也意味着，面对医疗行业中的其他职业时，护理人员不必隐其锋芒，而应努力发展自身才能，积极维护自身权利，认真履行自身义务。职业自豪感包含了一种强烈的自尊感，它与外界对护理职业的认可联系在一起。当外界对护理职业或护理机构投以尊敬的目光时，护理人员会对自身职业感到加倍自豪。自豪感无法培养，它以人的知识储备和教育程度为前提：当护理人员发觉自己做了一些特殊或值得赞颂的事时，他们就会产生自我满足感。为此，他们需要专业知识来衡量自己的能力范围。衡量的标准既有个人的价值排序，也有社会的价值排序。只有懂得自省，懂得复盘工作，才能体会到职业自豪感，获得正向的自我反馈。此外，若能投身于发展前景好的事业，也会产生自豪感。如果我们能清楚自己在做什么和为什么这么做，自豪感就会油然而生。因此，想要提升职业自豪感，我们首先

要做好思想层面的工作。护理人员若能意识到其工作的专业性，职业自豪感和护理自豪感就会给我们带来正面情绪。

自豪感是可见的：在所有文化中，自豪感都是社会地位高的一大标志，且往往体现在一些肢体动作中，如挺胸抬头、手臂微张。有了自豪感之后，我们也更容易要求上司提供合理的工作条件。在本书第五部分我们会给出一些建议，教您如何通过肢体语言展示自豪感，"超越"自己的潜意识，让您表现得更为自豪。

自豪或愤怒这些情绪对健康和工作效率有着极大的影响。若自豪多于愤怒，压力和负担就会减小，工作倦怠的情况也会变少。一个自豪的护理人员能够掌控工作局面，兢兢业业工作，体会到**自我实现感**、满足感、愉悦感，感受到自身能力。自我实现感是促进我们心理健康的一大支柱。

2.1 羞耻感与职业选择

与自豪感相反的感受可能是**羞耻感**。一些护理人员会对工作抱有羞耻感，觉得自己的工作丢脸，与他人格格不入，认为自身**没有价值**、能力不足、地位卑微，有时他们会被叫做"唯唯诺诺的人"。但自豪感并不等同于**自负**，自负意味着过于关注自己的外表、才智或性格，它使人轻浮，使人盲目而无法意识到自身错误，还会妨碍团队工作，因此自负的人可能会被同事孤立。就连爱因斯坦也建议大家尽量少为自身成就而沾沾自喜——这样我们才能创造更多令人自豪的成就（Schmidt-Salomon，2019）。针对职业自豪感的重要性，社会学家理查德·桑内特（Richard Sennet）于2008年的研究中写道，为自己的工作感到自豪是手艺工作的核心。当然，我们鼓励的是**健康的职业自豪感**，接下来我们也会多次探讨这一话题。自豪感或羞耻感的产生与**自我价值感的调节**密切相关，也与外界的交互密切相关。因为自豪感是交际性的，它把我们与他人联系在一起，让我们产生群体归属感，觉得自己是群体中珍贵的一分子。面对外界的偏见，自豪感也许是我们真正意义上的一种"反击"。一些职业群体会对护理职业抱有偏见，他们认为护理工作并不重要，社会地位较低，对此我们必须进行辩护。但在最坏的情况下，我们真的会因此感到羞耻。一方面，当人感到无助时，就会感到羞耻，它会扼制我们工作的动力。我们的榜样应是自信、动力十足和能干的人。另一方面，患者往往想忽略自身对他人的依赖性，这也会影响到护理人员。在这种情况下，我们应以更积极和体贴的方式开展护理工作。

在选择职业培训方向或大学专业时，如果决定要从事护理工作，就需要面对许多偏见。奎恩海姆在《偏见集》（*Sammlung von Vorurteilen*）中指出，大家总是觉得护理工作"*一点也不酷，因为护理人员就是一个端屎端尿的佣人，给别人擦屁股，每天还得清理呕吐物、血、脓、痰、体液，清洁或做研究时接触的都是一丝不挂的患者，他们或是病入膏肓，或是已经奄奄一息。此外，护理人员还是医生和行政部门的佣人，男性根本不可能考虑这份工作。*"还有一种观点认为，护理人员总是在为医生提供帮助。2010 年，不莱梅公共卫生与护理研究所（IPP）探究了护理职业在年轻人心目中的形象，却发现护理行业并不在他们的职业考虑范围内。有些家长会劝孩子不要从事这份工作。但还是有一些线索表明，如果父母之中有人从事护理工作的话，孩子会有意识地选择这份职业，原因有很多，例如，他们在家里或诊所里听过许多有关护理的有趣故事，这促使他们想要去亲身体验一番。在选择职业时，父母的影响力比职业咨询或学业成绩更大（Bomball 等人，2010）。除示范作用外，父母有时也会主动给孩子一些建议，提醒他们什么是职业生涯里重要的因素。2016 年，劳动力市场和职业研究所的一项研究证明了父母带来的这种影响。此外，母亲从事职业的社会地位越高，女儿朝这个方向发展的可能性就越大（Hampel，2019）。

任务 1

您的父母 / 同学对您的工作有何看法？

在接下来的章节中，我们将逐一驳斥上文中提到的对护理工作的偏见。当然，所有工作都有不够理想的地方。但若是经过系统的护理理论及实践培训，就会有不同的感受，例如，在培训中学习如何专业地清理排泄物。一些护理人员表示，他们以前从未想过自己能做到这些事，但经过专业指导后，他们能够专业且较为轻松地进行操作。（最晚）在有了自己的孩子以后，他们会觉得这些操作更简单。护理工作意义重大，我们每个人都在婴幼儿和儿童时期接受过照护，也终有一天会变老，同样需要照护。那这时应该由谁来给予我们专业的护理？由谁来检查我们的身体健康状况？又由谁来安慰我们的情绪，确认我们的需求呢？总体来说，护理为人们提供了最直接、最关乎生存的服务，这要求护理人员拥有**沉稳和正直的品格**。这可不是每个人都能做到的！

奥地利著名护理作家索尼娅·席夫（Sonja Schiff）撰写了《我从老人身上学到十件有关生活的事》（*10 Dinge，die ich von alten Menschen über das Leben lernte*）一书，这本书生动描绘了护理人员在养老院的工作，鼓舞人心且饱含情感，展现了护理职业的多样性，令人印象深刻。下文引用了书里的一篇工作日志。

工作日志 1：养老院内轮班过程

我叫安娜·莫泽（Anna Moser），今年52岁，在奥地利一个中型城市的疗养院工作了24年。1985年，我从精神科护理专业毕业，并通过了麻醉护士的培训，之后当了近十年的神经外科护士。我对自己原本的工作还算满意，但后来奶奶突然要搬进养老院，我才第一次接触到了老年护理科。回想起来，我真的解释不清当时发生在自己身上的事。我被这家养老院里的老人和他们的人生故事深深地吸引了。我奶奶右边的房间住着一位100岁老人，曾是歌剧演员，她左边的房间住着一位95岁的老爷爷，曾登上过海拔7000米的山。但刚了解到这些时，我仍然觉得护理老年人是无趣的。然而，像我奶奶这种亟须护理的情况让我改变了对这个领域的看法。我发现老年护理更是一份有关人际关系的工作，在工作中可以遇见各种有趣的人。而我之前的工作恰恰缺少这一点。麻醉护理工作受到很多限制，只能在手术前后逐条逐项地展开。所以后来我在本职工作之外完成了老年护理方面的培训，并参加了一些有关认知症护理的培训课程，然后应聘了这个社区的养老院并开始工作。虽然我已经在这里工作了很多年，但我还是很喜欢这份工作。

几年前，我们的养老院只是一个普通的疗养院，有时真的很难给老人创造一个温馨的环境，让他们有家的感觉。但不久前，我们制订了养老院改造计划，当地的议会也决定采用这个方案。7年来，我们的养老院建成了6个老人社区，每个社区住着14位老人。我本人在"萨尔茨卡默古特"社区一楼工作，这是唯一一个带花园的社区。

共享厨房和老人们的公共生活是每个社区的核心。有生活管理人员专门负责安排老人们大部分公共生活的内容、日常活动和休闲活动，例如，组织他们一起做饭。我们的首要原则是让老人过上正常的生活；虽然他们需要接受护理，但我们会尽可能让他们过上正常的生活。护理人员和护理工作并不是核心，对生活抱有希望的老人们才是。作为一名执业护士，我认为自己有责任让他们喜欢上我们养老院，以专业且人性化的方式陪伴他们走过最后的旅程。我认为，身体上的护理主要是一种帮助他们提高养老院内生活质量的服务。

今天早上，我负责帮助91岁的玛丽亚·斯蒂格（Maria Steger）起床，她将开启崭新的一天。当我到达她的房间门口时，先停了一会儿，让自己集中精神。对我来说，专注于工作很重要。我迅速吸了口气，敲了敲门。"进来，我已经在等你了！"门内传来斯蒂格女士响亮的声音，我走进了房间。一年前，她在夜间上厕所时重重摔了一跤，导致股骨颈骨折。但她现在又可以自由活动了，也能够独立起床，但自从摔跤以后，她的安全感变得很低。她像往常一样躺在床上等我，高兴地朝我眨着眼睛。她的乐观每天都激励着我。斯蒂格女士从年轻时起就患有慢性多关节炎，痛苦伴随着她的一生。即使现在养老院里有很好的止痛药和止痛贴，但仍无法完全控制住她的疼痛。可以说，斯蒂格女士是以钢铁般的意志和乐观的精神战胜了痛苦。

我走到她的床边，问她睡得怎么样，想不想洗澡，她说想。我先在浴室里为她做好准备，然后帮助她起床，并给她加油。她一开始迈向助行器的时候有些不稳，但后来稳稳地走向了浴室。

在斯蒂格女士坐上淋浴凳之前，我首先小心地为她取下右上臂的止痛贴。随后，我准备好沐浴露和毛巾，调整好淋浴头，让她能够独自享受早晨的淋浴时光。淋浴结束后，我会帮助她擦干身体，并按照医嘱在她大腿上贴上新的止痛贴。接着，我会在她的背部和腿部涂抹润肤乳液。而脸部、腹部和胸部的护理，则由斯蒂格女士自己完成。完成这些步骤后，我会为她准备所需的失禁护理用品，并协助她穿上内衣裤和连裤袜。穿戴完毕后，斯蒂格女士会握紧助行器，自信地向衣柜走去。对她而言，挑选穿搭是每天早上最为重要的环节。她细致地挑选今天的装扮：一条浅灰色的喇叭裙，搭配带有大蝴蝶结的粉色衬衫，再穿上洋红色的开衫。她还精心选择了珍珠项链、珍珠耳环和精致的珍珠戒指作为配饰。

斯蒂格女士刚入住我们的养老院时，我便主动与她交谈，希望了解她的人生经历。她常回忆说，自己是家里十二个孩子中最小的一个，总是穿哥哥姐姐们穿过的衣服，从没有自己的新衣服，有时甚至不得不穿男生的衣服。斯蒂格女士泪流满面地向我述说，她小时候经常因为穿着不合身的旧衣服而遭到同学们的嘲笑，这让她感到非常羞耻。与她共同生活了60多年的丈夫也很少为她购买新衣。她感觉丈夫有一种病态的嫉妒心理，巴不得看到她穿着破衣烂衫到处跑。直到丈夫去世后，玛丽亚·斯蒂格才终于可以随心所欲地打扮自己。

了解斯蒂格女士的故事后，我们的护理团队达成了一致意见：我们要让斯蒂格女士每天都过得像公主一样。我们鼓励她把自己打扮得漂漂亮亮，还时不时买几件新衣服给她。现在还有志愿者会陪她一起去购物，每年大约有四次。她每次购物回来，都显得格外容光焕发，这无疑证明了我们的做法是正确的。

斯蒂格女士一件一件地穿上衣服，我只在一旁进行指导，在十分必要的情况下才提供帮助。对斯蒂格女士来说，能够保持自身的独立性很重要，她认为他人的帮助和专制管治无异。照护她的人员不仅需要有敏锐的观察能力，还需要能够很好地理解她的肢体语言。

然而，到了梳头和化妆的步骤时，情况则不一样了：她想在这些事上得到大家的宠爱。斯蒂格女士坐在她的化妆台前。大多数养老院老人的柜子里都装满了子孙后代的照片，可斯蒂格女士不是，她房间的中央摆着衣柜和化妆台。对她来说，那些她不曾拥有过的东西，就是她现在的重要之物。我将她的毛巾搭在肩上，就开始给她化妆。我先将她稀疏的头发梳理好，再喷上大量的发胶固定，整理好假发，画好眉毛，再在脸颊上涂一层淡淡的腮红，最后用鲜艳的口红勾勒出完美的妆容。化妆时，我们会播放我们都很喜欢的歌曲。我们一边听着《不要为爱哭泣》，一边一起哼唱歌词"难道爱就是罪过吗？"斯蒂格女士和我的美好的一天就这样开始了！我喜欢早晨的这些仪式。

我走到她房间门口。斯蒂格女士又朝镜子里看了一眼，我随即鼓励她："您今天看起来真美！"她推着助行器走到门口，我接着问她："准备好迎接新的一天了吗？"斯蒂格女士用力挺直了背，眨着眼对我说："准备好了。"我打开门，斯蒂格女士像一位年迈的公主一样走出了房间，径直走向客厅。在那里，负责日程安排的工作人员和其他老人正等待她的到来。

在去往下一位老人房间的路上，我碰到了同事萨比娜（Sabine S.），她是一名护理助理。她已连续两天协助安娜·胡贝尔（Anna Huber）女士进行晨间沐浴。胡贝尔女士患有糖尿病，需要定期注射胰岛素。作为护理助理，萨比娜其实可以按照医生开的剂量直接给胡贝尔女士注射胰岛素。但今天对她来说是个特别的日子——她的命名日。昨天，一位朋友送给她一大块巧克力蛋糕，于是，她决定今天早上无论如何都要把它吃掉。面对这一情况，我的同事只得请求我介入，因为这需要由具备执业资格的护理人员来做出决定。

胡贝尔女士的房门敞开着，但我还是礼貌地敲了敲门，问她我是否可以进去。她回道："我老得连在命名日吃块蛋糕都没资格了！"接着还向我解释了为什么她今天非要吃这个蛋糕不可。"这是萨赫蛋糕！真正的萨赫蛋糕！"她笑着辩解道。胡贝尔女士回忆说，第二次世界大战结束后的那天，她第一次品尝到了萨赫蛋糕。"这在当时是一个非常重要的时刻，真的很隆重！现在的人们无法理解。"她补充道。

于是，我先测量了她的血糖水平，然后为她注射了更高剂量的胰岛素，并将这些事都写在护理记录中。我问她："要加上鲜奶油吗？"胡贝尔女士兴奋地回答道："当然要！萨赫蛋糕就是要加上大量的鲜奶油。"我笑着祝她吃得开心，然后继续去往下一个房间。接下来，我需要辅助 75 岁的约瑟夫·施威格（Josef Schweiger）开展各项日常活动。施威格先生一搬进来，护理他的任务就分配给了我，因为我曾经是一名精神科护理人员。他有精神病史，常年酗酒，且患有严重的囤积症。两年前，他还能在家独立生活。但邻居们常常抱怨他臭气熏天，在早上上班路上，有时还能看到他醉醺醺地躺在过道上。施威格先生中风后，先是住院治疗，经过短暂的康复，便直接转到了我们这里。有人去打扫了他居住的救济房，据说里面虫子横行，甚至需要专业的灭虫服务。那段时间，施威格先生就只剩下了一些非常私人的物品。

施威格先生脱离了原来的生活轨道，这不仅仅是因为中风，更是因为他失去了自己的救济房。尽管中风导致他左侧身体出现了轻微障碍，但他仍能相对自如地活动。然而，他在整整一年的时间里几乎没离开过自己的房间，有时甚至连续几天都躺在床上，不与他人交流。为了帮助他重新开启正常生活，我们养老院制订了一项新的护理计划，决定尽可能只由我和另一位精神科护理人员来照顾施威格先生，以此来赢得他的信任并和他建立良好的护患关系。

然而，有一天，施威格先生意外失踪了。几小时后，他又坐着出租车回来了，但已喝得烂醉如泥。值班护理人员扶他下出租车并把他送回房间时，他含糊其词地抗议："我不是囚犯。我有权在这里做我想做的事。"

从那天起，施威格先生的生活逐渐开始走上正轨。他打破了以往的沉默。在他失踪后回来的第二天早上，我走进他的房间，他带着一丝猜疑地看着我说："你真是个固执的女人。像我这样的人别人躲都来不及！"那一刻我被打动了，因为这是他第一次真正与我建立关系。"能听到您的声音，您不知道我有多高兴"，我回答道，然后补充说："也许我们都有点固执。"后来，我们谈了谈他对在我们养老院生活的看法。他希望能有权喝酒、囤积物品和享受独处，他认为："我都这把年纪了，没人能改变我！"我向他解释，他可以这样做，但必须做出一些妥协，因为我们共同生活在这里。

一段时间之后，我将与施威格先生之间的对话作为一个案例，在跨专业讨论会议中进行分析。我认为，我们需要努力稳定施威格先生的生活状态，不应完全禁止他喝酒。经过协商，我们达成协议，他每天最多可以喝 2 L 红酒。此外，他可以随心所欲地囤积物品，但食物或其他易腐物品除外，我们也不再强迫施威格先生参加养老院里的集体活动。

得知此事后，我的同事们起初感到很是不满，尤其是对他饮酒这件事。但整个团队最终还是决定先这样试三个月。在这三个月里，情况并没有完全按照约定发展，但施威格先生还是继续和我们生活在同一屋檐下。我们逐渐习惯了在开展照护工作时要和他协商。他是需要反抗的人。违反社会规则是他人生经历的一部分。总之，施威格先生在我们这儿还是受到欢迎的，他也找到了自己的角色，偶尔甚至会到公共厨房找个地方独自坐着，手里拿着一杯酒，观察着厨房里的集体生活。

今早，当我走进施威格先生的房间时，我惊讶地发现他已经做好了外出准备。他穿好了衣服，坐在他那堆满杂物的房间里，东西几乎堆到了天花板。他一脸严肃地望向我，用坚定的声音说："今天我要去跳蚤市场，没人能阻止得了我。"我笑着回应："您这是又要去'打猎'啦？"施威格先生眨了眨眼，说道："没错！去'打猎'！"

接着，我请他让我快速检查他的左腿。根据值夜班的护理助理彼得的记录，昨天在扶醉酒的施威格先生上床睡觉时，他注意到他的左小腿外侧有一处伤口。"它本来就这样"，施威格先生不情愿地露出左腿，"现在我本该在跳蚤市场了，那里的好东西肯定都已经被别人挑走了"。

施威格先生的伤口直径约 3 cm，位于脚踝处，发炎很严重。我告诉他，我现在会给他包扎伤口，但这不够，他从跳蚤市场回来后，必须让专门负责伤口治疗的医生仔细检查。我猜这是腿部溃疡的初期迹象，因此越早治疗越好。"好好好，从跳蚤市场回来，喝上第一瓶红酒后，我就准备好接受你们的折磨了。现在就别再啰唆了。"我知道施威格先生已经不耐烦了，所以只能在伤口处简单涂抹药膏，然后就放他去跳蚤市场了。我在护理记录中做了批注，提到他身上有一股很浓的尿臊味，并写明他今天不能洗澡的原因。此外，我还对伤口做了详细描述，要求负责伤口治疗的医生与家庭医生讨论，进行专业评估。

我又赶去了下一位老人的房间——卡塔琳娜·库尔兹（Katharina Kurz），101 岁。她常年卧床，处于认知症晚期。路上，我遇到了实习生法蒂玛（Fatima S.），看起来她手头没有紧急的工作任务，于是我邀请她一同前往。在照顾库尔兹女士时，我确实需要有人帮助，以确保能够小心地开展身体护理工作。

库尔兹女士已经无法通过语言和我们交流，无法口头表达自己的需求。与她的交流仅仅是听到她一遍遍地呼唤"妈妈，妈妈"或是"哦上帝，哦上帝"，我们团队对这些呼唤的含义做了许多思考。最后我们得出结论，这可能是一种无意识的行为，没有特定含义，但她可能通过这种方式来感受自己的存在。我们还观察到，当我们轻触她的额头、头顶和肩膀时，她会表现出积极的反应，歌声也可以安抚她。晚上为她清洗身子也能帮助她放松和入睡。

刚开始接触老年护理工作时，为了能在老人甚至同事身边唱歌，我克服了很多心理障碍。但多亏了库尔兹女士，我不再为此感到羞怯了。如今，我每天早上都很期待过去照顾她。

在轻敲她的房门之前，我们总会先停顿一下，深吸一口气，然后再进入房间。库尔兹女士则会用她那单调的声音反复呼唤"妈妈，妈妈，妈妈，妈妈"来迎接我们。我迅速走到她身边，轻轻握住她的上臂，向她解释道，我们有两个工作人员，现在要帮她洗澡。法蒂玛也快速抚摸了下库尔兹女士来和她打招呼，然后去了浴室准备沐浴用品。我则留在库尔兹女士身边，开始轻声哼唱今天的德语安眠儿歌——海因茨·鲁曼的《La le lu，只有月亮上的人在看》（*La le lu，nur der Mann im Mond schaut zu*）。

库尔兹女士在房间里又喊了几次"妈妈，妈妈"，然后停下了。我30分钟后还有一个安排，时间有些紧张，但我还是边哼着歌边给库尔兹女士洗澡，尽量待在她身边，与她保持互动。我的经验是，在护理时专注于每位老人，尤其是认知症患者，是很值得的。他们会在护理后变得更加平静，比起三心二意，专注于当下的工作会让后续工作时间大大减少。

离开库尔兹女士的房间前，我再次把手放在她的头顶上，最后唱了一首 *La le lu*。然后我慢慢松开手，走出房间。我在门口仔细听了听，库尔兹女士的呼吸声很放松。一切顺利的话，她现在就能睡着，大约两小时之后，她会再次开始喊妈妈。到那时，一位同事会把她搬到躺椅上，推到公共厨房，给她喂一小份高热量且易于消化的糊状食物（每天都要喂几次）。不久后，她的一个女儿会来探望她，推着她在走廊和花园里散步。

　　我快速记录下对施威格先生和库尔兹女士采取的护理措施，前者的情况我还没来得及记录。写完后，我休息了一会儿，以迎接今天最具挑战性的任务。上午 10 点，一辆车准时到达。89 岁的赫尔米娜·胡贝尔（Hermine Huber）在女儿的陪同下第一次来到我们养老院，她眼神里满是悲伤。一次重度中风后，她在轮椅上已经坐了十年了。这些年来，一直是丈夫在家悉心照料她。但一个月前，胡贝尔先生因心脏病突发意外去世。他们的独生女本来生活在英国，为了处理所有事务、组织葬礼、暂时照顾母亲，她回到了奥地利。她还提出要把母亲带到英国，但胡贝尔女士拒绝了。她想留在丈夫身边，这样就可以去他的坟墓看他。于是，她的女儿计划为她找一个养老院，最终找到了我们这里。

　　在这几天里，她女儿在楼管的协助下，一直在为她妈妈准备房间。她告诉我们，她妈妈喜欢玫瑰，并询问我们是否允许她将房间装饰成玫瑰主题。她在浴室里贴了一些玫瑰图案的瓷砖，还在床头贴了带有玫瑰图案的壁纸，窗帘、床罩和所有的靠垫自然也都选用了玫瑰图案。搬家公司还搬来一把带扶手的单人沙发、一个毕德迈雅风格的抽屉柜、一张精致的小桌子、一些照片、书籍、唱片以及一台唱片机。

　　从胡贝尔女士即将入住的那一刻起，我就成了她女儿在养老院的联系人。在这里，我们致力于为每个家庭、每位新入住的老人及其家属指定一个明确的养老院联系人。胡贝尔女士的女儿如此精心地设计妈妈的新住处，她与我接触、交谈和诉说担忧的方式，都给我留下了深刻的印象。她觉得很难接受母亲的意愿，留她独自一人在奥地利的养老院里。

　　在胡贝尔女士女儿的协助下，楼管将行李箱和包裹从车上搬到了已经布置好的房间里。与此同时，我去迎接了胡贝尔女士。

我蹲下来，用双手握住她瘫痪的右手，向她介绍了我的名字和职责，并告诉她，我将在接下来的几周里陪伴她适应新环境。她轻轻地回了句"谢谢"，并与我进行了一次简单的眼神交流，然后又陷入了沉默与哀痛之中。尽管如此，我还是为与她首次建立起关系而感到满足。胡贝尔女士的生活经历巨大的变化，她刚刚失去了丈夫，不得不搬进养老院。考虑到这些，我们就会明白，一句轻声的"谢谢"和简单的眼神交流已经是一大进步，也是一种积极的信号。

我陪同胡贝尔女士和她的女儿来到她们的房间。我注意到，当胡贝尔女士发现房间里摆放着许多玫瑰时，她感激地看向自己的女儿，女儿眼里噙着泪。协商过后，我让这对母女独处一个小时。

利用这段时间，我翻开了一本新的护理记录，写下初步的观察结果，并通知同事们新入住老人的到来。随后，我快步走向公共厨房，一进门，就有位老人向我挥手示意，我在她旁边坐下喝了杯咖啡，并和她闲聊，显然她很喜欢这样的交谈。在厨房里，我注意到负责管理老人日程的同事正在忙活，她周围有四位老人正在一边辛勤地切黄瓜削土豆一边聊天。厨房附近的一张桌子旁，两位患有认知症的老人默默叠着洗碗布；另一张桌子上，两位老人正在翻阅报纸，同时高声地批评时政。当我再次回到胡贝尔女士的房间时，所有的行李箱都被清空了，行李都被装进了柜子里。抽屉柜上挂着已故丈夫和女儿的照片。我提议带这两位先参观下我们养老院，以便胡贝尔女士能对这里有个初步的印象，找到一点方向感。我走在前面带路，女儿则推着轮椅上的妈妈。我们首先参观了养老院门口，从那里出发，重点参观我们的社区。到达公共厨房时，负责日程安排的管理人员、另一位同事和两位老人向胡贝尔女士做了自我介绍，我感到胡贝尔女士有些抵触。对她来说，接触陌生人显然还是有些太勉强了。我暗示她们回房间，并问了问那位同事，稍后是否可以让胡贝尔女士和她女儿在房间内用餐。这一请求很快得到了同意。

在接下来的三个小时里，我为这对母女提供了充足的独处时间，只是偶尔进去看看，确保她们没有其他需求。在下班前，我向胡贝尔女士保证，她可以在自己的房间享用晚餐，并自主决定是否、何时以及如何参与集体生活。我告诉她，我今天的工作结束了，明早再来，并亲自向她介绍了接班的同事，然后与她道别。

最后，我在护理记录中写下了对胡贝尔女士的初步印象以及我们之间协商的内容，并迅速和同事们说明了这些情况，然后骑上自行车回家。我的外孙已经在家等我了。我们计划一起烤蛋糕，然后去看电影。我很期待这个温馨的夜晚！

2.2 尊重

尊重是指对特定个体或组织的重视和肯定。每个人都会受到来自他人（如社会、同事或患者）的评价。作为护理行业的从业者，我们希望得到他人尊重，是希望他人能够认可我们的价值和重要性，或者说认可我们的专业性，并以相应的礼貌和得体的行为回应我们。在一个医疗团队里，每个成员都希望获得自己的职业认同感。在医疗卫生领域，多学科团结合作、携手共事，每个人都希望能够展示真实的自我，而不必隐藏自己。

2018 年，普勒尔斯（Prölß）叙述了一个**不当行为**案例：主任医生巡查重症监护室时发现，狭小的治疗室实在容纳不下十二人的团队。此时，一名护理人员正在给患者进行急救心电图检查。主任医生问她，非要现在做检查不可吗？护理人员刚要说明情况，医生却当着众人的面打断了她的话："闭嘴！"随之而来的是一阵沉默，现场没有一个人敢对此做出什么反应。事后，医院领导层与主任医师进行了一次严肃的谈话，指出了他的错误行为，并要求他今后注意自己的言行。不久之后，他私下与这位护理人员谈话，向她表达了歉意。

医疗行业中的其他从业人员/患者常认为，既然清洁工作无人承担，那么"护理人员可以去做"，或者既然今天没人跑腿，那么"护理人员可以负责将血样从病房送到实验室"，这些都是不尊重护理职业的典型表现。通常情况下，不会有人期望行政人员、医生或神职人员承担这类工作。尽管如此，有时护理人员仍会主动承担这些额外任务。

重新启用重症监护室的案例：所有准备工作均已按时完成。预计次日重症监护室就能正式启用。可相关人员这才意识到，在前期准备过程中出现了一个疏漏：最后一步的清洁工作被忽略了。护理人员们主动站出来，毫不犹豫地承担了这一工作。

我们十分重视患者及医疗团队中的每位成员，并期望得到相应的尊重。机构内部通常都会有自己的规章制度，所有员工都应严格遵守它们。如果有人违反规定，也能更有针对性地采取惩罚措施。这些措施在维护秩序的同时，也可能影响员工的从业时长。无论如何，护理人员都应该懂得尊重自己。

总之，员工若有职业自豪感，则会继续从事这份工作。但有个前提：护理工作不会受到人力或时间的限制。实现这一点需要时间，我们不应急于求成！护理人员在社会中履行了哪些重要任务与责任，我们都可以阐述清楚。

人员简介

年龄 25 岁，性别男，2013 年毕业后成为执业护理人员。

目前在法伦达尔哲学与神学大学攻读"护理学学士学位"。

您为什么选择护理职业?

我当时还在上职业中学。我选择的方向是社会工作,所以需要在医院、托儿所、养老院等任一机构进行实习。我曾在当地的一家医院实习了四周。最初,我对护理的兴趣并不浓厚。但随着时间的推移,我对护理行业有了更深入的了解,并对这份职业所提供的灵活性和可能性感到惊喜。我越来越享受这份能和许多人打交道的工作,并且我也得到了来自专业人员的积极评价,这激励我在毕业后开始了健康护理类的职业培训。

护理职业给您带来了哪些挑战?

首先是工作时间问题。虽然护理工作提供了高度的灵活性,但特殊的工作时间常常与私人生活、休闲活动发生冲突,比如朋友聚会、社团活动等。此外,不同专业团队间的冲突与协调、与患者及其亲属的冲突与协调,也是造成压力的主要因素。最后,无论从员工层面还是患者层面来看,对我们提出的要求都特别高,我们有时也会力不从心。就比如说:早上有很多患者需要照顾,通常一个患者在哭时,外面又有三位患者按了呼叫铃,还有患者家属气急败坏地要找医生谈话。一旦有护理人员短期内缺勤,就会导致人手不足。

您在什么情况下会怀疑自己做出的职业选择?

我无法具体描述这种情况,但有时在下班后,我会感觉自己满足不了工作要求,对患者的照顾不够周到,可能也没做好轮班的准备工作。

为什么没有考虑别的职业?

每个职业都有两面性。对我来说,护理职业的积极方面明显多于消极方面。例如,团队合作会带来一种巨大的快乐,这给了我一种归属感。能够见证护理工作如何对患者产生积极的影响，并切身参与这一过程，激励着我继续从事这份工作。

什么会让您产生职业自豪感？

护理人员是一个为社会做出重要贡献的职业群体，他们照顾患者，在社会、心理和疾病层面上为人提供支持，也为弱势群体提供支持与陪伴，我为从属于这一职业群体而感到自豪。

您对新入职的护理人员有什么建议？

坚持下去！一开始，你会承担一些琐碎且看似很麻烦的工作，例如：在患者出院后清理病房、引导患者完成各项检查、打扫工作场所等。这些工作可能会消磨你的积极性，但随着时间推移，你将承担更多更具挑战性且更有趣的任务。

发现优缺点！即使是受过培训的专业人士也不一定能搞定一切。当你积累了一定的知识和经验时，就会开始喜欢这一职业。我们应该发挥自己的优势，承认自己的缺点，还要借助他人的帮助尽量弥补自己的缺点。此外，与人沟通也同样重要。在采取行动前，最好再确认一遍，并向他人演示一遍，从而避免因不确定而犯错的情况。

你不必忍受一切！护理专业的中学生/大学生同样有表达自己意见的权利。如果你觉得自己受到了不公平对待，应该与相关人员交谈，冷静且建设性地表达自己的感受。这样的对话通常足以带来积极的变化。

2.2.1　护理职业的象征与制服

护士帽的设计灵感来源于天主教修女的服饰和她们的"小帽"，直到20世纪80年代，一直是护理职业的外在象征。如今的护士服也由此发展而来。20世纪30年代，一些航空公司首次决定在飞机上配备护士，以确保乘客的安全和健康（图2-1）。这一举措后来催生了迎宾员、乘务员、空中乘务员等新兴职业。

2019 年，德国新闻杂志《明镜》周刊在线报道称，航空公司对患病儿童可能出现的紧急情况准备不足，飞机上配备的药物要么体积太大、剂量太高，不适合儿童服用，要么根本没有配备药物。简而言之，如果患病儿童在飞行中遇到紧急情况，空乘人员能够采取的措施往往很有限。也许我们应该追溯回最开始的"飞行护士"概念？

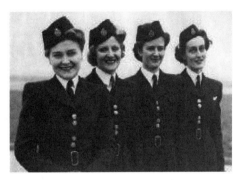

图 2-1　第一批"护士空乘"的制服
　　（照片来源：online-redaktion@
diepresse.com）

　　由于护理人员需要在职业角色和个人身份之间进行转换，工作制服能够为其个人生活提供保护。在长期护理领域，部分护理人员有意在工作场合穿便服，而通常他们会得到这样的建议：在工作中穿制服，在私人生活中穿便服。此外，制服也能让（新）入住的老人及其亲属更好地识别出工作人员。而对于一些护理人员来说，他们在职业培训初期就深深迷上了制服，因为这种特别的制服（例如重症监护室制服）和随意挂在脖子上的听诊器一样，都能让人散发出一种特殊的魅力。

2.2.2　护理界杰出人物

　　铭记和崇拜杰出人物也能培养自豪感。遗憾的是，这种做法在护理领域至今并不普遍。因此我们想在此处提供一些新的动力来改变这一现状。汉斯·彼得·沃尔夫（Hans Peter Wolf）在其 1997 年发表的一系列护理界人物百科全书中，为历史上极具影响力的护理人员撰写了简要的传记。从第四卷开始，这一系列人物百科全书于 2008 年由 Hubert Kolling 出版社发行。特罗克尔（Trockel）等人则在 1999 年撰写的《护理名人录》（*Who is Who in der Pflege*）中，记录了当时对护理事业发展作出重大贡献且仍在世的护理人员。我们将在本书的其他章节中提及一些重要人物，但在这儿我们仅列出已故的护理界名人。例如，弗利德纳（Fliedner）夫妇很早就在凯泽斯韦尔斯地区提供护理培训，但因其与教会执事保持着密切联系，护理人员的形象几十年来都带有基督教的色彩。英国的弗洛伦斯·南丁格尔（Florence Nightingale）和美国的克拉拉·巴顿（Clara Barton）也深受人民爱戴，他们为救治战争伤员做出了巨大贡献。此外不得不提的人物还有德国的阿格奈什·卡尔（Agnes Karll，1868—1927），在她和同事们的努力下，护理发展为一种独立的职业，而非一种无偿的宗教活动。她被迫离开护士学校，成了一名"自由护士"，却体会到这一职业多么不受人认可。弗吉尼亚·亨德森（Virginia Henderson）也凭借她的护理理念深刻影响了今天的护理行业。在众多有影响力的护理理论家中，我们只选取两位代表性人物进行介绍。其中一位是希尔德加德·佩普劳（Hildegard Peplau），其理论聚焦于"人际关系"，另一位是多萝西娅·奥勒姆（Dorothea Orem），其理论聚焦于"自我护理"及"自我护理缺陷理论"。乔治·埃弗斯（Georges Evers）、伊迪丝·凯尔恩豪瑟（Edith Kellnhauser）和其他许多护理人员也为中欧地区护理学的发展做出了巨大贡献。这些人的共同点在于，他们为自己从事护理职业感到自豪！此外，还有一些相对不那么知名的重要人物：艾迪丝·卡维尔（Edith Cavell）是一名在比利时工作的英国护士。1915年，她因帮助同盟国士兵逃跑而受到军事法庭审判。她在英国和比利时被尊为烈士和英雄。加拿大落基山脉的一座山以她的名字命名（艾迪丝·卡维尔山，海拔3363 m）。护士兼医生西塞里·桑德斯（Cicely Saunders）于1967年在伦敦创办了第一家临终关怀医院——圣克里斯托弗临终医院，从而掀起了临终关怀运动。

任务2

仔细阅读经典职业研究教科书和其他参考书目中关于护理界名人的部分。列出您认为具有重要地位的人物名单，简要解释他们具有影响力的原因，并与您的同事分享您的看法并进行交流。

此外，一些护理学校会以这些护理界名人的名字命名本学年的课程，一些高校还会以这些杰出人物的名字为校内建筑命名，例如，维滕 / 黑尔德克大学有一个房间就以希尔德·施特普（Hilde Steppe）的名字命名（**图 2-2**）。

希尔德·施特普（Hilde Steppe）是一名德国护士（1947—1999），她深入研究了德国护理人员在纳粹时期的角色。作为一名工会成员，她对德国护理职业的专业化和学术化产生了决定性影响（**图 2-3**）。

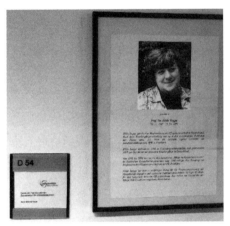

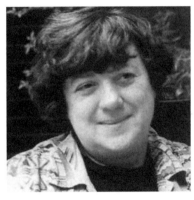

图 2-2 维滕 / 黑尔德克大学里的挂牌
（照片：格尔曼·奎恩海姆）

图 2-3 希尔德·施特普，德国护士和护理学专家
（照片：H. Steooe 档案）

杰出人物的名字也会被用来命名各种活动。例如，在维滕 / 黑尔德克大学，护理系每年都会举办"露特·施勒克学术研讨会"，也借此向所有的毕业生致敬。露特·施勒克（Ruth Schröck）是一位居住在苏格兰的德国护理学专家，她不仅是德国首位护理学女教授，还在该校开设了首个护理学博士项目。她取得过无数成就，理应获得研讨会命名的殊荣。用医生或企业家的名字进行命名，让大家铭记他们，几乎成了常态。然而，对于护理人员而言，这样的做法并不常见。

任务 3
探讨您所在环境中可以推动实施的纪念方案，比如，用护理界名人的名字给建筑物、奖项、会议等命名。

在一次竞选短片里，（当时仍为护理学徒的）年轻小伙亚历山大·乔德（Alexander Jorde）针对护理界现状，向德国总理提出了一些批判性问题，他也因此闻名全国。然而，在后续的一次采访中，他表示："我从未想要成为护理界的代言人……如果我是一名拥有 30 年从业经验的护理人员，我也不希望由一个学徒来代表我的观点。"尽管如此，其他护理人员还是可以效仿他，勇敢地表达自己的想法。2018 年，联邦卫生部长延斯·施潘（Jens Spahn）首次任命了德国护理委员会前主席、护理人员安德烈亚斯·韦斯特费尔豪斯（Andreas Westerfellhaus）担任联邦政府护理领域的授权代表，这一决定引起了轰动，但这并不代表其他部门不需要为护理领域的事务负责。近年来，护理、住房和环保等社会重要领域似乎受到了越来越多的关注。但有时候，是媒体代表决定谁能作为护理专家参加电视或广播节目。通常来说，这些所谓的专家并非接受过专业培训的护理人员，却乐于就护理领域的专业问题发表意见。不过，也存在一些正面案例，例如德国 NDR 脱口秀节目。在其中的一期节目中，场地自行车奥运冠军克里斯蒂娜·沃格尔（Kristina Vogel）讲述了她 2018 年截瘫的遭遇。她强调，在与"她的护理人员"谈话后，她才发现了自己还有许多事情未曾体验。受到护理人员的鼓舞后，她设定了非常具体的目标，并逐一实现。

任务 4

您能想到哪些在当代做出了重要贡献的模范护理人员？请与他人分享您的想法。

2.2.3　小说与影视中的护理人员

通过回顾共同的历史也能激发出职业自豪感。全球有数以万计的护理人员，因此在小说、电影和电视剧中看到护理人员角色也就不足为奇了。我们能想到托马斯·曼的小说《布登勃洛克一家》（1901）或《魔山》（1924）中的护理人员角色，想到电影《修女传》（1959）中奥黛丽·赫本饰演的护理人员角色，还有约翰·欧文的小说和电影中的护理人员角色，比如《盖普眼中的世界》（1978）

中的珍妮·菲尔兹，斯蒂芬·金的小说《它》（1987）和其改编电影《苦难》（1990）。然而，在这些文学作品中，却缺乏对护理职业完全正面的描写。然而，几十年前的"苏珊·巴顿"（Susanne Barden）系列丛书就影响了几代年轻女孩进入护理行业。通过小说或影视剧这些与时俱进的宣传媒介来塑造具有辨识度的护理人员正面形象，应该是对护理行业最好的宣传了。

电视剧的一个显著特点是常分季播出，每季包含了很多集，大量以医院为主题的连续剧让护理人员的角色深入人心。康斯坦策·罗斯曼（Constanze Rossmann）在2002年对电视中护理人员的形象进行了研究，并得出以下结论：在医疗主题电视剧中，护理人员通常以一种无微不至、道德高尚、富有魅力的形象出现，他们完全能够胜任岗位。然而，诸如工作强度、财务困难或人才短缺等现实问题却很少被提及。罗斯曼在其研究报告的第147页写道，这样的电视剧给人留下的印象是，医护人员的数量是无限的，而且他们永远有近乎无限的时间和精力奉献给患者。以20世纪70年代末以来的一些电视剧为例：《边城医院》（ARD和DDR 1电台）、《黑森医院》（ZDF电台）、《尼古拉》（ARD电台）、《为一切服务的斯蒂芬妮》（Sat 1电台）、《霍桑》（Pro7电台）、《急诊室》（Pro7电台）、《最亲爱的护士》（ARD电台）、《夏里特医院》（ARD电台）、《夜班护士》（RTL电台）、《贝蒂的诊断》（ZDF电台）。在这些作品中，护理人员通常只是作为"装饰性"角色出现，常常被忽视，其展现的专业工作也与现实情况截然不同。

任务5

观看两集上述电视连续剧，并在小组中分享您的观看结果。

3 职业自豪感的方方面面

正如钻石或抛光后的宝石（图3-1）拥有许多刻面一样，护理自豪感也是由许多方面构成的。职业自豪感本身就是专业护理的一个关键要素，涵盖了审美、情感、伦理、手艺、认知、个性化的护理工作和知识等多个层面（图3-2）。

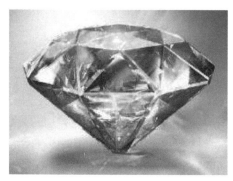

图3-1 钻石闪闪发光的刻面

（照片来源：盖蒂图片社）

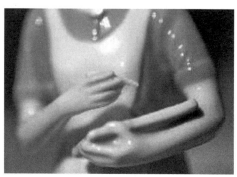

图3-2 护理的方方面面

（照片：J·格奥尔格）

在谈论护理领域的职业自豪感之前，我们不妨先观察手工业的职业自豪感，例如假肢矫形师（图3-3）、美发师。这两个职业群体在职业广告中都展现出了明显的职业自豪感。

护理职业也是如此，只有当我们能够看到护理职业各个组成部分之间的相互联系及作用时，我们才能对这个职业有整体了解，而对于护理人员个人而言，工作自主性越高，他们就能够将更多的成就归功于自己的努力，进而增强其职业自豪感（图3-4）。

任务6

请您为上述观点"职业自豪感由多个方面组成"提供论据。您还能想到职业自豪感涵盖其他哪些方面呢？

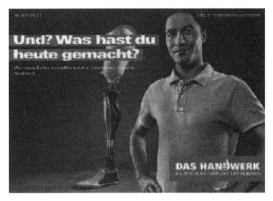

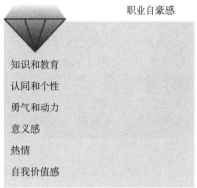

职业自豪感

知识和教育

认同和个性

勇气和动力

意义感

热情

自我价值感

图 3-3　假肢矫形技师的职业自豪感

　　（照片来源：杜塞尔多夫手工艺协会，
　　已获授权）

图 3-4　职业自豪感的方方面面

3.1　自我价值感

　　自我价值感是职业自豪感的首要组成部分（**图 3-5**）。每个人的行为处事和**对自我价值的感知**都存在差异。这种自我意象[1]往往在个体成长的早期阶段形成，并影响终身。它是一种主观的感受，包含了对自我、自尊以及实现自我的权利的看法。**尊严**意味着个体在道德上处于优先地位，受到他人的尊重，它直接关联到个人的**社会地位**。而没有什么能比职业更能塑造人的社会地位了，它不仅影响着社会对个人行为的期望，也影响着个人对于获得社会尊重的期望。一个人得到的认可越多，自我价值感就会越高。而那些有清晰自我意象的人，并不需要不断地通过他人的认可来证明自己的价值。因为他们能接纳自己的局限性，认识和承认自己的错误，还能非常有把握地对待自己的不足之处。因此，通过提升专业能力，护理人员就能够获得职业上的自我价值感，职业自豪感也油然而生。此外，尼达尔（Nydahl）等人在 2015 年的研究中指出，团队合作和归属感也是职业自豪感的重要来源。但是，过度的自我价值感可能会导致**傲慢**，使人无法认清现实。这种**以自我为中心的人**常表现出过度以自我为中心的行为。与此相反，合理的自豪感

1.亦作自我意像或自我映像，为心理学概念，一般用来指一个人在内在的图像。

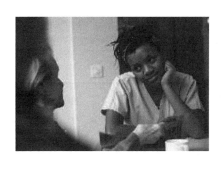

图 3-5　职业自豪感中的自我价值感
（照片：马丁·格劳泽）

建立于可验证的成果之上，例如通过期末考试而产生的自豪感。这样的自豪感才是正确自我价值感的前提。

反之，**过低的自我价值感**会导致不断的自我怀疑和对自己潜能的误判。人类天性脆弱，许多人一生的自我意象都是"破碎"的。这样的人往往不敢"自己"做出决定，更倾向于听从领导或同事的意见，而不是坚持自己的观点。大多数情况下，他们甚至不敢有自己的想法。他们认为自己没有价值，也不够重视自己。因此，他们认为其他人对他们的评价也不高。这就形成了一个恶性循环，因为他们同样认为自己的同事和工作都是没有价值的，他们消极地看待自己的世界，只会一味吐槽和抱怨。伦佩尔皮希劳（Lemper-Pychlau）在其 2015 年的相关研究中指出，他们常常控制不住地去贬低他人。而自我价值感较高的人不需要通过不断努力去赢得尊重和认可。他们也不会因为外部诱惑或威胁而改变自己的行为。相反，他们更倾向于坚守自己的价值观和原则，正直地行事。而这种坚定建立在强大的自我价值感之上。这类护理人员会说："我对自己充满信心，同时也能够认可他人的观点，这让我感到自豪。我们总是追求和依赖于他人的认可，但有时候他人的认可会控制我们，在认识到这一点后，我不再追求让所有人都满意。"

自尊与尊重他人一样，从各个层面来看都值得我们提倡。在心理学中，自尊是指一个人对自己的评价。自尊的一个组成部分是自信，而自信又与个人能力有关。**赋权**[1]或自我效能期望[2]可能是过高、合适或不足的。这种感觉是稳定的或不

1.根据社区心理学家（Perkins, Zimmerman, 1995）的一般说法，赋权乃是个人、组织与社区借由一种学习、参与、合作等过程或机制，使其获得掌控（control）自己本身相关事务的力量，以提升个人生活、组织功能与社区生活品质。

2.个体对自己能否成功地从事某一活动所作的推测和判断。

稳定的、安全的或脆弱的，这也是有区别的。自尊很容易受到思维过程和个人信念（通常是下意识形成的基本观念）的影响。如果您想取得发展进步，这就是可以开始努力的地方。护理人员需要同理心和共情能力，但自我同理心也同样重要，它是可以通过训练得到提升的。自我价值感主要基于个人信念，但如果护理人员能从满意的患者、老年住户及其家属、团队成员或其他行业人员那里得到尊重和赞赏，自我价值感就会得到增强。不过，前提是要对自己感到满意。因此，自我价值感是自己对自己的评价，而赞赏则是指别人对自己的评价。

3.2　热情

热情是构成职业自豪感的第二大要素（图3-6）。找到自己使命的员工表示，他们在工作时会感受到一种**成就感**。他们散发着一种积极的情绪。其中许多人的基本生活准信条是："要么*做好你的工作，要么就别做*。"有趣的是，他们往往表现得轻松自如、镇定自若。面对不愉快的工作环境，他们对护理工作和帮助他人的**热情**与兴趣可以保护他们。他们对自己的工作感到满意，因为整个护理领域具有前瞻性，护理工作既涉及对他人的关怀，又注重各种细节知识的联系，还涉及团队协作，这正是他们所追求的。一定程度的热情和兴趣是有必要的。即使刚开始从事护理行业的员工，也会带着热情工作，否则他们可能不会选择这个职业。

尤其是在护理职业培训阶段，许多年轻人真心实意地想要学习护理专业知识，并投身于这个助人为乐的职业。重要的是，这种**热情**意味着对某个领域或目标的**全身心投入**。理查德·森内特（Richard Sennett）曾在 2008 年指出，工匠之所以拥有职业自豪感，是因为他们全身心投入工作中，一心只想把工作做好。

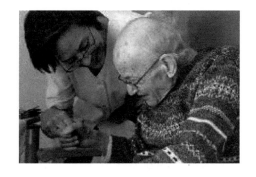

图 3-6　职业自豪感中的热情
（照片：马丁·格劳泽）

作者短评——安格莉卡·策格林

"我是鲁尔区长大的孩子，一直对矿工的职业自豪感感到钦佩。他们团结一致，共同塑造了独特的矿工文化，其中包括等级排名、住房、服装，甚至还有他们自己的音乐。矿工有着许多独特的习俗，他们获得了社会的广泛支持；其工作艰苦且危险。煤炭开采为德国战后的经济奇迹做出了重要贡献。"

然而，过度的热情也可能适得其反。许多护理人员充满固执的热情，他们总是积极主动地帮助每个人。这意味着，在某些极端情况下，他们会以不够理智的方式工作，以履行他们的职业理念。因此，他们几乎不会引导患者独立解决一些问题。这些充满职业激情的护理人员总是忙碌不停，但有时这可能导致效率低下，同时又如此投入，以至于他们将注意力完全集中在患者及其需求上，到了忘我的地步。施米德鲍尔（Schmidbauer）在1992年指出，这种情况可能导致这些护理人员变成"无助的助手"，忽视自己的需求，拖着不太舒服的身体去照顾患者。如果他们的事业心过于旺盛，那还存在这样的风险：在工作上投入100%甚至120%的精力，却忽视了自己的身体和承受力。随之而来的后果可能是职业倦怠（个体在工作重压下产生的身心疲劳与耗竭的状态）。可以确定的是，过度的热情可能会适得其反，导致人出现职业倦怠。与生活中的大多数事情一样，适度很重要。充满工作热情的人更倾向于持以下态度：*"我全身心为患者的利益着想，这让我很自豪。"*

"低价值"工作

伦敦政治经济学院的大卫·格雷伯（David Graeber）认为，50%的工作都是所谓的"低价值"工作，即那些毫无意义、被淘汰后也无人想起的工作。目前来看，护理行业热度有下降趋势，我们似乎正在失去那些有价值和创造性的职业。而次要的行政类职务变得更为普遍。但是，当银行家无法吸引更多投资时，他们又该如何应对？乍一看，一个职业的社会价值似乎没有客观衡量标准，而是取决于该岗位的组织架构及各个岗位上的员工。因此，人们不应以此为由，对整个职业群体进行贬低。2018 年，格雷伯在他的著作中将某些专业律师、对冲基金经理、电话营销员、房地产经纪人、管理顾问、投资银行家等职位都归为"低价值"工作，并对"低价值"工作给出如下定义："'低价值'工作是一份毫无意义、往往有害却能定期领取薪水的职业，从事者甚至无法为其找到合理的存在理由。尽管从事这份工作有一个条件，即从事者不得不假装这份工作的存在是完全合理的。"那些刚开始"低价值"工作职业生涯的人并未意识到这一点，但后续会经常怀疑自己工作的意义。但我们护理行业，还有医生、机电工程师、工匠、地铁司机或者垃圾清洁工等职业，绝不是毫无意义的职业。一旦这些行业停止运转，社会就会陷入混乱，这清楚地表明这些工作并非"低价值"工作。另一个与所谓低价值工作相关的概念是"脏活"（Dirty-Work）。

任务 7

您还能想到哪些"'低价值'工作"？

在一些电视节目的讨论中，护理职业也被视为一个要求很低的职业。老年护理工作甚至被归类到肉制品行业、修剪芦笋和建筑业等"不需要语言能力的轻松工作"。对此您怎么看？

3.3　意义感

意义感是职业自豪感的一个重要组成部分（图 3-7）。近年来，我们的社会价值观发生了很多变化。当患者或家属对急诊室工作人员（或是警察、急救人员、消防人员）表现出攻击性、态度不尊重，或是有着过高的期望时，即便是当代的年轻人有时也会感到惊讶。以下的典型发言记录了这些价值观的演

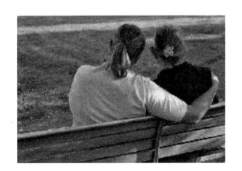

图 3-7　职业自豪感中的意义感
（照片：马丁·格劳泽）

变：

- 对规范的重视程度降低，过于自我："我开车时也会玩手机。"

- 礼貌、谦虚等美德的缺失："只有我觉得对方人好时，我才会笑。"

- 不遵守承诺："我会在适当的时机请病假！"

- 对行为举止、环境整洁、个人卫生、节能的重视程度下降，想多休息，工作积极性下降："周末排班我不能去，因为我想去听音乐会。"

人与人之间的实时沟通正在发生变化，伙伴、团队成员、社团成员或党派成员间建立联系的能力也是同样，我们需要更多**有意义的职业**。Y 世代和 Z 世代这些年轻人希望以不同的方式生活和工作。灵活性和自由度对他们来说很重要。他们不想为某个公司工作，而是想**和**某个公司共事。在一些调查中，他们将"有意义的工作"、独立性和乐趣视为重要的人生目标。他们比前几代人更渴望享受自己的生活，更重视与家人朋友相处的休闲时间。他们中的一些人已经认识到压力大、个人时间不足和超负荷工作给他们的父母或朋友带来了什么。他们在择业时，往往将道德层面内容作为主要考量，通常是基于以下几种愿望：为他人做有意义的事、帮助他人、拯救他人的生命。

在这一价值观影响下，甚至连技术岗位也开始有了变化。以硅谷为例，在加利福尼亚州的 101 号高速公路上，您可以看到一张广告牌，上面写着"为战胜癌症而编程"这一标语。原来，硅谷正在招募 IT 人才参与一项全球性的抗癌任务，这是一项极具价值的事业。护理与其他致力于公益的职业一样，都具有重大的意义。因此，许多年轻人不想在仓库里和集装箱待在一起，也不想站在折扣店的收银台前面对他们的"健康顾客"，或是在客服中心回答续约等无聊问题，他们渴望与真正需要帮助的人一起工作。正因如此，我们发现我们有许多来自社会各界的应聘者，他们在商业、工业或金融领域拥有正当职业，但对工作意义感的追求使他们转向护理行业。我在此处引用一段应聘者的原话："我不想一辈子都在强迫我的银行客户和银行签订合同，而银行才是其中唯一的赢家！"但护理行业并非如此。我们不只是做些"清洁工作"，我们还在做"有意义的事情"，不仅是为了患者，也为了患者的整个家庭。例如，如果一个孙女观察到了我们是如何对待她祖父的，那么她与祖父的关系可能会因此改变。这样我们就会对患者家庭产生积极的影响。然而，有时我们也会达到情感的极限，深刻体会到身处现实生活的无力感。护理行业面临的挑战比其他行业更多，但这也是其能创造更多价值的原因。如果您在旅行社工作，就总是关注着生活美好的一面。而如果您在护理行业工作，就会目睹无数康复的案例，迎接无数新生的到来，见证无数的成长，也能透过这些成功经历看到背后的"阴暗面"，从而为自己的未来做好准备。不仅如此，这份职业还有机会与老年人接触，他们是时间的见证者，亲历过历史课上那些时代，如果去聆听他们的故事，努力理解他们，就能拓展对人性的认知，在年轻时就能学到许多宝贵经验。从这个角度看，护理是一份十分有趣的工作。尤其是对于那些曾经的联邦志愿服务机构成员、公务员的人来说，他们在首次接触到护理人员时，就感受到了护理职业带给他们的惊喜与活力。不仅仅是 X 世代、Y 世代、Z 世代，大多数更年长的人也将有价值的职业视为他们的"人生起点"。

2018 年，护士安德烈亚斯·卢茨（Andreas Lutz）在一篇文章中写道："哪些从业者能断言自己在工作时全情投入？或是在干活时体会到意义感？哪些从业者能在帮助他人的同时在他人心中留下印象？哪些工作能始终保持着独特性、多样性和趣味性？哪些工作能在用于谋生的同时汲取到他人的生活经历和智慧？"

上述问题的答案不言而喻。几乎没有哪个职业像护理一样让人与人之间建立起如此亲密的互动（**图 3-8**）。毕竟，护理人员全年无休、每天 24 小时地陪伴在患者身边。护理职业的重要性体现在至少两个层面：个人层面和社会层面。从个人层面来看，只要护理人员坚信护理工作是一项伟大的任务，就会对此充满信念，不需要通过他人的赞赏来获得职业自豪感。

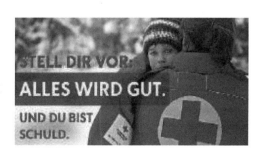

图 3-8 奥地利红十字会在社交媒体上发起的活动
（照片来源：奥地利红十字会，托马斯·克尔纳，已获授权）

从社会层面来看，如果一份工作履行了它的社会职能，那么它就有意义。例如，汽修工负责修理车辆，保障我们能够自由出行；美甲师提供美甲服务，也许能增强顾客在社交圈中的认同感和归属感，而教师则通过教导孩子读书写字实现了教书育人这一基本社会职能。那么，护理人员为患者和社会贡献了什么？实际上，护理人员在其专业领域扮演着重要角色。他们保护和挽救生命，减轻患者的恐惧和病痛，为他们省下了后续巨额的医疗费用！因此，护理人员不仅为社会做出了许多贡献，还推动了社会的积极变化。虽然人人都说治病救人的是医生，但实际上，护理人员才是站在第一线，为患者提供直接服务的人群。他们与患者相处的时间更长，不仅能治愈患者的身体，还能治愈患者的心灵。然而，获得工作意义感的关键并不在外界，而在护理人员自己手中。不妨问问自己：这份工作对自己是否很有意义？我能否在工作中实现自我？

若想选择一份有意义的职业，首先需要思考自己的人生动力与目标，再看看能否在工作中找到相应的答案（Kitz，2017）。同样地，也需要考虑工作是否适合自己，自己的生活条件是否允许，这样才能明白"职业"一词的含义。在德语中，"职业"一词意味着使命感，即找到一份真正热爱且擅长的工作。这与生计不同，生计是仅用于谋生的工作，是暂时的，不一定要求从业人员具备相关天赋或接受专业培训。在此，再次强调本章的观点：如果您选择了对社会具有重要意义的护理行业，您将会拥有很高的自我价值感，这一点很重要。但更为重要的是，**您**也能在这份职业中找寻到自己人生的意义感。

然而，护理人员只有在工作时产生真正的**满足感**，才能深刻体会到职业背后蕴含的意义。在护理患者时，如果您能关注以下几点，就能感受到这份工作带给您的自豪与自信：

- 通过有效沟通建立信任关系。
- 诊断疾病。
- 开展护理工作，同时关注患者的想法与需求。

护理不是如父母一般去"服务"患者，而应被视为现代**服务型社会**中的一项专业服务。在服务型社会中，企业管理、市场营销、心理治疗等许多职业都以与服务对象建立可持续的信任关系为目标。护理亦是如此，作为一项高质量的服务，护理能够给予服务对象基本的信任，也依赖服务对象的信任来开展工作。

有些人只有在生命即将走到尽头时，才能意识到什么对自己是真正重要的，什么是次要的。而另一些人则能够早早地分辨这两者，并在这种状态下度过余生。同样，对特定行业的从业者（如护理人员）而言，能够分辨这两者，也使得他们自身的精神世界获益。毕竟，我们医护人员与患者有着最深入和持久的接触，我们能从中学到很多。而其他职业无法给人带来这些收获！成为护理人员后，当我们再审视自己的一些烦恼时，有时会发现它们只是微不足道的琐事，不必过于在意，这是护理职业教会我们的。此外，与临终之人接触时，我们也能够收获触动人心的宝贵体验。施万（Schwan）在2019年的研究中举了一个例子：在居家护理时，一位护士不仅为老太太洗头，还额外帮她卷了头发，老太太看见镜子里容光焕发的自己，流下了幸福的泪水。与此同时，这位护士也得到了回报——一种十分纯粹且不可估量的幸福感，这种情感在日常生活中很难获得。在这个案例中，老太太幸福的眼泪也让那位护士感到了由衷的欣喜，这种欣喜不是一次年终奖能换来的。

以护理专业价值观为导向

护理人员能够以专业价值观为指导准则，是他们带着同理心照护患者的前提。这要求护理人员具备相关知识储备，对自己和他人的价值观体系有深刻认识。想象一下，如果我在某个地方受了伤，需要护理，我会自然而然地对提供服务的护理人员抱有基本信任，相信他们的目标是帮助我恢复健康。这种信任关系的建立和维护，与护理人员对于自身职业的理解与观念密切相关。这种信任感甚至在陌生的环境中也能迅速建立，比起其他行业，如销售员或保险代理人，我们对护理人员的信任往往深厚得多。在一些之前主要信仰基督教的国家（如德国、法国、荷兰、澳大利亚、美国），许多人逐渐从宗教信仰中脱离，转而主动创造自己生命的意义（Woodhead，2018）。也有一些人拥有自己的精神追求，会以个性化的方式把一些宗教观念融入生活实践。这种价值观的深刻转变也影响到了护理行业。许多护理人员不想一味地把自己奉献给某些崇高目标，而更想**实现自我**。一些年轻的护理人员认为，他们有权独立自主地行事。尽管他们中的一些人可能在基督教的教育环境中长大，但他们自己并不信仰任何宗教，而更倾向于这样的价值观：每个个体都有权力自行决定生活的方式，而不用去听信其他权威的说辞。除此之外，还有很多人渴望超越自我，同时也不想被粗暴地贴上标签。他们不喜欢道德伦理的条条框框，而是想要自主做出决定，或是至少有一种自主决定的感觉。对于他们而言，关于职业协会的目标、机构的指导原则或护理理念等方面的讨论很重要，因为他们想要自主选择价值观。当前的很多迹象表明，一代有着明确价值取向的人正在崛起，他们关注共享汽车、减塑行动、健康饮食、动物保护、"未来星期五"气候抗议活动……随着这种价值观的转变，护理和其他致力于社会服务的职业都有希望再次获得公众的关注。年轻一代会积极思考自身和未来，也会积极地参与各类社会活动。许多人还喜欢挑战，而护理职业恰好能带来"速度与激情"，能够带来许多牵动人心、悲喜交集的时刻，总之，护理职业是一份充满人情味的工作。

3.4 勇气和动力

勇气

汉斯勒（Hänssler）在 2017 年指出，勇气和动力也是职业自豪感的重要组成部分。勇气意味着冒着风险去追求值得尊敬的目标。例如，护理人员在同事对患者语气不好时，勇于指出其错误。而勇气又由三个部分组成：风险、适当的行为、目标。以重症监护室为例（**图 3-9**），刚进入重症监护室工作的护理人员需要从**生理层面鼓起勇气**，才能使出足够的力气进行心肺复苏，即使患者的肋骨出现断裂，也要继续按压。勇气是一种人人都能自主培养的态度。古希腊哲学家亚里士多德认为，勇气介于胆怯和鲁莽之间，是个人发展中不可或缺的品质。在勇气的范畴内，不得不提到**道德勇气**，在日常生活中，也称作**公民勇气**，拥有道德勇气的人会冒着被外界所排挤的风险，维护自己的价值观。而自豪的人能够拥有公民勇气，愿意挺身而出。虽然护理人员在平级同事之间很团结，但有时缺乏迎难而上或指出问题的勇气。作为护理人员，我们的职业特性和职责决定了我们必须拥有**保证人义务**，即如果雇员的行为是刑事犯罪，管理层将承担不作为的刑事责任。我们有责任切实维护患者利益。这一**责任**意味着患者的生活依赖于我们的行动，这些行动能让患者及其亲属对住院持有不同态度。因此，我们鼓励并呼吁护理人员应更加

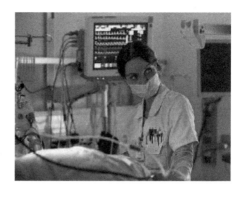

图 3-9　职业自豪感中的勇气
（照片：马丁·格劳泽）

尊重自己和自己的职业，鼓起勇气表达自己的观点，并以创造性思维向他人有效地表明自己的立场。

在护理工作中，护理人员通常通过非言语行为来**鼓励**患者，如友好的微笑、点头或眨眼。这些行为让患者感受到护理人员对自身工作和达成护理目标的信心。弗里克（Frick）于 2019 年指出："……*鼓励不是一种容易学会的'技术'，而是一种内在的信念，一种通常需要努力培养的态度*……"

动力

内在动机在几代人的工作动力中一直扮演着最重要的角色。那么"内在"一词究竟意味着什么？"内在"指的是从内部产生的去做某事的动力，且这种动力甚至可能早已存在。当有人问，到底是什么驱使着人前进？答案是，对某事充满热情的人会进入一种忘我的状态，即**"心流"**。护理职业亦是如此，护理人员能在工作中体验到乐趣。但要达到所谓的"心流"状态，还需满足两个额外条件：一是当前任务比日常任务更具挑战性，二是必须走出舒适区。2017 年，心理学家齐克森米哈里（Mihaly Csikszentmihalyi）证明，与休闲时间相比，成年人更有可能在工作中体验到"心流"。在努力完成挑战的过程中，是人将精神力完全投注的时候。与前面提到的"低价值工作"相比，年轻人对生活中重要的内容有着清晰的认识。除对心理学、生理学、解剖学、医学、药物、人的法律地位等领域抱有好奇心外，他们也十分看重日常生活中的一些问题。只要能在内在动机的驱使

下产生满足感，职业自豪感就成了一种宝贵的收获。

相比之下，**外在动机**则来自外部，例如朋友或家人的认可、职业地位、合理的报酬、工作稳定性、上级的重视等。如果比较这两种动机，内在动机对职业自豪感的影响更为显著。

3.5　认同和个性

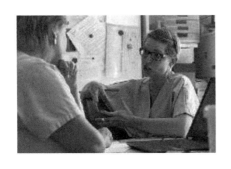

图 3-10　职业自豪感中的认同和个性
（照片来源：马丁·格劳泽）

身份和个性是职业自豪感另外两个关键组成部分（**图** 3-10）。**个性**包括了一个人的动机、对生命意义的理解和性格特征。对成人来说，职业选择也是个性的一部分。2019 年，赖因哈德（Reinhard）指出，当护理人员产生**职业认同感**时，它将会对身心产生积极影响，提升人的幸福感。此外，良好的工作体验有助于我们积蓄力量，提高抗压能力。护理职业群体庞大，且社会认可度高，所以虽然每位护理人员个性不同，但共同归属于这一职业群体，仍然能让他们感到自豪。虽然您和同事在专业知识掌握程度上并无差异，但您的个人风格和行为举止是独一无二且无可替代的。

弗莱兹（Flaiz）于 2018 年的研究中指出，护理人员的职业身份认同是他们**个人身份认同**的一部分。因此，他们的个人身份认同受到社会对护理职业观念的影响，护理人员会分析和接纳这些观念。这些外界的影响来自社会环境、同龄朋友、家庭和学校。2019 年，赖因哈德进一步指出，社会身份认同带来的影响基于我们对护理职业群体的归属感，而个人身份认同则涉及我们对自身个性的理解：我们独特的外貌特征、个人才能和爱好。这样一来，我们就把自身所属的职业群体与其他群体区分开了。因此，当我们与团队一起达成目标时，自信心就得以增强。倘若我们把团队成果视为个人成就，把自己视为重要的参与者，就能产生自我实现感。此外，弗莱兹女士在 2018 年还指出，职业身份认同是流动的，会在职业生涯中不断发展。这一点得到了许多护理实习指导老师和教育工作者的证实。一般来说，护理人员在通过执业资格考试后，才会产生更强烈的职业认同感，因为他们此时的专业技能水平已从入门级提升到了专业级，他们肩负起更多的责任，并更加深刻地体会到工作带来的乐趣与满足感。如果您热爱您的职业，就会产生职业认同感，向职业群体中的榜样看齐，以期成为理想中的护理人员。除自身因素之外，指导老师的影响也很关键。在他们中间流传着这样一种说法，学生越喜欢自己的指导老师，就学得越快、越高效。同时，若学生们能向职业群体中的榜样看齐，他们也更容易产生职业认同感。

3.6　知识和教育

知识和教育是职业自豪感的最后一个组成部分（**图 3-11**）。优秀的护理人员拥有丰富的**专业知识**和**专业能力**。当外行人听到护理人员考试、提问和展示的一系列内容时，他们往往会感到惊讶。再比如，当患者在重症监护室醒来时，也会惊讶于眼前熟练操控呼吸机的人是护理人员而非医生。同样，在癌症治疗过程中，负责全

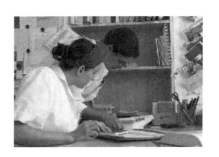

图 3-11　职业自豪感中的知识和教育
（照片：马丁·格劳泽）

部病情管理工作的也是护理人员，而非医生或心理学家。无论如何，经过专业培训后，我们护理人员就掌握了这些高水平的专业技能，我们应该为此感到自豪！

每个护理人员都有责任参与职业进修。这意味着，护理人员应该多阅读专业期刊，积极参与进修课程。即使是主要从事实际操作的护理人员，阅读研究文献也是必不可少的。在文献阅读方面，大学生也许能为您提供帮助。当然，解决这个问题的最佳方案是邀请既参与实践又从事研究的护理学家，他们也应当是出色的科研项目管理者。因此，在德语国家，我们应该邀请更多拥有学士学位的护理

人员加入团队。他们可以专注于文献研究，并将研究结果讲解给同事们听。这种将实践与理论相结合的知识传播方式，是受到全世界推崇的。此外，一些医院与高校还设有联合项目（"学习社区"），其优势在于，在护理学家的帮助下，护理人员可以了解研究领域的最新动态，反之亦然，护理学家也能通过护理人员了解护理实践的最新进展。这种关系也强调了一个事实，即许多创新不是由研究者而是由实践者来推动的。在全球范围内，越来越多的护理教育将由高校承担，许多传统意义上的"持证"护理人员会继续在高校里注册就读，以获得学士、硕士或博士学位。他们将在那里接触到传统培训范畴外的**分析型思维方式和系统性工作方法**，这会为他们带来更大的职业自豪感。

综上所述，职业自豪感是一种态度和信念（认知），同时也是一种与个人价值观相关、受多种因素影响的复杂情感。这种态度相对坚定，不易被动摇。当一个人对自己的职业充满信心时，职业自豪感就会油然而生；而当这种积极的情感充盈内心时，职业自豪感就会展现在人的各种行为中，包括表情、手势和肢体动作。当上级更加赏识下属护理人员时（请参阅第 25.6 节），也可以迅速增强护理人员的自豪感。

客座文章

萨比娜·哈恩教授（Prof. Dr. Sabine Hahn），护理部门负责人，护理临床应用发展研究负责人，精神病护理学术专业协会联合主席

萨宾·苏尔切尔（Sabin Zürcher）女士，护理专业发展负责人，林登霍夫集团（私立医院集团），瑞士伯尔尼

您如何看待职业自豪感对护理职业发展的影响？

我们认为，职业自豪感是护理职业发展中非常重要的影响因素。对自身职业感到自豪的护理人员会强调职业的积极方面。在工作中，他们能够感到心情愉悦，对自身和工作成果产生满足感，以解决问题为导向，创造性地开展工作，且不会

被不确定的因素所束缚。当这些自豪的护理人员谈论工作时，他们可能会激励听众，因为听众能跟随着他们的视角，近距离感受到护理工作在实践、管理、研究和教学中的趣味性、重要性和意义感。

不仅如此，自豪的护理人员还充满了热情，出于对职业的热爱，他们积极投入到事业中。一篇硕士论文研究了 55 岁以上护理人员继续留在本行的原因，参与调查的护理人员表示，他们因热爱自己的职业而选择继续留在行业内。他们认为，没有比护理更美好的职业了。这些说法都透露出他们的自豪感，但也透露出些许感伤。因为他们所处的工作环境可能非常糟糕。尤其是轮班工作制，随着年龄增长，更加让人难以承受。此外，护理专业人才的短缺导致他们没有足够的时间服务患者，护理工作不能像他们理想中的那样开展。再者，与护理患者无关的工作也在增加，行业技术化、人员重组，所有这些都让护理人员很难继续热爱自己的工作，很难能够始终自豪地在护理领域内工作到退休。

您如何评估目前瑞士护理行业的情况？

护理人员常常超负荷工作，他们不愿工作到退休，也无法再工作到退休，他们内心对职业的热情逐渐消退，这些现象应该引起我们的深思。一方面，由于护理人才短缺，我们非常依赖于这些经验丰富的护理人员，另一方面，这些护理人员非常有能力，能够灵活应对各种挑战。如果他们离开护理行业，那就无法将他们的职业自豪感传递给下一代人，这种损失将对护理职业形象带来很多负面影响。护理职业在现在的年轻人里似乎不太受欢迎。而那些在我们这儿获得护理学学士学位的人，会为成功毕业和成为专业护理人员而感到自豪。2019 年，沙费尔（Schaffert）与罗宾（Robin）最新的研究结果显示，年轻一代护理人员也对自己的职业提出了新的要求。他们期望在承担高强度工作的同时获得相应的薪酬回报，他们追求工作与生活的平衡，希望减轻工作上的时间压力，并渴望得到管理层对护理工作的更多支持。这些新的职业要求似乎体现了新一代人的职业自豪感。我们认为，瑞士和其他国家护理行业内部都亟须相互之间的认可，包括不同教育水平的专业护理人员之间、不同领域的专业护理人员之间、教学与实践领域之间以及管理人员与研究人员之间的相互认可。只有当我们团结一致时，我们才能为我们的职业争取应有的重视，因为护理职业对于社会来说非常重要。

您有什么办法来提高职业自豪感吗？

在护理培训中，职业自豪感的培养离不开教学和实践中的优秀榜样，这些榜样展现了高水平的专业技能和个人素质。不容忽视的是，自豪的专业护理人员在护理学术化的过程中发挥了关键作用。学术化也意味着护理更加专业化，而这种专业化加强了护理人员的自我认知和职业自豪感。目前，护理学硕士课程以及新兴的相关职业（如高级执业护士和从事教研工作的职位）都备受欢迎。除此之外，那些在机构高层担任决策角色的护理管理者，或担任政治职务并为护理专业发声的同事，也在塑造职业自豪感方面发挥了重要作用。在瑞士，护理的专业化引发了人们对专业护理人员及其工作领域的广泛讨论。积极参政的护理人员已将这个话题提上了政治议程。为了改善护理行业的整体状况，瑞士护理协会发起了一项名为"增强护理的力量"的公民倡议，要求政府增加护理人员的培训机会，规定和实施明确的护患比，为护理人员设立一个独立的职责范围。在短短八个月内，该倡议所需的 12 万份签名就全部收集完毕。这反映了瑞士人民对护理行业的认可和支持，也让我们感到无比自豪。

参考文献

Schaffert, R. & Robin, D.(2019). Was Pflegefachpersonen erwarten, um langfristig im Beruf zu bleiben. *Krankenpflege Soins Infirmiers*, 6, 25-27.

4 职业自豪感的影响

职业自豪感对各行各业的人都能产生极大的积极影响。在自豪感的驱使下，从业人员得以发现或重拾工作中的乐趣。一个人越是能唤起心底的自豪感，其内在动力和自我价值感就越强。自豪感使人不盲目悲观，不草率转行，能够促进人对自己的积极思考，提升自我实现感，增强抗压能力，促进身体健康，提升幸福感。所以，自豪的员工通常更健康，工作也更加投入。从经济角度来看，自豪感能够显著提高工作效率（Ciesinger 等人，2011）。此外，职业自豪感激发了护理人员或学徒去深入地思考他们的工作：如何才能对患者的身心产生持久的影响？应以何种方式服务于患者的身心？而一个认为工作无聊并缺乏信念的护理人员则恰好相反，他们与患者建立的关系较浅，会让患者自行完成某些事。我们要知道，几十年前，护理工作在公众眼中还是一份理想职业。而随着职业自豪感的流失，这份理想的光环可能逐渐黯淡（小故事 4-1）。

小故事 4-1：护理工作中的"冒险"

克里斯汀·索文斯基（Christine Sowinski），是一名护士兼心理学家。20 世纪 90 年代初，她依据自己在科隆大学完成的毕业论文，提出选择护理职业的人往往是"冒险家"。当时，她邀请护理人员进行了 30 次深度访谈，主题是"养老院护理中的精神压力"。她发现，护理人员其实是乐于"追求刺激的人"，他们热衷于挑战，期待每天都能迎接新的事物、发现新的惊喜。他们的座右铭是"绝不做无聊的办公室工作"。而他们的性格具有"战士"的特质，坚持不懈是他们重要的座右铭。这些对护理人员性格的描述，与当时一位登山家莱因霍尔德·梅斯纳（Reinhold Messner）关于探险的言论相似："你以为你做不到，但最终还是做到了。"此外，索文斯基女士的研究还指出，在业余时间里，一些护理人员喜欢读紧张刺激的推理小说。她的研究发现也得到了马文·祖克曼（Marvin Zuckerman）在1964年提出的理论的支持，即**感觉寻求**。感觉寻求是一种相对稳定的人格特征，它追求复杂多样和强烈的感觉。研究表明，每个人都有一个最佳的兴奋水平，我们可以在业余活动如探险旅行中探索一部分的最佳兴奋水平。**追求刺激**的人更倾向于选择警察、消防员、护理、军人或航空服务人员这些职业，而**避免刺激**的人则往往喜欢从事行政工作、档案工作或在图书馆工作。

与人互动总是充满惊喜，许多护理人员描述了他们在职业生涯中遇到的各种情况，让人不得不感慨"人生就是一个不断学习的过程"。实际上，当时的护理职业还被视作通往其他职业的"跳板"，因为护士经常会被委派到警局或各种与人打交道的工作中去。显然，护理人员学到的技能在很多地方都可以运用。在2019年的一次采访中，索文斯基女士回忆了她在二十世纪七八十年代的护理培训经历，当时几乎找不到培训职位。因为当时属于后嬉皮时代，手工业和社会公益职业受到推崇，护理职业也随之成了人们眼中"热门"行业，受到大众的欢迎。此外，木匠和社会服务工作同样受到推崇，也被视为重要职业，而银行工作则遭到鄙弃。索文斯基女士的父亲，一位知名的德语文学教授，只好尽一切可能为她争取一个护理培训的机会。他与乡镇机关进行交涉，到处分发教会报纸，与教会执事/护士长谈话，让索文斯基在周日时不停地去医院里帮忙，才终于得到护理培训的机会。当时甚至还有朋友会问她："你是怎么做到的?"这个故事清晰揭示了职业选择与整体社会环境的紧密联系。在那个时代，护理职业具有很高的社会地位，护理人员以出色的身心能力和社会能力脱颖而出。不仅如此，他们还掌管着带有哲学意味的临终领域，掌握医学专业知识，所有这些内容都令人鼓舞。即使没有护理专业学术化这一过程，护理也被视为"成功事业的摇篮"。从事护理工作的人很受家人朋友的欢迎（"如果发生什么事，我们可以问问某人！"），似乎特别擅长照顾人。简而言之，在二十世纪七八十年代，护理是大家的梦想职业！

即便在当今社会，拥有职业自豪感仍然很重要。根据2017年的一项研究，我们发现，自豪的员工倾向于积极提出改进建议，而不是一味抱怨，这些改进建议对公司也会产生积极影响。由于最近几年来有媒体针对护理领域的工作环境做了许多负面报道，抱怨的风气在护理群体间更为盛行，而职业自豪感可以激励人创新，进而让人产生对这门未来职业的归属感。如果我们能够与团队成员分享自己的职业自豪感，这将有助于塑造新的自我认知。

（资料来源：Zuckerman, M.（2006）. Sensation Seeking and Risky Behavior. Boston: American Psychological Association.）

客座文章

马库斯·戈拉（Markus Golla），护理学教授兼系主任，奥地利克莱姆斯高等专业学院克雷姆斯校区，学术期刊"专业护理"出版人

格哈德·菲尔斯特纳（Gerhard Fürstler）和彼得·马利纳（Peter Malina）于2004年出版了《我只是履行本职工作》（*Ich tat nur meinen Dienst*）一书，探讨了奥地利的护理史。该书清晰描绘了那个时代护理人员的形象，他们在工作中不愿

意承担任何责任，总是躲在各种规则命令之后。在那个时代，许多领域的工作都只是上传下达。若有人比较有主见，不仅会受到制度的惩罚，也会遭到同行的攻击和嘲笑，比如维也纳方济会的修女雷斯蒂图托（M. Restituta）。就算她已经在断头台上咽气了，她的同事们也还在指责她罪有应得，因为她试图摆脱体制的框架，没有服从命令。直到现在，我们进步了吗？我们成为一个正直负责的职业群体了吗？我们有职业自豪感吗？我只能说，我们还在发展之中……

一般来说，新入职的护理人员在大学中接受了更高层次的学术教育，因此，他们与执业护理人员之间似乎存在着巨大的隔阂。年轻人经常会在实习时被问道："你打算成为执业护士，还是只想获得一个大学学位？" "你在大学学习这个专业，但你并不会真正护理患者。"但是，我们难道不应该为护理职业的发展感到自豪吗？为何我们要在行业内制造隔阂呢？专业护理是一条我们能够引以为豪的道路。护理人员是医疗卫生领域最大的职业群体，在我们共同的努力下，护理群体得到的关注比三十年前多得多。那么，是什么阻止我们迈出下一步呢？

在佛罗伦斯·南丁格尔诞辰的那一周，我们在社交平台"脸书"（Facebook）上发布了一个名为"我是护士我自豪"的快拍，但正如主页快拍更新速度一样，我们的职业自豪感很快就消失了。不仅如此，当我们在社交媒体上讨论一些新观念时，还容易产生这样的感受：这并非是一个以讨论专业问题为豪的职业群体，而更像是一群乌合之众。当然，并非所有人都是如此。绝大多数从业人员仍然是沉默的，他们好像能够默默忍受一切。但是，既然所有人都在使用社交媒体，那外界很快就会对护理群体及他们的职业自豪感产生自己的理解。一旦涉及社会政策和职业群体的话题，我们就不得不怀着崇敬之情看向北欧。此外，我们也能看到美国护理人员对自身职业的认知与我们奥地利护理人员的不同。那么，我们自己的职业自豪感到底是怎样的呢？

我们应当明白，我们是这个领域的专家，拥有丰富的知识、技能和经验，凭借这些专业知识，我们就能推动专业领域的进步。眼下，我们只要不相互为难就行。您可以回想一下，您是否做过类似的事：去拍另一个科室同事的肩膀，在她工作结束时告诉她："你们团队真是太了不起了，我真为能和你们共事感到骄傲。"

如果我们从明天起就这样对待同事，会发生什么呢？如果我们能感受到身边每位同事的支持和认可，我们就会有足够的底气。

奥地利的护理领域已取得了很多成就。我们真的可以为此感到自豪，因为其他国家尚未实现这些目标：在全国范围内实现护理专业学术化，这包括了不同领域护理人员共修课程的设置、对特定产品的规范化监管、学校护士法的实施。现在，我们只需学会一件事：培养自信和价值感。有朝一日，我们就能带着这样的职业自豪感参与到政治活动中去，为护理职业发声。但目前为止，整个国家的议员里只有 3 名护理人员，所以，是时候行动了，这么做是值得的。如果我们不能让更多的护理人员进入到政务系统中，护理群体就仍然没有足够的政治影响力，导致只有领导者、供应商和医师协会（但很少有专家）参与到政治决策中去。

《我只是履行本职工作——纳粹时期奥地利护理史》（*Ich tat nur meinen Dienst*: *Zur Geschichte der Krankenpflege in Österreich zur Zeit des Nationalsozialismus*），维也纳，Facultas 出版社.

作者注：若有兴趣深入了解，可参阅从 2020 年夏天起发行的免费护理专业杂志《职业护理》（*Pflege professionell*），该杂志囊括了有关职业自豪感和职业态度的重要文章。

第一部分参考文献（第1—4章）

Andre, C. & Lelord, F.(2002). *Die Kunst der Selbstach-tung*. Berlin: Aufbau Taschenbuch Verlag.

BLGS.(2019). Viele offene Fragen zu Vorbehaltstä-tigkeiten. Pressemitteilung. *Die Schwester/Der Pfleger*, 58(9).

Bomball, J., Schwanke, A., Stöver, M., Schmitt, S. & Görres, S.(2010).„*Imagekampagne fürPflegebe-rufe auf der Grundlage empirisch gesicherter Da-ten*"-Einstellungen von *Schüler/innen zur mögli-chen Ergreifung eines Pflegeberufes-Ergebnisbericht*. Zugriff am 25. September 2019 unter https: // www.pflege-ndz.de/files/content-asset/pdf-downloads/projekte/ imagekampagne-pflegebe rufe/Image_Abschlussbericht-Endfassung.pdf

Ciesinger, K.-G., Fischbach, A., Klatt, R. & Neuen-dorff, H.(Hrsg.).(2011). *Berufe im Schatten. Wert-schätzung von Dienstleistungsberufen*. Berlin: Lit Verlag AG.

Csikszentmihalyi, M.(2017). *Flow: Das Geheimnis des Glücks*(3. Aufl.). Stuttgart: Klett-Cotta.

de Jong, A.(2016). Immer am Ball bleiben. Wie das Wissenim Praxisalltag zirkuliert.*JuKiP*, 5(1), 30-35. Verfügbar unter https: //doi.org/10.1055/s-0041-109621

Erlinger, R.(2016). *Höflichkeit: Vom Wert einer wertlo-sen Tugend*. Frankfurt: S. Fischer Verlag.

Festinger, L.(2012). *Die Theorie der kognitiven Disso-nanz*(2. Aufl.). Bern: Huber.

Flaiz, B.(2018). *Die professionelle Identität von Pflege-fachpersonen: Vergleichsstudie zwischen Australien und Deutschland*. Frankfurt: Mabuse Verlag.

Frick, J.(2019). *Die Kraft derErmutigung*(3. Aufl.). Bern: Hogrefe. Verfügbar unter https: // doi.org/10.10 24/85747-000

Fuchs-Frohnhofer, P., Isfort, M., Wappenschmidt-Krommus, E., Duisberg, M., Neuhaus, A., Rott-länder, R., … Bessin, C.(Hrsg.).(2012). *PflegeWert: Wertschätzung erkennen-fördern-erleben*. Köln: Kuratorium Deutsche Altershilfe.

Fürstler, G. & Malina, P.(2004). *Ich tat nur meinen Dienst: Zur Geschichte der Krankenpflegein Österreich zur Zeit des Nationalsozialismus*. Wien: Facultas.

Graeber, D.(2018). *Bullshit-Jobs: Vom wahren Sinn der Arbeit*. Stuttgart: Klett-Cotta.

Hampel, L.(2019). Was liegt in der Familie? Kostenlose monatliche Beilage. *Süddeutsche Zeitung Plan W*, 2.

Hänssler, B.(2017). Über Mut. *Psychologie Heute*, 44(12). Verfügbar unter https: //www. psychologie-heute.de/gesellschaft/38821-ueber-mut.html.

IPP Institut für Public Health und Pflegeforschung.(2010).„*Imagekampagne für Pflegeberufe auf der Grundlage empirisch gesicherter Daten*"-Einstel-lungen von Schüler/innen zur möglichen

Ergreifung eines Pflegeberufes-Ergebnisbericht. Zugriff am 09. September 2019 unter https: // www.pflege-ndz.de/ files/content-asset/pdf-downloads/projekte/ imagekampagne-pflegeberufe/ Image_Abschluss bericht-Endfassung.pdf.

Joisten, N., Kaiser, I. Sittner. P. & Zirkelbach, M.(2017). *Selbstbewusstsein in der Pflege: Ein kleiner Mut Macher*. Berlin: DBfK Bundesarbeitsgemein-schaft(BAG) Pflege im Krankenhaus.

Jorde, A.(2019). Wider den Pflegenotstand. Inter-view mit N. Millich. *Die Schwester/Der Pfleger*, 5, 38.

Kitz, V. & Tusch, M.(2009). *Beim nächsten Chef uni-versellen Probleme*. Frankfurt: Campus.

Kitz, V.(2017). *Feierabend*(2. Aufl.). Frankfurt: Fi-scherTaschenbuch.

Koch, L. & Reiber, K.(2017). Pflegepädagogen an der Hochschule. *PADUA*, 12(3), 191-197. Verfügbar unter https: //doi.org/10.1024/1861-6186/a000377.

Kolling, H.(Hrsg.).(2018). *Biographisches Lexikon zur Pflegegeschichte. Who was who in nursing history*(Band 8). Nidda: hps-Media.

Lemper-Pychlau, M.(2015). *Erfolgsfaktor gesunder Stolz. Wie Sie Ihre Selbstzweifel loswerden und Ihr Leben genießen*. Wiesbaden: Springer Gabler. Ver-fügbar unter https: //doi. org/10.1007/978-3-658-11006-2.

Lutz, A.(2018). „ Ich werde Sie im Nachtgebet lobend erwähnen". Erfahrungsbericht. *Die Schwester/Der Pfleger*, 57(6), 22.

Maio, G.(2016). Das Besondere der Pflege: Aus Sicht der Ethik und der Gesellschaft. *Procare*, 21(4), 6-9. Verfügbar unter https: //doi.org/10.1007/s00735-016-0627-6

Nightingale, F.(1860). *Notes on Nursing*. Verfügbar unter https: //digital.library.upenn.edu/ women/ nightingale/nursing/nursing.html

Nonaka, I., Toyama, R. & Konno, N.(2000). SECI, Ba and leadership: a unified model of knowledge creation. *Long Range Planning*, 33(1), 5-34. Verfüg-bar unter https: //doi.org/10.1016/ S0024-6301(9 9)00115-6

Nydahl, P., Hermes, C. & Hähnel, A.(2015). Das macht mich dann stolz. *Die Schwester/Der Pfleger*, 54(5), 86-91.

Overlander, G.(1996). *Die Last des Mitfühlens: As-pekte der Gefühlsregulierung in sozialen Berufen am Beispiel der Krankenpflege*(2. Aufl.). Frankfurt am Main: Mabuse Verlag.

Pflege Professionell(2020). Themenheft: Berufs-stolz & Berufshaltung. *Pflege Professionell*, 29. Ver-fügbar unter http: //www.pflege-fortbildung.at/ datei/ausgabe29062020.pdf

Prölß, J.(2018). Führung in bewegten Zeiten: Perso-nalmanagement als Treiber der Fachkräftesiche-rung. *Pflegezeitschrift*, 71(12), 10-12. Verfügbarun-ter https: //doi.org/10.1007/ s41906-018-0795-z

Quernheim, G.(2017). *Spielend anleiten und beraten*(5. Aufl.). München: Elsevier.

Quernheim, G.(2018). *Arbeitgeber Patient: Kunden-orientierung in Gesundheitsberufen*(2. Aufl.). Ber-lin: Springer.

Reinhard, S.(2019). Die Medizin der Gemeinschaft. *Psychologie Heute*, 46(2), 64.

Rossmann, C.(2002). *Die heile Welt des Fernsehens. Eine Studie zur Kultivierung durch Krankenhausse-rien*. München: Reinhard Fischer.

Schaffert, R. & Robin, D., (2019). Was Pflegefachper-sonen erwarten, um langfristig im Beruf zu blei-ben. *Krankenpflege Soins Infirmiers*, 6, 25-27.

Scharfenberg, E. & Teglas, I.(2019). *Pflege ist stark! Gelebte Ideen und Zukunftsimpulse*. Hannover: Vincentz.

Schiff, S.(2015). *10 Dinge, die ich von alten Menschen über das Leben lernte. Einsichten einer Altenpflege-rin*. Wien: edition a.

Schmidbauer, W.(1992). *Hilflose Helfer: Über die see-lische Problematik der helfenden Berufe*(2. Aufl.). Reinbek: Rowohlt.

Schmidt-Salomon, M.(2019). *Entspannt Euch: Philo-sophie der Gelassenheit*. München: Piper-Verlag.

Schnabel, U.(2018). *Zuversicht: Die Kraft der inneren Freiheit und warum sie heute wichtiger ist dennje*. München: Carl Blessing Verlag.

Schwan, G.(2019). Die Kernkompetenz der Pflege. Festvortrag zum Jubiläum des Deutschen Bil-dungsrat. *Die Schwester/DerPfleger*, 58, 56-59.

Segmüller, T., Zegelin, A., Wagner, F. & Bienstein, C.(2012). *Menschenwürdig Pflegen? Das Recht auf qualifizierte Pflege*(Band 10). Sankt Augustin: Konrad Adenauer Stiftung.

Sennett, R.(2008). *Handwerk*. Berlin: Berlin-Verlag GmbH.

Spiegel Online.(2019, 29. Juli). *Airlines für Notfälle mit kranken Kindern schlechtvorbereitet*. Verfügbar unter https: //www.spiegel.de/gesundheit/diag-nose/flugreise-mit-kind-viele-airlines-sind-un—vorbereitet-auf-kranke-kinder-a-1279454.html

Sullivan, E.(2016). *Einfluss nehmen-Ein Handbuch für Pflegefachpersonen in Berufspraxis und Politik*. Bern: Hogrefe.

Trockel, B., Notthoff, I. & Knäuper, M.(Hrsg.).(1999). *Who is Who in derPflege: Deutschland -Schweiz-Ös-terreich*. Bern: Verlag Hans Huber.

Weidner, F.(2019). Pflege in Deutschland: Gesell-schaftliche und gesundheitspolitische Dimen-sion. In J. Prölß, V. Lux & P. Bechtel(Hrsg.), *Pflegemanagement: Strategien, Konzepte, Methoden*. Berlin: MedizinischWissenschaftliche Verlagsge-sellschaft.

Wolff, H.-P.(Hrsg.).(1997). *Biographisches Lexikon zur Pflegegeschichte*(Band 1). München: Urban & Fischer.

Woodhead, L.(2018). Ist keine Religion die neue Religion? *Psychologie Heute*, 45(12), 13.

Zegelin, A.(2015). Wo ist der Pflegeprozess. *Die Schwester/DerPfleger*, 54(2), 60-62.

Zegelin, A.(2017). Raus aus dem Jammertal. *Die Schwester/DerPfleger*, 56(5), 40-41.

Zegelin, A.(2018). Die Zeit des Schweigens muss vorbei sein. *Die Schwester/Der Pfleger*, 57(10), 50-52.

Zuckerman, M.(2006). *Sensation Seeking and Risky Behavior*. Washington: American Psychological Association.

第二部分
以护理为业

本章内容丰富，重点涵盖护理职业及其多样性、护理理论、护理人文关怀、护患关系、护患沟通和"特级照护"等模块。

据我们了解，许多护理人员缺乏职业自豪感，是因为他们没有理解护理的真正意义。护理学家诺玛·朗（Norma Lang）曾在1992年指出："如果我们不能明确护理的定义、对象、时间、目的和意义，那么社会将继续把护理学视为医学的辅助学科。"因此，在本章中，我们会全面介绍护理这一职业，包括护理工作的本质和内容，护理工作方向和专业护理培训。此外，我们还会介绍护理的不同领域，讨论工作保障和薪酬方面的问题。总之，本章包含了护理作为一种职业的方方面面。

5 护理的本质

社会对护理职业存在较深的误解，认为护理只是简单地喂饭、洗脸、打针、包扎或协助医生工作，但这严重**低估**了护理工作的重要性。事实上，身体、情感、社会和其他价值因素交织在一起，才形成了护理工作的基本框架。这意味着，护理这份职业牵涉到个体生活的方方面面，始终以全局视角对个体进行关注。而且将治疗（Cure）和护理（Care）分开是毫无意义的，因为优质的护理同样具有全面的治愈效果。此外，对护理活动及其领域的划分会削弱护理的整体价值，也使护理人员在面对七零八落、不成体系的护理工作时很难产生职业自豪感。

没错，护理工作是一个不可分割的整体。作为护理人员，我们在给患者打针时，会安抚他的情绪；在与患者交谈时，会了解他的睡眠状况；在为患者换药时，也会仔细倾听他的愿望。然而外行人却只看到了我们的技术操作，只看到了护理工作的冰山一角。于是，他们可能会提出这样的问题："你们的工作不过就是帮患者翻身，这也需要花三年时间来学习吗？"但这就好比只有当一个人的惯用手受伤时，他才能意识到之前看似简单的动作其实需要付出很大的努力。对于同时患有多种疾病且病情日趋复杂的患者来说，其本人和亲属可以体会到，通过专业护理，他们能够节省大量开销并避免并发症带来的危险；同时也能感受到专业护理带来的舒适感、良好康复效果以及高质量的临终关怀。

在整个医疗系统中，护理人员与患者直接接触时间最长，因此护患间的良好沟通至关重要。如果护理人员能够与患者顺畅沟通，并让他们产生安全感，患者就会感到特别满意。医学凭借其对人体的客观认识选择治疗手段。而护理有时会受到医学的影响，即"试图以对待疾病的客观眼光来护理患者，而不去感知不同患者的主观感受"（Brieskorn-Zinke，2019）。但恰恰是护理专业的主观性特质才是这份职业的魅力所在，也是护理人员在工作中所要面临的挑战。因此，护理的重点不在于实施医学治疗，而在于护理行为本身（Brieskorn-Zinke，2019）。

5.1 多样性

无论过去还是现在，护理工作都必不可少。如果人们暂时失去了自理能力，或者生病需要有人照护时，都可以寻求护理人员的帮助。护理人员可以满足人们各类健康需求。在较为贫穷的国家，由于医疗资源紧缺，护理人员不得不承担诊疗工作。然而当这些护理人员来到发达国家工作时，他们在本国所承担的诊疗工作在这些国家却很难获得认可，因为发达国家的护理人员并不具备诊疗资格。一些地区的护理人员会对中欧国家护理人员的工作内容感到震惊。因为在他们看来，护理算不上一份工作，无须由专业人员负责，患者亲属就可以完成。但请您不要受到此类言论的影响，因为从哲学和文化角度而言，护理工作非常有价值。而且如果您的外国同事只拥有护理专业学士学位，也请您不要感到困惑。这并不能说明什么，因为许多国家并未同我们一样设置双元培训制度。近期，有人提出在科索沃进行护理人才培训活动，但这一想法并没有被立即认可。许多电视节目报道，小学生在用玩偶学习插管、心内注射和人工呼吸等护理活动（德国电视一台：*Kontraste*）。甚至联邦卫生部长斯潘也参与到心肺复苏的学习中。国家鼓励移民到德国的护理人员参与护理培训，从而继续从事护理工作。对此我们深表支持，但实际上这件事并没有想象中那么容易。这不仅是时间成本的问题，还因为如果这些移民不懂德语，那么护患交流容易受文化差异影响，他们的工作就会存在局限性。

以色列护理学家米里亚姆·赫希菲尔德（Miriam Hirschfeld）曾在世界卫生组织工作多年。她的护理服务图（图 5-1）表明，专业护理范畴远远超过个体层面。

她的护理模式享誉全球。图中左侧斜线表明，护理专业知识涉及社会中的各个层面。如今，我们的护理工作正努力朝着面向家庭和养老社区的方向发展，每位护理人员都与之息息相关。而除此之外，护理工作还与各协会密切相关，例如：各协会是否能提供足够的支持？就社会层面而言，护理工作由委员会管理，受法律约束。在德国，护理行业几乎没有发言权。护理人员如何采取护理行动要听取"上层"领导的意见，由他们裁决。但在各州或甚至整个国家层面，也基本没有权威

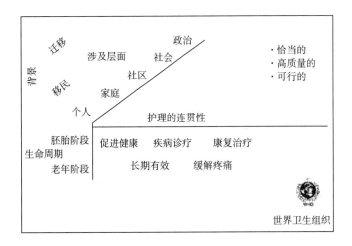

图 5-1　赫希费尔德 - 护理服务图

（版权所有：M. Hirschfeld in Georg, J. 2007）.
Pflegediagnosen und-diagnostik im Migrationskontext
（S.288）. In D. Domenig（2007）. Transkulturelle
Kompetenz（2. Aufl.）. Bern：Huber.）

的护理专家来分管相关领域的工作。此外，这幅图显示，人从胚胎期到老年时期
都需要护理。赫希费尔德进一步指出，从提供疾病预防措施到制订姑息治疗方案，
护理人员必须保证护理的连续性，确保患者在不同阶段都能及时得到护理。所有
的护理步骤与方法都是已经确定好的，而且很多护理工作总是同时进行，不分先
后。大多数时候，人们无法预知患者的身体状况走向，因此护理工作常常是预防
性的。比如，护理人员在对患者进行姑息治疗的过程中，也要确保患者身上不会
长褥疮。

任务 8

　　您是否曾有过这样的思考：为什么护理行业在政治和社会中如此边
缘化？每个城市都有青年福利办公室、社会福利办公室等部门，可为什
么没有护理福利办公室呢？至少可以在卫生局设立一个护理部门。请您
对此类问题进行调查研究。

尽管压力很大，但一些护理人员仍然觉得他们的工作是有意义的。在这个极其注重效率的行业中，他们也坚信自己是合格的护理人员。目前，老年人总数和人口比例正在同步增加，由此导致的人口结构变化也进一步增加了护理需求。而且由于流行病学的发展和社会的变化——比如，包括儿童在内的慢性病患者数量增多等，也致使护理需求逐渐多样化、复杂化。几乎没有一种行业能像护理行业一样存在如此多样的工作领域。而且，在护理人员的整个职业生涯中，都有机会晋升、转行，甚至再次进入这一行业。我们欢迎拥有专业资格证书的护理人员积极投身护理事业，为全世界的人们提供护理服务。

德国护理专业协会（DBfK）的一项调查显示，许多护理人员对自己的工作很满意，他们都认为自己找到了一份可以充分发挥专业能力的工作。他们并没有对护理行业丧失信心，反而认为这项工作是一种使命，赋予了他们无与伦比的特性（Joisten 等人，2017）。

任务 9

五年后您想成为什么样的人？

护理人员的职业成长阶段

20 世纪 90 年代初，美国护理学家帕特里夏·本纳（Patricia Benner）发表了《从新手到专家》（*From Novice to Expert*）一书，其中介绍了护理人员的职业成长模型。她的论述以大量研究为基础，对指导护理工作以及培养护理职业自豪感具有重要价值。这本书至今仍具有较强的可读性。本纳将护理人员的职业发展分为五个阶段。她明确指出，没有人可以在通过资格考试后就成为"行家里手"。在其他行业中，初学者也必须先从助手做起，然后成为学徒，再逐级晋升。书中也说明了"直觉"在工作中的重要作用，但这种直觉并非凭空捏造，而是以经验为基础——许多护理专家们拥有敏锐直觉，也都是其多年临床经验累积的结果。

以下将对职业发展的五个阶段进行简要介绍。第一阶段为**新手期**：处于新手期的护理人员往往对工作内容不够熟悉，也无法为工作任务设置优先级，因此需要严格遵守规则、标准和程序，才能扎实提升专业能力。第二阶段为**高级新手**：能够逐渐评估病例，对病例进行归类，并关注患者的各种症状和差异。第三阶段为**胜任者**：已在此行业工作了一段时间的护理人员，他们具有目标导向性，能够有意识地制订护理计划，且有自信胜任护理工作，但仍缺乏一定的灵活性。第四阶段为**精通者**：在此行业工作的时间更长，他们拥有深厚的专业知识，能以全局视角把控护理工作，并开始能够凭借"直觉"和临床经验做出判断。第五阶段为**护理专家**：他们专业技能最为娴熟，拥有极为丰富的护理经验，对患者之间存在的微妙差异非常敏感。由于护理工作中紧急情况颇多，且事发突然，他们往往难以用语言表述自己的想法和行动，而是基于深刻的直觉迅速做出反应。针对每个发展阶段，本纳都在书中列举了真实案例。不过，她也指出，这些职业发展经验只适用于反思型执业者，即那些能够习惯性进行自我反思和评估、积极与同事交流想法、并紧跟行业时事的护理人员。

5.2　综合性

每个人都会受到自身生活环境的影响，而环境因素也是选择护理手段时必须考虑的关键因素。例如，同样是患有溃疡性结肠炎，青年实习教师、50 岁的公交车司机和养老院里 89 岁的老人，他们面对的情况也是不同的。考虑护理对象所处的生活环境也是护理工作的特点之一。在理想情况下，处于学习阶段的外科医学生会整体考量患者的身体情况，然后在手术中将精力集中于手术部位。但专业护理人员在任何情况下都必须关注护理对象的整体健康状况，不能只监测患者身体的某一部位。

护理工作的综合性对护理人员的专业能力有着更高的要求（Schwan，2019）。德国政治家格西娜·施万（Gesine Schwan）曾说过："在我第一任丈夫去世前的三个月里，我一直在医院的癌症病房陪伴他，那段时间我对这一点的体会尤为深刻。跟随医生查房时，护士需要鼓励身患绝症的患者积极进行治疗；同时也得为自己打气，以应对在护理工作中产生的心理压力。只有这样，她们才不会陷入枯燥乏味的工作日程里；才能避免同理心对自身的逐渐蚕食，用平常心对待工作。"

护理工作的综合性要求护理人员动用所有感官。例如：

- **视觉**：目光温柔。
- **听觉**：语言激励。
- **触觉**：护理时与患者进行肢体接触，感知患者身体状况的变化。
- **嗅觉或味觉**：通过室内的空气质量或气味了解护理对象的身体情况。

与非语言的面部表情或手势不同，身体语言的互动逐渐发展为护理工作中的重要内容（Benner，2017）。在护理过程中，"身体状况"是护理人员通晓患者需求的重要来源。因此，护理工作除了要根据病理诊断对患者进行照护，还要关注护理对象的主观感受（Brieskorn-Zinke，2019）。

无论家境贫困还是富裕，无论何种肤色、具有何种信仰，每个人都有受伤患病的时候，每个年龄段的人也都可能产生护理需求。突如其来的意外事件可能会剥夺一个人的行为能力，比如赛车手迈克尔·舒马赫（Michael Schumacher）。每个需要接受护理的人都有自己的原因，护理人员要全面考虑护理对象的身体、心理状况及其所处的社会文化环境，并借助有计划的护理措施，尽最大努力帮助他们恢复自理能力。

5.3　以生活需求为导向

许多护理理论与模型中都强调了恢复护理对象生活自理能力的重要性。最早由南希·罗珀（Nancy Roper）和利利亚纳·尤克利（Liliane Juchli）提出的护理模型描绘了大约十二个生活技能类别，如基本生活技能与日常生活技能。事实上，这些类别互有重叠，实实在在地影响着我们的日常生活。其实"能否正常生活"比"健康状况"更适合作为护理质量的衡量标准。只有在生病或需要照顾时，人们的生活节奏和日常活动才会发生改变。许多护理对象通常身患疾病，但他们希望能够像原来一样正常工作、休闲，享受良好睡眠与饮食，与家人、朋友或同事愉快交往。这样的生活看似平淡无奇，却是最宝贵的财富。我们的个性和习惯也体现在日常活动中，即使是很小的干扰，比如鼻塞、发痒，或是一副坏掉的眼镜都会让生活失去平衡。我们的日常生活由数以千计的小活动组成，当身体的某个"零件"暂时无法发挥原本的功能时，我们的生活就会受到影响。比如，当一个人的手臂打上了石膏，那么他就无法独立完成上厕所、穿衣服、吃饭、打字等行为。或者一个刚刚还在骑电动滑板车的年轻人，可能在下一秒就因为失误摔倒，头部受到栏杆挤压造成脑外伤。

大约五十年前，"心身医学"兴起，学界发现心理因素也是致病因素之一，这促使护理工作必须全面地关注患者的身心状况。护理培训内容也增加了心理学学科知识。但遗憾的是，只有在面对某些疾病（如心肌梗死或消化性溃疡）时，人们才会将心理因素与之挂钩，以科学为导向的医学总是把心身医学置于匣内，束之高阁。实际上，人始终是一个整体，无论是皮肤科还是创伤外科，所有医学门类都离不开"心身因素"。此外，近几十年来，医学领域发展迅速，安慰剂的效果得到了广泛研究。同时，也存在"反安慰剂"效应。俗话说"精诚所至，金石为开"，肿瘤心理学研究表明，如果癌症患者抱有希望，他们就更有可能存活下来。这与相关研究结果：预期和信念会对行为和结果产生影响——完全吻合。上述论断都为优质护理必须考虑护理对象的心理因素这一论点提供了有力论据：人与人之间对待彼此的方式绝非小事。现代神经科学表明，人类的思想、情感和行为之间有着密切的联系。我们的想法会影响感受，也会影响身体感知，例如，当精神得到安慰时，疼痛感就会减轻。人脑研究进一步证实了这些发现，并深化了对这些发现的理解与应用。

神经科学家，如达马西奥（Damasio），曾强调情绪的重要性。事实上，人类所拥有的经历主要以情绪（由各种神经递质组成的生化"鸡尾酒"）的形式储存在大脑中。在过去的 15 年里，学界发生了"认知转变"，开始强调思维对个体行为的影响。护理人员知道，处于疼痛状态下的患者通常情绪较差，呼吸困难的患者对任何事情都提不起兴趣，疗养院里放弃治疗的患者会食不甘味，无视护理人员的鼓励。患者身体与心理的连锁反应必然会给护理工作带来挑战，但我们也有机会在不耗费大量时间的情况下从容应对。一个人的想法影响着他的感受与行动，事实上我们对当前情况的感知——无论喜悦、愤怒还是担忧，都源自我们内心的判断。我们可以尝试站在别人的角度来审视自己的情绪并改变它们。如今，业内已经可以用图像来显示人们思维、情绪和行为（包括身体动作）之间的密切联系。在心理咨询或心理治疗中，我们会为护理对象提供一些"认知策略"，例如要求护理对象为自己设定一个可实现的目标，或以感恩之心回忆过往的美好时光。以下是一位患者亲属给护理团队的留言，其中饱含感激之情。[《萨尔茨堡新闻报》（*Salzburger Nachrichten*），2019]：

感谢护理团队

我们的妈妈已经82岁了。在一次摔跤后，她严重受伤，随后被送进了泽勒医院的急救中心。那段时间我们的母亲难以适应医院的环境，多亏了资深护士 X 及其护理团队的照顾，你们的照护细致又周到，让人很放心。作为患者家属，我们非常感动和感激。谢谢你们，你们的存在无比珍贵，根本无法用金钱来衡量！

护理人员可以将上述研究成果应用于与患者的日常互动，此类**互动交流**有助于提升护理质量。但这些互动必须被记录下来或讨论清楚。在研究讨论时，护理团队往往会产生新的**认识**，护理人员的想法会发生改变，其**行动**也会随之改变。神经科学的优点就在于，它明确了这种连锁反应，从而为护理人员必须与患者及其亲属进行病情沟通这一关键步骤提供了重要依据。众所周知的马斯洛需求层次理论表明，人们在追求"更高层次需求的满足"之前，必须首先满足基本的生理需求（Maslow，1981）。只有当患者吃喝不愁、身体状态良好时，才会开始考虑身份、信仰和人生价值等有意义的事。

任务10

请描述您最近与护理对象一起经历或观察到的暖心时刻。

5.4 职业

基于实证研究得到的知识和各类标准在应用到个人身上时必须因人而异。这也是职业的特点之一：工作时我们需要根据个人的具体情况对整体规则进行调整，兼顾规则与个人双方需求，这同样是一种"艺术"。职业产生于原始人类活动，其中包括教育、医学、法律、神学等相关内容。在人类发展历程中，这些活动被塑造成职业，并得到科学和法律的支持。我们所说的职业具有专业化、特殊化、垄断性、自主性等主要特征。此外，还有人指出，职业存在社会必要性和较强的组织性，需要较高的声望和长期的学术教育奠基。职业社会学指出，一个行业向科学化发展至关重要。然而，厄费尔曼（Oevermann）在1987年对此重新展开讨论，他摒弃了上述职业的特征，将互动交流置于职业的核心位置，并谈到了案例研究和实操示范的重要性。护理领域有许多学者，如魏德纳（Weidner）在1995年也提到了厄费尔曼的观点。

美国护理学家梅莱斯（Meleis）在1999年指出劳动—工作—职业的发展顺序，并由此推断出，一个行业体系的形成，需要经历从简单的活动到系统培训，再到理论研究的阶段。她将职业化描述为一个过程，在这个过程中，专业成员会逐渐认识到他们需要更扎实丰富的理论基础。目前，护理专业的**职业化程度较低**，仍处在向职业化发展的道路上。伊里奇（Illich）在2007年指出，职业这个概念是复杂多变的，有人批评它会导致权力集中在专业人士手中，从而形成一种由专家统治的社会结构。有时，我们似乎很难一成不变地按照标准工作，总会遇到需要结合实际情况斟酌处理的时候。但是，存在既定流程的工作则完全不同，比如，在一家著名连锁快餐店里，服务人员要学会用规定的眼神和语调与顾客沟通，为顾客服务。

当前，护理工作将"人"置于中心位置。以前我们称为"患者导向"，现在又叫做"以人为中心的护理"。早在2007年，世界卫生组织（WHO）就开始朝着这个方向开展工作。有文献提供了一些实用的、以患者为中心的护理方法，并对相关问题进行了解答，例如：如何跟那些把自己当成顾客、要求相应服务的患者打交道？（Nerdinger，2003；Quernheim，2018）。护理人员要利用自己的专业知识对患者情况做出判断，要像照顾自己一样去护理患者。除姑息治疗外，通常情况下护理的目标都是帮助患者恢复自主行为能力。遗憾的是，以前的做法往往是"首先以康复为主要目标，其次才会对患者进行护理"——而不是通过护理来实现康复！但无论在哪种情况下，最重要的都是保护护理对象的尊严。医疗相关领域的工作特点就在于医患双方会针对患者的需求进行协商。在德国，护理培训的内容、护理标准以及护理人员的数量是由资助者和政府决定的。可是，作为一种职业，护理行业应该争取自己的权益，自主决定工作内容和需求。一位专业护理人员这样给患者留言："我会是你确诊癌症后见到的第一个医护人员。我会找时间跟你聊聊，谈谈你的病情以及接下来可能发生的事情。我理解这些突如其来的信息对你的影响，也知道你可能会忘记我们跟你说过的内容。但无论你即将开始的旅程有多艰难，我都会陪伴你一起走下去。"（Sandeluss，2017）

护理人员需要第一时间熟悉变化迅速且复杂的诊疗方案，沉着应对患者千变万化的情绪和无法提前预知的并发症，同时还要考虑到各种各样，甚至相互矛盾的情况。因为护理人员在工作中需要时常做出（道德）选择，所以他们必须接受系统的培训，才能充分地考虑和反思工作中出现的问题。护理职业化要求专业护理人员能够从道德角度评估自己的工作，切身体会护患互动的意义和价值。例如，当一个人生活无法自理时，他会面临身体缺水、皮肤受损、肌肉萎缩等多种风险。这时护理工作的一项重要任务就是结合具体情境，每日按时关怀和照顾患者。

事实上，护理工作的工作情境复杂且具有多样性：除了高要求的常规工作之外，还需要统筹安排时间，同时负责多位患者的日常活动，并妥善处理突然出现的意外情况。这种**不确定性**有时会让护理的概念变得模糊不清，难以界定。然而，正是这种具有开放性和多样性的情况需要护理人员过硬的专业能力。与此同时鼓励患者并给予他们安全感也是其中一项重要的任务。

作者短评——安格莉卡·策格林

　　在我 2013 年发表的文章《优质护理——它始终存在》中，我分享

了自己作为患者的一次经历。有一次，我与三位患者同住在一间病房里，
有位戴着一次性手套的助理护士匆匆忙忙进来，在桌子上放了两瓶水，
又给饮水机加满了水。与此同时，第一位患者神色慌张，因为输液瓶见
底了；第二位患者哭了，因为刚刚探访者带来了坏消息；第三位患者半
坐半躺地吐进了尿盆里。助理护士并没有注意到这些，又匆忙离开了，
于是这几位患者几乎同时按响了呼叫铃，但足足等了十分钟才有人过来。
护理团队中的专业护士很容易辨认：进入病房后，他们会环视房间，细
致入微地观察患者的细微动作，友好地与每位患者交谈。甚至在离开时，
还会"不放心"地回头看一眼。而助理护士们只是进入病房迅速地完成
工作任务，并不会注意其他的事。

任务 11

请您描述手术室医生助理和诊所护士的工作内容有何不同。

5.5　关怀与舒适

关怀

关怀从根本上指的是对护理对象**真诚的关心**，给予他们照顾和安全感，同时帮助他们恢复自主行为能力。关怀这一概念既可以理解为护理人员的一种工作态度，也体现在他们的护理行为中。关怀是护理工作的基本内容。拥有关怀的工作态度意味着护理人员要有一颗同理心，理解护理对象的情绪，细心关注他们的身体情况。这种态度不仅体现在护理行为当中，也表现在一些特定的语调里。当患者感到烦躁时，护理人员可以递上一杯热茶或者温柔地询问对方，"我可以为您做点什么吗？"，这就有助于缓解患者的情绪。不过，缓解情绪并非只有语言一种途径，分散患者的注意力或简单的陪伴都能有所帮助。这一方法也适用于其他可以帮助他人的职业，如医生、牧师、社会工作者、心理治疗师等。对这些职业的工作者来说，倾听和关心并不是额外的工作内容，而是成功从业的一部分。他们要全面关注求助对象的需求，传达同理心，并与这些对象一起思考解决问题的办法。

在一些服务行业中，也存在**关怀**行为。比如在一家高级餐厅，服务员会拿着点餐设备或者削尖的铅笔，认真倾听顾客的要求，重述顾客的话并点头表示认同。优秀的销售人员也有类似的行为。他们通过这种方式与顾客相处，根据顾客的需求做出行动。在心理学中，这种行为被称为"共鸣"。尽管护理工作强度高、时间紧，但许多护理人员在工作中仍然坚持保有这种态度。护理专业学生在校的第一个阶段就是学习和训练**护患相处技巧**（Quernheim，2017）。它能够帮助护理人员培养关怀的态度，以及有策略性地建立起与陌生人之间的信任关系。如果护理人员在培训时就能认识到这些，并对此有所准备，那他们便可以在之后的工作中有意识地应用这些技巧，顺利完成工作任务。

任务12

您的哪些同事或同学在工作中持有上述态度？您是怎么看出来的？

如果我们仔细观察专业护理人员，就可以从他们的语调中听出关怀的态度。几年前，在一次讨论会上，有人计划拍摄一部描绘医院日常生活的大型主题电影。他们在多个病房拍摄了大量素材，耗时三天。但其中一天画面中断了五个小时，当人们试图通过音频来重现当时的情况时，他们听到了一种特别的语调：那是一种饱含关心、态度友好和充满反思的语气——只有护理人员才会使用这种方式交谈。后来，这类互动就被归为关怀行为。曾经，一位记者跟随护理人员参观了一家上门护理机构，并据此撰写了一篇报道，发表在德国《时代周报》（Moritz，2016）。文章中说："*仅仅是语气上微妙的改变，就能够为老人带来些许安慰。*"关怀行为主要包括建立信任、关注对方、耐心相处、提供建议，它经常被患者作为评价护理质量的最主要依据。神经科学研究显示，这种心理、生理和社会上的支持有助于促进人体催产素的释放，增强副交感神经，减少应激激素。多年来，关怀一直被认为是护理职业的核心要素，它不仅是一种情感上的连接，也是一种行动上的表现（Swanson，1993）。在以患者为中心的护理工作中，关怀行为可以细分为如下要素：

- 友好亲切的问候。
- 保障夜间安静的休息环境（减少噪声）。
- 每天进行 3 分钟面对面的交谈。
- 保护患者隐私。
- 鼓励患者家属积极参与护理。
- 贴心记录患者的心愿。

舒适

近几年，"舒适"一词进一步描述了护理中的关怀行为（Kolcaba，2014）。舒适是关怀行为的一种体现，侧重强调生理层面，意味着缓解和减轻身体上的疼痛，使个体身心处于轻松自在的健康状态。在护理界，它描述了一种新的护理可能性，即为护理对象提供"愉悦感"。早在弗洛伦斯·南丁格尔的时代就有人提到过这一点。护理学家凯瑟琳·科尔卡巴（Katharine Kolcaba）将"舒适护理"定义为一种充满能量的体验，即让患者在生理、心理、社会交往和环境四个方面达到没有痛苦、平静舒适的状态，并帮助患者提高解决问题、消除疼痛的能力（Kolcaba，2014）。舒适经常被称为护理的"核心价值观"之一，并与职业精神有着紧密联系。策格林在 2013 年列举了一些可以作为舒适护理的行为案例："我马上给你拿一条薄毯和一杯草药茶"，护理专业人员关切地说，并轻轻把手放在患者的肩上；或者给患者的额头上放一块冷水浸湿的毛巾，同时询问他需不需要冰棍来舒缓；又或是，护理人员问患者："我帮你把枕头垫高一些，这样你是不是就能呼吸得更顺畅了呢？"如果他们观察到患者出汗较多，便会说："我把毯子拿走，给你换成床单吧。"此外还有很多可能发生的情况：如改变患者姿势、打开窗户、递上袜子、给患者背部涂抹润肤霜、进行一次简短的对话或抚触工作。在护理工作中，我们会与患者产生身体接触，这与其他具有关怀性的职业都不同，这一点也同样使我们自豪。没有身体接触的护理工作是不完整的。有时，简单的宽慰、帮助患者放松、休息蕴含着巨大的能量。此外，舒适的概念是多层次的。

过去，人们通常将舒适简单地定义为没有痛苦、不恶心或不觉瘙痒的状态。然而，科尔卡巴对舒适的定义不仅仅停留在身体层面，他还从其他多个方面对舒适进行了解释，更加积极全面。这种分类使护理人员能够识别患者的舒适需求，针对这些需求设计不同的干预措施，并评估这些措施的有效性（Kolcaba，2014）。

任务 13

　　请回想一下您过去提供过的关怀行为或舒适护理，它需要护理人员拥有哪些能力？又需要注意哪些细节呢？

额外服务

　　额外服务指的是对个别患者的特殊投入。这部分内容在整体工作中占比较小，但也有学者对这一概念进行了研究。有时，患者会有一些小心愿，尽管去了解这些心愿并不属于我们的工作范畴，但作为护理人员，我们还是会尽可能地帮助患者完成。比如，安排专人照顾事故受害者家中无人照料的宠物，或者在医院食堂为患者孙女准备一个小小的生日礼物。

基于"关系"的护理

　　这一概念与上述概念具有相似之处（Koloroutis，2011）。多样的护理概念虽然丰富了护理学科，但有时它们之间存在的矛盾也会让人产生困惑，好在有关这些内容的文献正不断激发着学界对护理理论的探讨热情。

护理理论

　　20 世纪 80 年代中期以来，护理理论一直是我们关注的焦点。它们对于阐述护理职业的方针和内容非常重要。最早有关护理的论述源于弗洛伦斯·南丁格尔，她在 1860 年出版的《护理札记》（*Notes on Nursing*）中详细阐述了各种并非作为医生辅助工作的护理任务。而全球最知名的"护理基本原则"是弗吉尼亚·亨德森（Virginia Henderson）于 1963 年提出的。国际护士理事会（ICN）将这些原则传递给公众，使之成为许多护理理论的学术基础。此外，希尔德加德·佩普劳（Hildegard Peplau）也做出了重要贡献，她强调了护理人员与患者之间的独特关系。

在护理流程成形后，德国护理学界于 1985 年又借助其他护理模型和理论完善了护理步骤。

在中欧地区，护理的**日常化**获得了广泛认可（Juchli，1997；Krohwinkel，2013；Roper 等人，2016），学者们开始通过编写教科书来发展护理教育。20 世纪 90 年代，一些护理理论的引入掀起了学界的争论"热潮"。虽然在此之前学界已经出现过类似的论述，但相关护理理论家们利用了不同学科的知识来推动护理实践。泰勒（Taylor）和雷佩宁（Renpenning）在《自我护理》（*Selbstpflege*）一书中介绍了奥瑞姆（Orem）的"自护理论"，这一理论在护理领域得到了广泛的应用。2015 年，勃兰登堡（Brandenburg）和多施纳（Dorschner）出版了教科书《护理科学 1》（*Pflegewissenschaft* 1），他们在其中总结了关键的护理理论和护理学思维。但目前，护理理论的讨论热度已然降低。人们逐渐意识到了理论的重要性，也意识到了用单一理论来概括内容繁杂的护理领域是不切实际的，理论陈述必须适用于特定情境，贴合患者群体，并且在实践中不断地检验和完善——如果整个心理学只遵循一种理论，那其成果将是不可信和不科学的。

无论如何，护理团队必须始终达成共识，形成**统一的护理理念**。庞大的护理理论或华而不实的指导方针通常只是"金玉其外"，重要的是，护理人员必须与团队中的成员不断交流和确定自己核心的工作内容。护理行业必须明确表明自己在核心任务中的立场。正如全世界的人们都十分了解厨师或理发师的工作内容一样，护理行业也应该清晰地凸显其**核心要素**，即在人们的健康面临威胁或损害时，护理可以帮助其重新恢复生活自理能力。在这种宽泛的描述下包含的其实是各种类型的护理工作及其顺序安排、价值观问题。

5.6　护患关系与独立性

护理包含两项主要内容：专业技能与护患关系。**护患关系**是护理工作的关键一环，护理行业必须重视对护患关系的维护，不能使其成为一纸空谈。维护护患关系的目标是尽力调动护理对象的康复潜力。由于护理人员始终在接触患者，他们相对更了解患者及其家属的"生活世界"。因此，与包括医生在内的其他职业相比，护理人员更清楚患者个人的真实需求。在日常护理患者时，护理人员也可以从细枝末节处获悉其身体状况，并以此为基础帮助医生为患者提供更加精准的治疗。通过维护护患关系，护理人员能够**有针对性地**护理每位患者。护理人员在职业生涯中可能会帮助数以万计的人恢复自理能力，回归正常生活。这种职业的满足感和多样性部分来自工作过程中频繁且丰富的人际交往活动。通常来说，亲属更加了解患者的生活习惯，一些护理行为可以由受过指导的他们来完成。但是，由于缺乏医学、心理学、药学和护理学专业知识，亲属们无法**灵活**地应对不断发生变化的患者与环境。

而有经验的护理人员可以瞬间掌握患者的情况。这种能力无法通过单纯的模仿来掌握，而是专业护理人员通过患者的声音、肤色、汗水、表情、肌肉紧张度、反应时间等综合分析的结果（**图 5-2**）。这类似于本纳指出的"直觉"，他们可以借助直觉迅速发现患者的异常情况。遗憾的是，很少有人研究这方面内容。

任务 14

护理是一种荣幸！

这种说法是真的吗？您如何论证？

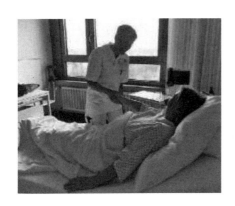

图中的护理人员看起来只是在友好地问候患者，实际上，护理人员已经同时评估了患者至少 12 种情绪状态

图 5-2　护患交流

（照片：米夏埃拉·弗里德霍夫）

独立性

直到护理学成为一门独立学科之后，一些先前未得到关注的现象才逐渐显现出来，学界才开始重视护理和语言之间的密切关系。

以前护理学界并未对谵妄、摔跤、厌食或卧床不起这类症状设立特定的术语。可以自豪地说，这是我们首次对其命名。随着护理学逐渐成为一门**独立的学科**，除医院之外其他地方的护理需求也在不断增多，我们更要坚持发展护理行业，坚持系统性地完善护理学内容，为职业护理独立发展打好基础。

许多护理学著作都强调了通过日常护理来维持护患关系的重要性。希尔德加德·佩普劳于20世纪50年代发表了自己的早期著作，但在几十年后他才在德国出名。佩普劳指出，没有沟通，护理就无从谈起，护理人员与患者的相互了解非常重要，且确定护理方案也必须经过双方协商。护理人员每天需要面对许多患者不同的身体状况。例如在一周内，根据实际情况的差异，相同的护理干预措施可能会给患者带来截然不同的感受。固定的护理流程根本无法应对多变的情况。

5.7　沟通与情绪劳动

沟通

几乎每个护理专业的学生都会深入学习如何应用**沟通模型**。但是，部分医生表示，只有20%的医学生会参加学校开设的沟通类课程。他们认为："我知道怎么和患者沟通，我不需要学！"然而多年后，当他们成为主治医生，他们才体会到在处理冲突或进行教学指导时的无力感，以及与各年龄段的患者及其家属交流时的力不从心。由于缺乏知识储备，他们很难借助比肯拜尔（Birkenbihl）于2011年提出的"心理岛屿模型"或瓦茨拉维克（Watzlawick）的交际原则、舒尔茨·冯·图恩（Schulz von Thun）的沟通方式等理论来辅助工作。此类沟通课程最早在医学课程改革时出现。目前，其他许多医学类专业紧随其后，开始提供短期或长期的沟通培训。

"护理人际沟通"和"医患沟通"都是重要的基础课程，因为护理、医疗同心理治疗一样，要求从业者具备出色的沟通和互动能力。在过去几十年中，护理人员只是作为医生的助手默默无闻地工作，只有医生才能与患者及其家属进行沟通。如今，情况已然不同。理查德·森尼特（Richard Sennett）曾在其2008年出版的书中指出，在英国过去的医疗卫生系统中，护士们不仅会耐心倾听老年人讲述他们孩子的故事，还会全盘接住患者对疾病症状和疼痛的抱怨："*遇到危急情况时，即使护理人员在法律上没有资格介入医疗活动，但在关键时刻他们也会采取行动……因此，护理工作处于发现问题和解决问题之间的一个边界区域。通过关注认知症老人们闲聊的内容，护士就能从中发现诊断中有所疏漏的病症。*"（Sennett，2008）

情绪劳动

情绪——不论是悲伤、恐惧、愤怒、绝望，还是快乐与希望，都在护理工作中发挥着重要的作用。社会学家安塞尔姆·斯特劳斯（Anselm Strauss）是最早观察到护理工作中包含情感因素的学者之一。1980年，他在一项医学研究中描述了一系列典型的护患互动，如宽慰、安抚、提醒、分散注意力等，这些都是护理人员工作中非常普遍的行为。此后，职业社会学家进一步阐述了上述护理工作内容，并强调它们应该被视为专业行为。许多行业都离不开情绪劳动，例如销售、美发等服务性行业。欧文兰（Overlander）于1996年出版的书和霍克希尔德（Hochschild）于2006年出版的书都深入研究了工作中的情绪要素，他们强调了控制个人情感的必要性。在护理中，情绪劳动是指护理人员为患者及其家属营造特定且积极的情感氛围。达到这一点需要借助多种技巧，相关内容将在本书**第五部分**进行介绍。针对姑息治疗或患者存在排泄困难等特殊的护理情况，护理人员需要具备调节自己与他人情绪的附加技能。以下是调节情绪的做法（Michaelis，2008）：

- *称赞他人，保持积极乐观的情绪。*
- *适时表达关切，有效应对负面情绪。*
- *保持冷静和客观，维持自身情绪平和。*
- *保持态度友好，以防情绪激化、升级。*
- *保持自身的敏感度，随时关注患者情绪。*

● *感受患者情绪，做到与患者共情。*

● *善用幽默，用笑容感染患者。*

同情与共情

护理人员应该对患者表达同情吗？不，因为同情会影响护理人员的工作。有些护理人员在急诊部工作时一直是专业且周到的，但当他们突然需要为自己的亲人或朋友提供治疗时，情况便截然不同了。在这种情况下，护理人员的专业性会暂时消失，无法掌握患者情况并安排护理工作。这对治疗和护理均会产生负面影响。

与同情相反，共情被认为是护理工作中必要的品质。共情也是一种情绪劳动。科学家也称之为互动工作或"主观化的工作行为"，并明确指出此类工作是鉴定职业资格的重要依据。有时人们会忽视与患者沟通这件事，认为只是闲谈，甚至护理人员自己也很少将此类对话视为工作内容。但实际上，护理群体是社会中占比最大的沟通对象，他们承担了大部分低门槛的心理疏导工作。同样在业内，他们也是最早接触患者的人——护理的第一步就是帮助患者缓解消极情绪。

能做到友善对待每个人吗？

专业护理人员常常展现出高效且优秀的沟通能力，尤其是在与陌生的，甚至不近人情的人相处时。我们可以接受不同的患者，是因为我们不会在护理过程中对患者过去的行为做出评判。因此，无论我们面对的是一名罪犯还是一位知名人士，都不会影响我们的护理质量。不因**同情**和**反感**区别对待患者，只以专业的态度对待工作这一点对护理人员而言是一件不容易做到的事。接纳与我们不同的人和事物是一项终身的挑战。"接纳"并不意味着我们必须与对方建立长期的友谊，但我们至少应该做一名**友善的护理人员**。因为护理对象无法从专业角度评判护理质量，他们只能结合自己的感受，从护理人员的工作态度和工作流程展开判断（Quernheim，2018）。

毫无疑问，在医院和护理机构中，我们遇到的患者、家属、访客以及同事并不总是和善友好的人，他们性格各异，难免存在怨声载道甚至无理取闹的人。但是几乎所有的服务行业都会遇到此类特殊情况，我们问问在高档购物中心或急诊部工作的人便可知一二。在面对这类特殊情况时能够保持内心平静，不被其干扰，不仅是工作任务，更是人生给予我们的挑战。

5.8 知识储备

护理工作的**复杂性**并未被社会所熟知。在护理工作中，我们始终服务于患者，因此我们需要标准化的护理规范与系统化的理论知识，这些内容最好以科学研究为基础，同时结合多年的行业经验总结而成。护理人员应该将所学知识切实合理地应用到实践工作中。根据美国护理学家佩吉·钦（Peggy Chinn）和梅奥娜·克雷默（Maeona Kramer）的观点，护理学知识主要涵盖以下几个方面：

- **实证和理论**：护理的科学性。
- **个体知识**：个人的生活经历与职业经验。
- **伦理学**：护理工作中的道德认知。
- **直觉**：所谓的"护理艺术"。

在德国，有一段时间人们发现护理知识多年来一直是口口相传，从未进行过科学性的研究。20世纪90年代末，一些满怀热忱的护理人员开展了首次护理学文献检索工作，目的是制定科学严谨的行业标准。在政府的少量资助下，他们研究了一些花费高昂且患者护理效果差，或者在实际操作中存在许多矛盾的护理内容。这些护理人员通过自己的努力为护理行业提供了具有科学依据和可靠证明的行业标准。如今，德国《社会法典》第十一卷第113a条规定，护理行业必须保证**行业标准的专业性**。这意味着德国约有27000家门诊和住院机构必须强制实施如上规定，否则将受到处罚（Bartholomeyczik等，2019）。护理行业标准被视为衡量护理质量的重要工具。德国护理质量发展网络（DNQP）二十多年来坚持制定循证标准。目前，这些标准已经更新到如下主题：褥疮预防、出院管理、急性和慢性疾病的疼痛管理、跌倒预防、促排尿、慢性创口护理、口服营养管理以及与认知障碍患者的关系维护。

此外，护理知识中还包括伦理学，即护理工作中的道德认知。**伦理学**可以防止在医疗卫生体系中出现只追求利益的"一元论"现象。专业护理人员应该根据工作经验和专业知识对患者的情况进行正确的评估（Maio，2016）。此类评估并不是随意的，护理人员应该发挥自己的专业能力，并根据自己的判断做出行动。而这么做的一个前提是**将护理价值观作为工作导向**，并切合国际护士理事会规定的基本伦理观或地方护理组织的官方准则。这要求护理人员了解自己和护理对象的价值体系、意识观念。与其他国家相比，德语国家的人们更倾向于以自己的道德价值观作为行为准则。当一位护理人员说："*我会用同样的护理方式来照顾我的母亲*"，这意味着他们会用对待他们自己家人的标准对待其他患者的护理工作，确保提供同样细致且充满尊重和关怀的护理服务。

最后，**直觉**，也就是所谓的"护理艺术"在护理工作中发挥着重要作用。它需要护理人员心思细腻，具有敏锐的观察力，而且永远不会厌倦与人沟通、交际。当护理人员看到自己全力照护的护理对象身心健康时，他们的职业自豪感便油然而生。许多申请护理专业的学生都说，他们从中学开始就对自然科学类课程产生了浓厚的兴趣。然而，护理工作不是简单地为护理对象保持清洁和提供饮食，而是一项具有高标准、严要求的职业，它要求从业者必须集智慧、耐心、专业技能于一身（**小故事 5-1**）。

只有当毫无经验的保姆通知雇主，他的母亲情况危急时，雇主才会意识到，将照顾重病老人这一重要任务交给外行人或许不是一个明智的选择。与医疗工作一样，从事护理工作需要护理人员凭借多年来丰富的从业经验，定期对工作进行审视与完善，才能制订出更为优质的护理方案。

小故事 5-1：非专业人士的日常照护工作

85 岁的巴茨（Batz）女士原本处于独居状态，后因腿伤被评定为三级护理对象，其子女便雇用了一位来自东欧的保姆奥尔加（Olga）来负责家政清洁与照护工作。奥尔加之前只接受过裁缝的培训，不具备任何护理知识。而子女们之所以选择雇用她，也正是因为不想在专业的护理人员身上花费太多钱财。他们只想通过出售母亲的房子获取一笔不小的"遗产"，因此也很少来探望她。奥尔加就此成为唯一与老人朝夕相处的人——单纯的奥尔加没有注意到巴茨女士喝水量减少，也没有注意到她小腿上出现了皮肤病变。由于两人语言不通，巴茨女士的需求很难得到回应，她感到失望，变得越来越沉默寡言。渐渐地，她的身体开始缺水，尿素水平升高，她整日昏睡不醒，腿上的伤口也开始发炎。最后，巴茨女士因疼痛难忍摔倒，造成了脑出血。经过复杂的颅骨手术后，瘫痪的巴茨女士被判定为四级护理对象，并入住重症病房，家属们只能卖掉她的房子来填补高昂的治疗与住院费用。三年后，巴茨女士去世，而她的"财产"全部用来支付医疗费，子女们最终分文未得。

5.9 护理中的"侦查工作"和护理定义

护理中的"侦查工作"

为了给患者提供高质量的护理，护理人员必须调动自己所有的感官。想做到这一点，不仅需要关注患者的各项身体指标，还需要运用**直觉**来评估患者的情况、制订护理方案并实施。入院前，护理人员无法完全掌握并记录患者的需求与偏好，这就需要护理人员在护理的过程中像**侦探**一样保持警觉与细心，及时察觉患者的状态变化。当护理人员在工作过程中发现了患者新的症状时，必须首先推测症状出现的原因，例如通过患者苍白的肤色来推测患者可能存在循环衰竭的情况。在与患者接触的过程中，如果护理人员一早就对患者病情发展做出了正确的**预测**，这会让他感到非常自豪。疾病预测一直是医生诊疗过程中的重要环节，可遗憾的是，长期以来，疾病预测在护理工作中一直受人诟病。有人认为这种预测只是模棱两可的猜测，但事实上任何关于疾病的预测都基于一定的专业基础，能够形成这种假设恰恰是专业能力强的标志之一。护理人员应该坚持锻炼这种预测与假设的能力，以便及时发现患者病情的变化。这种**前瞻性思维**，包括护理方案中的病情分析、目标设定和疾病预测，不仅被专家视为最高级的艺术，同时也具有极高的"趣味性"。因此在某种程度上，此类特级护理的实践与马普尔小姐（Miss Marple）或福尔摩斯（Sherlock Holmes）的探案过程具有一定的相似性。

阿布特·策格林（Abt-Zegelin）于2001年发表的文章《论刑侦工作、科研工作和医疗护理程序之间的联系》（*Kombiniere？！ Über den Zusammenhang von kriminalistischer Tätigkeit, wissenschaftlicher Arbeit und pflegerisch-medizinischem Vorgehen*）中，描述了科学研究、刑侦工作和患者诊疗工作之间的许多相似之处。下面是文段摘录。

小故事 5-2：护理中的"侦查工作"

不仅刑事警察，护理人员也会进行访谈、编辑、标注、记录、分类和归类等工作，简而言之就是收集线索。侦查工作中的"嫌疑"在其他工作中被称为"假设"或"推测"。然而，刑警不会凭空猜测，而是按迹循踪，著名侦探小说中的人物也都会采取特定的方法进行调查。夏洛克·福尔摩斯常用科学归纳法，通过嫌疑人鞋底的污垢就能判断出他来自伦敦的哪个街区。此外，著名的豆子实例还展示了演绎、归纳与假设推理法（表5-1）。夏洛克·福尔摩斯经常提到，他的工作方法均基于对细节的观察。与福尔摩斯的工作方法相反，部分警员往往在调查的初始阶段就不顾线索，迅速接受了最有可能的假设，从而忽略了部分细节。福尔摩斯认为，如此办案的关键失误在于，他们在收集到完整的证据之前就迫不及待地进行了推测。这就导致他们为了与理论对应，无意识地扭曲了事实，而没有将理论与事实客观地统一。如果将帕特里夏·本纳关于护理能力发展的论述与该主题相结合，进行深入研究，我相信会对护理行业的发展有所助益。与优秀的医生一样，优秀的护理人员也会就患者的病因提出假设，并通过有理论依据的推测来验证。护理诊断不需要仪器，护理人员主要通过观察患者的日常行为状态，再结合其生理与心理因素做出判断。也许护理人员可以从阿加莎·克里斯蒂（Agatha Christie）笔下的侦探角色中汲取灵感。还有赫尔克里·波洛（Hercule Poirot）和马普尔小姐，他们不仅会采用演绎法进行调查，还会借助直觉，有意识地从案件整体出发找到其中的异同。（转载自 Zegelin：Erkennntniswege. In Pflege professionell. 2020）

表 5-1　豆子实例（资料来源：Kelle，1997）

演绎	归纳	假设
规则：这个袋子里的豆子都是白色的	情况：这些豆子来自这个袋子	规则：这个袋子中的豆子都是白色的
情况：这些豆子来自这个袋子	结果：这些豆子是白色的	结果：这些豆子是白色的
结果：这些豆子是白色的	规则：这个袋子中的豆子都是白色的	情况：这些豆子来自这个袋子

护理定义

护理的每一种定义都反映着当时的社会环境和时代背景。日内瓦宣言是由世界医协大会修改、全球公认的医学誓言。然而与医学行业不同的是，护理行业没有权威的护理定义，现存的定义更是不具有国际效力，无法为专业人员建立统一的职业信仰（Meyer，Luderer，2019）。因此，护理人员总会提出这样的疑问：在关怀、抚慰患者、维护护患关系、提升专业技能等方面中，哪一项最为重要？从护理学视角而言，我们认为业界应该形成某种"护理观"。然而，世界上存在着广泛的个体差异，其思想观念更是不尽相同，简单地固化护理定义显然不够严谨。其中的关键问题在于，我们是想将护理局限于医疗层面，还是想要为患者提供更多样化的帮助。2016 年，有学者建议将这一争论作为护理团队会议讨论的主题之一。在此，我们引用国际护士理事会（ICN）对护理下的定义：

"护理包括对所有年龄、家庭、团体和社区、生病或健康以及所有环境中的个人护理。护理工作的主要内容包括促进健康、预防疾病，照顾患者、残疾人、临终者和健康的人。此外还有维护安全环境、进行学术研究、参与协助制定卫生政策、管理医疗保健系统、发展护理教育事业等其他任务。"（引自国际护士理事会护理定义）

　　此外，专业的护理人员还承担急性期患者的照护工作，帮助生活无法自理的患者恢复自理能力，同时抚慰患者及其家属的心理，帮助他们尽早回归正常生活。在实际的护理工作中，护理人员与其他卫生系统工作者通力合作，同时，部分照护工作也由患者的亲属完成，尤其是在新生儿护理领域。其实我们每个人都在职业培训和学习中了解各种各样的护理定义，但最理想的情况是，我们可以将这些定义内化，真正地贯彻在日常实践中。我们知道，护理可以为患者提供预期保障，预防患者出现摔跤、恐慌等并发症，以节省患者的时间成本与医疗支出。无论护理人员是刚通过资格考试、正处于培训阶段，还是已经进入工作岗位，都应该坚持全方位地提升专业能力。通过不断学习和实践，护理人员可以拥有全面的护理能力，并为未来的工作和生活奠定坚实的基础。本书建议护理人员从"最佳实践"理论中汲取经验，以此优化和发展护理行业。

　　德语中"护理（pflegen）"这一动词还有"维护"的意思，以表示保持物品的良好状态，例如维护草坪、植物；保养汽车或摩托车。从字面上看，这种维护只是一项枯燥的重复性工作，可以想象一个人在漫不经心地清洗汽车或保养地板。但如果我们将焦点放在维护质量上，就会发现其中的差异：有些人会同自己的宠物进行友爱的互动，有些人还会特别用心地维系友谊。如果我们对一件物品、一段关系漠不关心，那么它就会受损、老化。而护理的含义则更为深刻、广泛，护理人和保养物品是截然不同的。因此，德国护理学界曾经有人认为"pflegen"这个词相对笼统，考虑使用更为专业具体的词汇代替它。

任务 15

如果您有兴趣，可以查询德语中"pflegen（维护、护理）"这一动词在其他各个领域的含义，并与您的同事进行讨论。

6　扎实开展职业培训

在本章中，我们反对护理无须培训的观点，并坚定认为护理学界应该扩展护理知识，推进其学术化进程。设想一下，您会放心地乘坐一位公交车司机驾驶的飞机前往伊比萨岛吗？您会让一名神职人员给您做最新的美甲款式吗？您会让一位办公室职员来解决汽车的刹车问题吗？显然不会，因为这些行为风险太高。然而，德国有些政客多年来坚持认为"任何人都可以照顾老年人"（Blüm，1998）。在2018年，德国护理业雇主协会甚至提出要在188小时内将15000名护理助手"培训"成专业护理人员的想法。此外，政客还强制要求长期失业者做义工，我们对此举措同样持反对意见，因为并不是每个人都能胜任护理工作！但也要根据情况具体分析：如果是在护理对象家中实施基础护理，那么通常情况下，未经专业护理培训的住家保姆也有能力妥当完成护理任务。

学界将如上情况定义为**非正式护理**。非正式护理一般是指家属、朋友或熟人自愿照顾有护理需求的人，德国护理学界也称其为亲属护理或业余护理。与此同时，亲属或朋友也是全国数量最多的护理服务提供群体。相比之下，**正式护理**是指在医疗机构中，护理人员按照雇佣合同的规定从事专业护理工作（Colombo，2012）。然而，"非正式护理"的内涵远远超出了简单的照顾行为。重症患者及其亲属深知高质量护理对于康复过程的重要性。因此，如果有一个以护理为主题的谈话节目，节目组一定会邀请患者的亲属，因为他们绝对有资格谈论这件事。

随着护理需求不断扩大，有人将专业护理工作简单地等同于清洁工作。正如上文所提到的，在东欧，许多护工错误地将自己定位为护理人员。在此，我们呼吁大家将非正式护理与**正式护理**两个概念区分开来，切勿混为一谈。

职业化

从古至今，各类工作逐渐形成了自己的专业领域，例如从治疗衍生出医疗**行业**，从建造衍生出建筑行业，从制药衍生出药学行业，从判案衍生出法律行业，以及从教育衍生出教育行业。起初，高校的师生全部都是男性。几个世纪后，这种情况才逐渐发生转变。自1833年起，美国允许女性进入大学学习，这一转变在瑞士于 1840 年出现，英国于 1869 年，德国于 1880 年，奥地利于 1897 年。护理也是最早出现的职业之一，因为它涉及对人类基本需求的支持和帮助。按时间顺序来看，1907 年美国设立了第一个护理教授职位，1952 年英国建立了护理学科，1981 年荷兰开始设立护理学科。1987 年，德国奥斯纳布吕克应用科学大学（Fachhochschule Osnabrück）铸就了德国护理学科的第一个里程碑，1996 年维滕 / 黑尔德克大学（Universität Witten/Herdecke）和其他高校进一步巩固了护理学科在德国的发展。尽管护理学科仍存在研究空白，但它已经不再是一个待发展的领域，而已经成为一门独立的且研究成果丰硕的学科。而其他学科，如社会教育学，直到 1971 年才在德国的应用技术大学出现。

迪特尔·海特曼（Dieter Heitmann）和克里斯蒂娜·罗伊特（Christine Reuter）于 2019 年编写了一份关于德国护理学位的最新概述。据他们统计，在 2018/2019 冬季学期，德国共有 63 所大学和三所远程教育高校开设了 144 个护理学位课程，其中包括 112 个学士学位和 32 个硕士学位课程，涵盖护理学、护理教育学、护理管理学等所有护理专业课程。其中，41 门**包含护理职业培训的课程**位居最受学生喜爱的课程榜榜首，这些课程要求学生在学期末提供与护理机构签订的培训合同。目前，只有 5 所大学能够为学生提供初级护理资格认证。这些学校负责提供理论和实践类课程，而与学校合作的机构或医院则负责安排学生的实践环节。

前一章节明确指出护理工作需要广泛的专业知识和深入的学习。为了使学生能真正承担起护理责任，简单的医学培训是不够的。在过去长达数十年的时间里，护理教育一直以**医学知识**为主导，如今，随着护理工作的职责范围大大拓宽，护理培训和学习更加关注**护理现象**。为了给患者提供高质量的护理，学界必须重视对护理操作和护理效果的系统性研究。然而需要注意的是，护理不是一个**仅**通过学习、研究和阅读文章就能掌握的职业，初学者必须参与护理培训，跟着经验丰富的专家导师进行**护理实践**。此外，学校也不该只请心理学家、律师、医生或药剂师负责课堂教学和学科讲座，更应该邀请护理专家为学生们传授知识与经验。因为护理专家们的工作视角明显与上述相关学科从业者不同。例如，"在与患者交谈时，专业护理人员采用的方法与心理咨询师截然不同。"（Vogler，2018）。

2012年，德国科学与人文委员会规定：每一届参加专业培训的护理人员中只有10%~20%的人可以获得学位证明。这一规定旨在促进学术研究、助力护理学发展。然而，到2016年，在德国大学医院任职的护理人员中只有1.7%的人拥有学士及以上学位。根据德国联邦政府的公开数据：在负责老年护理的职业护理人员中，拥有学士及以上学位的人不足0.5%。

除此之外，接受过专业培训的护理人员也不应该天天坐在办公桌前，只让助手和学徒执行护理操作，他们应该**直接与患者接触，并与其面对面地沟通**。对此，护理机构必须进行必要的调整，并为毕业生提供**足够有吸引力的岗位**。

护理培训学校也应该加强与高校的联系。据悉，瑞典和英国的护理人员的学术化程度已经达到100%，荷兰为45%，而德国仅为2%（Lehmann等人，2019）。提高护理人员的学历不仅能够为患者提供更优质、更先进的护理服务，还能使护理行业更加积极地参与到医疗保健体系中。到目前为止，德国很少有医院能与受过高等教育、专业能力扎实的护理人员合作并尝试推行在国外已经成功实施数十年的新方案。如今，我们的世界发展迅速：新型汽车、新款洗发水、新款娱乐电子产品、新能源、新型建筑材料等层出不穷。护理行业也应行动起来，绝不能仍停留在150年前的状态（Mayer，2019）。

目前，德国高等学校的护理学教授岗位仍存在空缺，尤其是专攻临床护理领域的女性教授和对从业人员进行实践培训的教师。这是行业发展的关键环节，只要将这一缺口补齐，护理行业将获得来自更多学界与社会的关注，并拥有与其他领域同样平等的地位。其次，许多公共资金长期以来一直流向药学和技术领域，但实际上护理行业的发展也离不开资金支持，因为护理行业不仅需要友善的态度，更需要学科知识和良好的教育培训。护理意味着利用高度专业的知识为人类提供直接帮助，这需要护理人员具备全面且扎实的专业知识，包括心理学、病理学、药理学、护理学、体征评估以及其他护理工作所涉及的知识和法律规定。各机构、各项政策的制定者和资方也都应该追求合理的经济效益。

因此，经济问题也是护理工作中要考虑的一个方面。此外，在与医疗行业合作的过程中，想要积极发挥护理行业的作用还需要护理人员拥有更高的资质。换言之，如果没有更高的资质，传统的合作局面将不会发生变化。如今，护理行业的学术化发展使得护理人员与医生间平等地交流成为可能。其实，医生与护理人员之间地位不平等的现象已经开始改变，比如当护理人员发现了医嘱中的问题时，他们会质疑：*"这一点如何证明？您有证据吗？"* 虽然这种情况仍然罕见，但却至关重要。当医生利用自己的学历来反驳他人对医嘱的质疑时，专业护理人员会以他们也接受过学术教育来回应。在其他国家，获得**硕士学位**的护理人员可以对患有心脏病、肺病、肝病、肾病或代谢紊乱的人群进行针对性研究。也就是说，他们可以进行诊断和治疗，**开具处方**并提供护理辅助器具。在美国的部分州市，如果医生没有及时将患者转诊给护理专家，他们可能会面临诉讼赔偿。此外，有关高级护理实践（Advanced Nurse Practice）的内容将在第 10.2 节中展开。

6.1 学术化和护理教育

回顾德国护理领域的早期**学术化进程**，我们会发现，护理学位课程在 20 世纪 80 年代初见雏形，同期出现的还有德国护理研究协会和阿格内斯 - 卡雷尔学院[1]。因为当时缺少公共资金的支持，护理学界最初的发展资金由罗伯特博世基金会提供。受德国卫生部委托，学界的第一个项目是关于中风的研究（Krohwinkel，2008）。德国护理学在发展初期受到了各方的批评，许多人阻碍着发展进程。即使是工会和护理学界本身也无法理解为什么护理工作需要新知识。通常情况下，问题和答案都源自行业内部。心理学家、医生、神学家等都有他们的问题要解决，也要各自去寻找答案。长期以来，人们一直呼吁建立一个公共资助项目来发展护理科学，就像德国科学基金会设立合作研究中心一样。但目前的应用技术大学更注重教学，几乎没有自主科研能力。可是新的知识从何而来？更重要的是，新知

1.阿格内斯－卡雷尔学院（Agnes-Karll-Institut）是德国的一家护理教育机构，以一位重要的德国护理学家 Agnes Karll 的名字命名，她对护理教育和护理实践的发展有着深远的影响。

识如何得到广泛应用呢？德国的医疗保健系统很少针对护理工作进行创新；科研机构仅凭项目研究勉强维持运转，职位也几乎都是短期的。还有一个问题是，护理学家几乎没有机会在专业领域进行深入研究。这再次与医学领域形成了鲜明对比。如果某位学者想要深入研究"尿失禁与日常生活"的内容，那么他现在可能需要先研究运动感知学，以后还要承担关于减轻疼痛的研究任务。遗憾的是，全球范围内还没有人开展有关优质护理带来的影响的研究。医学研究会定期评估医疗行为的有效性，而在护理研究中几乎不可能做到这一点，因为护理学界缺乏研究所需的资金和结构，无法对复杂的干预措施进行评估。

高等护理教育

自20世纪50年代以来，传统的三年护理教育制度一直在经历小幅度的"改革"，但部分改革并不彻底。随着护理法案的迭代更新，理论课程在护理教育中的比重逐渐提升。许多国家已经将基础护理培训提升到了学士学位水平，比如英国推行的护理资格高等教育计划（Project 2000），这项计划使得护理专业学生的就业需求大幅增加。因此奥地利和瑞士也纷纷效仿。

由于缺乏教育资源，高校无法满足所有后备人才的培养需求。与传统的护理职业学校不同，高校学生们通常在获得学士学位后才真正展现出知识优势。针对洗澡、喂饭、输液等日常工作，学生们通过理论学习和实际操作后就可以胜任，这方面本不应该存在质量差异。然而，学生的参与程度、对个人操作的反思程度和对个人职业发展的要求不同，就导致他们在沟通能力和跨学科合作等方面存在一定程度的差异。正因如此，刚获得学士学位的护理专业学生和（职业学校毕业的）新人在工作的前两年都需要接受系统的培训和导师的密切指导。例如，一些大学医院的护理科学部为护理专业应届毕业生设置了见习计划，类似于手工业的"学徒期"。据一项针对护理专业本科毕业生的追踪研究显示，超过77%的受访者都从事了一线护理工作，但非一线护理工作岗位上的受访者工作满意度却更高。

获得硕士学位的毕业生大多在医院内的护理管理部门工作。在奥地利和瑞士，他们的发展更进一步，具有硕士学位的护理人员主要负责更专业地解决患者的问题。此外，学术高校领域也吸纳了许多毕业生。拥有护理学位被视为进入其他工作领域的敲门砖，毕业生可以去管理部门，或在法律系统中担任解决护理纠纷的专员，也可以在科研机构、媒体或政治领域工作，对于拥有学士、硕士、博士学位以及教授等高等教育背景的护理专业人士来说，直接接触患者非常重要，这能给他们带来职业自豪感。

实际上，护理教育应该借鉴和学习医学专业的做法，因为护理工作也有不同的细分领域（例如精神科或泌尿科的护理）。部分国家已经设立了针对特定病症的护理岗位。这些岗位上的员工需要长期照护患者，这样可以不断提升专业护理能力，与时俱进。他们不需要一直参与轮班工作，但要经常与患者接触，为其他护理人员提供建议，并参与医生查房。就像外科教授要经常上手术台以保持自己的专业水准一样，护理人员需要与患者保持联系，了解他们不断变化的需求。最后，护理教育不仅包括高等教育，还包括专业培训中的各种工作任务，如专业教师要对护理人员、护理教育学者展开培训等。

推进一个行业的学术化进程并不是为了凸显该职业群体的地位，而是为了持续更新整个行业的知识体系。护理领域一直没有做到这一点，它仍然受到传统方法和规定的影响。尽管如此，许多护理人员也在实践中培养出了令人惊叹的专业素质，这些素质属于个人，体现在个人工作范围内。单纯的学习并不能培养出优秀的专业护理人员。尽管一些护理人员已经在实践中引入了新的概念和方法，比如在运动感知、伤口处理和基础刺激方面，但由于缺乏研究支撑、合作网络和政治支持，这些创新措施往往无法形成规范标准，更得不到广泛的应用。护理人员的许多学术研究成果也只能被存放在档案里。

高学历高素质的护理人员更有能力推动护理行业的创新，更有机会（在国际上）发表论文、参与甚至创建专业学会，更好地参与医疗保健领域的各种活动。然而，迄今为止，德国护理教育已经取得了不错的成就。目前，进修学习的趋势越来越多地体现在各个行业里——其实这一现象并非毫无坏处。但重要的是，每个行业都在以不同的形式不断发展。例如，手工业也可以从工程专业或自然科学领域得到启发。

6.2　拓展知识领域

　　"护理即教育"，这句话是正确的，因为我们始终需要指导患者自我照顾或指导其亲属独立照顾患者。这需要护理人员掌握丰富的教学知识：例如如何手把手教学、如何制作教具、如何激励教育对象等。然而，我们的政策、社会，甚至护理人员自己，都往往忽视了护理工作的核心任务，即如何恢复患者重新自理的能力。策格林在其 2009 年发表的文章中指出，护理工作具有互动性，**与护理对象对话就是一种护理行为**。在过去，护理方案是由医生制订，护理人员无权独立做出决定。虽然护理专业课上，教授会从人体骨骼讲到肌肉的形成，但这些几乎都是"无用的知识"，因为它们只会在考试中出现。而有关家庭动力、习得性无助、种族归属、社会不平等方面的知识则几乎没有被涉及。在过去的教学中，有关教育学、心理学或社会学的课程只有 20 个小时，由该领域的专家讲师授课，但他们对护理工作一无所知，往往只是简单地传授了各个学科的思想史。但在实际的护理工作中，护理人员会与慢性病患者及其家人保持着密切的联系。因此，从其他领域汲取更多的知识是有意义的，比如心理学。护理人员需要知道：为什么人类对特定的情景会做出特定的反应？一个人在不同的生命阶段里是怎样发展的？恐惧意味着什么？放松或幽默的作用是什么？此外，护理人员还需要了解哲学和伦理学知识，因为此类知识可以帮助他们在面对道德困境时做出"正确"的选择。最后，政治背景知识也对护理工作存在重要影响。明晰这些知识可能会大大提高护理人员的职业自豪感。

关于医疗职责转移的指导方针

　　德国已经开始试图将部分医疗工作和责任转移到护理行业，其中仅涉及少数疾病，包括阿尔茨海默病和慢性伤口等。上述疾病的研究如今已经成为护理领域的专业任务。而早在 2008 年，德国联邦共同委员会就针对此类规划提出了一项提案，但审批程序存在许多阻力和不确定性，一直无法推进。其中的一个问题是：在实施这种转变时，需要相应地修改和调整护理学位基础课程（例如在哈雷大学医院）。而在规划转变的过程中权威护理专家的意见也并未得到重视或采纳。目前，委员会正在制定相应的政策内容。总的来说，许多研究表明，在处理某些持续且紧急的身体不适情况和慢性疾病方面，受过专业培训的护理人员，如**高级执业护士**（请参阅**第10.2节**）能够提供与医生相同甚至可能更优质的护理，更有效地帮助患者恢复健康（Langer 等人，2019）。而且，护理工作所需的直觉也帮助护理人员获得了职业满足感和对个人价值及优势的认同。

重要的是，从业者必须认识到专业护理是一项具有挑战性的工作。目前，本科应届毕业生经常与受过培训的护理人员承担相同的任务。每位护理人员需要学会查阅国内外文献、开展研究项目、参与护理决策、撰写提案，能够在会议上介绍他们的创新想法、与决策机构合作并参与制定政策，以确保护理工作能够持续改进。要实现这一点，还需要管理层有勇气改变现状并采取相应的支持措施。

6.3 与护工和非专业人员共事

许多患者家属通过短期培训或由护理服务机构和患者信息中心提供的护理咨询获得了详细的护理知识。然而，他们通常无法独自完成护理操作，需要专业护理人员的帮助，但他们不想花太多钱，也根本找不到专业的居家护理服务。在德国，许多有护理需求的家庭常聘用来自东欧的护工。据统计，约60万护工会在一个雇主家中连续工作三个月，然后轮流回国。然而，其中只有10%的人是合法的。照料老年人的非法劳动在黑市经济中占据第三位。但在针对此类非法劳动的许多讨论中，人们从未提及这项工作仅仅称得上是**照顾患者**，**并不算是专业护理**。因为其中很少有人接受过护理培训。

有这样一篇护理专业文献值得一读，文章展示了非专业和专业人员之间的差异：例如，在帮助患者如厕的过程中，一位来自东欧的护工并没有意识到自己在移动患者时应该注意患者的姿势（Lenz-Heinrichs 等人，2018）。对于一位术后卧床静养的患者来说，身体移动会导致肌肉紧张，他形容自己"**在坐下的时候会感到疼痛，且难以保持身体平衡**"，一不留神就会弄倒尿盆，还需要费力和痛苦地更换整套床品。而当患者在专业指导下使用特定的辅助工具（楔形垫、防滑垫、卷起的小毛巾）挪动身体时就会极大程度地避免上述现象发生。专业护理人员会及时移除患者的枕头，为其留出移动空间，也可以让患者借助更硬的床面发力。通过使用这种动觉训练法，护理对象最终可以无痛且自主如厕（Lenz-Heinrichs等人，2018）。在进食过程中也经常出现类似情况：阿尔茨海默病患者会突然无意识地停止吞咽。此时，专业护理人员会提醒他正确的咀嚼和吞咽流程。但是，如果没有经过培训或者没有耐心的人来照料，患者可能会呛住，最坏的情况下可能导致肺炎或窒息。此外，许多患者会因为缺乏足够的水分和热量导致体重减轻，但一些非专业人员即便拿着丰厚薪水，却注意不到患者的这些变化。

在国外，家庭护工的中介市场有利可图、竞争激烈，且仍有增长势头。成立公司不需要特殊的证明或资质。许多来自东欧的护工以非正规的方式工作，他们没有 A1 证明（社会保险证明）。只要填写一份所谓的护理经验表，人力资源机构就会把这样的非专业护工推荐给客户。部分工作者甚至还有酗酒行为（Clauß，2019）。如此现状不禁引发我们的思考：我们是否愿意让没有任何护理医学知识且语言不通的护工独自照料一个有护理需求的人？他们每个月可以拿到1800~3400 欧元的薪资以及食宿、路费等补贴。虽然少数合法雇佣的护工可以获得最低工资，并在自己的国家缴纳保险，但在德国没有人从法律上严格监督他们的工作时间。甚至那些声称保护客户健康和安全的医疗保险公司，现在也同意由护工给护理对象用药。然而，如果在护理评估中提到了护工的存在，医疗保险公司便会拒绝承担专业护理服务的给药费用。这种做法简直令人难以置信！

6.4　新型护理场所

众所周知，医院、养老院或患者家里都是传统的护理工作地点。如果机构声誉良好，在那里工作的员工就会感到自豪。除了传统的护理地点，还有一些非常规的护理场所，例如知名企业、机场、度假俱乐部、游轮等。在这些场所工作护理人员也会产生自豪感。而护理人员在选择工作地点时通常是经过深思熟虑的。

除此之外，同荷兰和挪威一样，如今在德语国家兴起了一种新的护理概念，即**绿色护理农场**（Green Care Farming）。这是专为有特殊护理需求的人，尤其是认知障碍患者提供的**替代型护理形式**。患者共同住在这里接受照护，并根据身体情况参与农场的日常活动。这对患者的康复有着积极的影响。虽然农场的设施无法与养老院的设施相比，但在参与活动的积极性、食欲和饮水量方面，患者的身体状态确实有所改善。此类场地虽然不会成为常规的护理场所，但是对现有的护理模式是一种很好的补充（Gräske，2019）。

近年来，越来越多的地方建立了**护理型社区**（Pflege–Wohngemeinschaften），并受到许多人的欢迎。这一做法能有效避免护理行业朝着机构化的方向发展。在护理型社区，居住的人数越少，患者在社区生活就越有家的感觉。护理型社区最初的建立是为了接纳患有认知症的人，然而这样的护理规模太小，资金周转困难，因此目前建议每个社区居住14~16人。选取合适的地方建造护理型社区也十分困难。社区中的一些房间用于上门护理，而另一些房间则作为长期护理的空间来使用。而且，针对护理型社区的设施、人员配置和监管，各地区仍未制定统一的法律条文，行业监管存在问题。此外，在医疗和护理保险支付报销方面也总是存在问题。在建立和管理护理型社区的过程中，还有一些害群之马，企图逃避法律规定的所有义务与责任。

因此，在许多私人护理机构中，有职业道德的员工有时会与公司高层代表产生摩擦，同时慈善护理机构中也有一些利欲熏心的领导人。但总体而言，护理型社区可以提供高质量护理，护患之间的密切接触和个性化护理可以带给患者舒适的体验感，同时有了家属的协助和参与，也有助于提升护理质量。

如今，许多机构建议养老院朝着护理型社区的方向发展，但这并不容易。养老院需要经常雇佣所谓的"全天候护工"，为患者提供长期的陪伴和友好的帮助。他们可以通过养老院的内部培训学习陪护知识。这么做的原因：一方面，养老院并不需要长期聘请护理专家；另一方面，养老院也负担不起这样的费用。但投资方会要求养老院定期进行专业的护理监督审查，督促陪护人员仔细考虑哪些护理对象适合这种护理形式。如果患者病情复杂，需要许多医学专业知识，护理型社区将无法满足其需求。在患者行为极不稳定的情况下，护理团队也可能会承受过多的压力。养老院的护理适合情况较为稳定的老年患者，即使处于临终阶段，他们也可以在此宁静舒适地度过人生的最后一段时光。

我们鼓励具有创业精神的护理专业人员尝试这样的创业项目，因为未来该领域的需求将大幅增加。几年前，德国老年援助委员会（KDA）呼吁护理机构开发更加个性化和灵活的护理模式和护理方案。自那时起，人们意识到1968年那一代的老年人抗拒传统养老院，他们希望尝试新的护理方式。因此，当前在居家护理中流行一种名为"PAKT"的陪护方式，指的是**预防性日常生活能力训练**，这是一项针对老年人的个性化、预防性的上门陪护计划，旨在增强老年人在家中独立生活的能力。这项具有创新性的实践和研究项目在2016年至2019年间由亚琛天主教慈善协会、德国应用护理研究所（DIP）和三位当地的合作方共同设计、试验和评估。

工作日志 2 实践指导

作为一名实习指导老师，我（29岁，护理专家）准备与我的学生伊娜（Ina，18岁）一起工作。我正在阅读她先前的工作记录，并考虑接下来的指导目标。目标设置以高校的课程安排为基础，再结合实践地点的工作内容统筹规划。当我问伊娜今天她具体想学什么或者希望在什么主题上得到指导时，她有些漫不经心地回答说，她不知道。我询问她过去几天在病房的主要工作，她便开始讲述关于雷克斯女士（Rex）的情况。雷克斯女士是一位75岁的内科患者，因心力衰竭、嗜睡和意识混乱入院治疗。伊娜已经连续三天照顾雷克斯女士了。和伊娜谈话的初期，我询问她是如何护理这位患者的，以及要实现哪些护理目标。她提到了常规的全身清洁，还有协助患者起身等活动。当我问及她的工作是否参考了某个护理模型时，伊娜回答不出来。随后，我们讨论了伊娜今天想要学习的技能，并商定了她期望我给予的指导内容和方式。我们达成了一致，她将按照现有的护理计划为雷克斯女士提供护理，内容与前几天一样。

进入雷克斯女士病房后，我向她做了自我介绍，并解释了今天我作为旁观者参与的原因。另外我还告诉患者，明天我将与伊娜共同参与护理。我对她说："今天伊娜会像往常一样照顾您，我只是旁观。明天我们将会有更深入的交谈。"我以观察员的身份填写了护理记录表（Quernheim，2017）。在此过程中我注意到，这已经是伊娜接受培训的第二年了，但她仍在使用基础的沟通方式（例如："现在我给您擦洗右臂……"），而且也没有采取干预措施来激活患者的自主行为，更不用说鼓励她离床活动了。因此，雷克斯女士也仅仅是安静地配合护理。日常护理结束后，我与伊娜约定一会儿聊聊。安静的房间里，我先让伊娜进行自我反思。她提到，由于她具备诸如帮助患者洗澡等基本的护理技能，其他有经验的同事便没有特别指导她如何照顾雷克斯女士。她认为她做得和往常没有区别，并好奇地等待我的反馈。期间，我注意到她坐得笔直，这些身体姿势也有助于我猜测她的想法。在我们一起回顾之前的观察记录时，我也会随时观察她的反应。对话中，我使用了"三明治"沟通法，综合讨论了伊娜在工作中的优点与缺点。

在我批评她仅使用基础的沟通方式后，伊娜回答说她不知道她还能与患者讨论什么。作为实习指导老师，我们经常可以从学生的身体语言中识别出他们头脑中的"不理解"。通常在这种情况下，学生会"把自己封闭起来"，双臂交叉，避免与我的目光相对。

当我问她为什么没有鼓励患者活动时，伊娜回答说，雷克斯女士本来就想继续躺在床上。我向她解释在护理过程中表现出激励态度对患者是多么重要，这样能促进患者自主活动的积极性。同时，我也结合了伊娜喜欢使用的护理模型理论解释上述内容。在这个过程中我会观察伊娜是否能够理解指导内容。这可以从她的身体语言中看出来，当出现困惑时，她的身体自下而上都会发生变化。在这种情况下，我会通过亲自示范来帮助她理解。实践过程中，学生会持续得到我的评估和对她各项工作的评价。我们还讨论了伊娜未能在实践中成功运用的护理模型，并一起修改雷克斯女士的护理计划。

在我发现伊娜的工作逐渐缺乏思考或出现错误时，我会要求她在第二天之前提出优化方案。这种教育方法是我在实习指导老师的培训中学到的。在接下来的日子里，我持续检查她的工作。昨天下午，伊娜对所使用的护理模型重新进行了研究。今天，我交给伊娜的任务是观察我对雷克斯女士的护理操作，并记录观察结果。我给伊娜留的思考题是："观察一下，我对待雷克斯女士的态度是怎样的？"正是这样的任务使实践指导工作变得有趣。实践结束后，我经常听到学生反馈说，我是他们的学习榜样。

在接下来的护理中，我借助了动觉训练法，并为雷克斯女士提供了咨询服务，与其一起制订了一项她可以在出院后继续使用的简单饮水计划。这样她可以防止自己的尿素水平再次升高。伊娜坐在房间一角，专注地记录着我的护理操作，并十分专注地观察着我的操作方式。在后续的讨论中，我可以看出伊娜是否准确地观察了整个护理过程，是否理解了我的操作意图以及她是如何评估护理情境的。通过示范护理操作，我成功向伊娜展示了如何通过个性化的对话和激励态度来鼓励雷克斯女士离开床位，比如我曾对患者说"有了我的帮助，您一定能自己下床！"我对伊娜的指导体现在：首先为其示范特定的护理操作。在接下来的几天里，利用"认知学徒制"职业教育模型让伊娜深化练习新学到的技能。（Quernheim，2017）。

后来，我偶然听说雷克斯女士在出院时赞扬了伊娜那段时间对她的鼓励。她说："是她让我明白，我应该多喝水，多运动，才能保持长时间精力充沛的健康状态。谢谢她！"实践指导不仅可以为我的目标群体（学生、新员工、患者）提供高质量的服务，还可以给我自己带来满足感和真正的快乐。

7 护理行业现状

护理人员被视为高素质的从业者，这体现在其职业发展前景上。部分护理人员会通过继续教育或攻读硕士和博士学位来获得更高的职业素养，为此，他们需要有自己的职业发展愿景，以便规划未来的职业生涯（请参阅**第32.2节**）。埃格特（Eggert）、施纳普（Schnapp）和祖德曼（Sulmann）撰写的"2019年德国学生对护理职业的态度调查"记录了德国1500多名14~18岁学生的职业愿景。调查结果显示，年轻人希望自己未来的职业薪酬可观，工作时间规律，周末双休不加班，能够有足够的空闲时间安排自己的生活；工作时能够提出自己的想法，工作氛围健康，上司领导有方，职业发展前景较好；能使用最新的技术设备和工具工作。事实上，一些医院和养老院已经满足了这些期望，他们可以提供优质的工作环境，使用新型的排班方式和工作模式。

7.1 工作乐趣

在自己的工作中找到乐趣是一种防止职业倦怠的好办法。许多选择护理职业的人都是出于内心深处的坚定信念。如果一位护理人员能够始终从事符合个人天性或生活愿景的工作，不仅能拥有持久的动力，还有助于其获得真正的成功。真正的成功就是：曾经重伤、急需护理的患者在一段时间的护理后恢复到活力满满的状态，然后开心且自豪地来看我们；当患者微笑或做出认可的表情时，护理人员就会感到愉悦。同样，实施临终关怀，帮助患者安宁地走完生命的最后一程也被视为一种"成功"。

虽然护理属于常面临高强度工作压力的职业之一，但我们仍可以运用一些小技巧给病房营造轻松的氛围，例如运用**幽默感**。在复杂的人际关系中，幽默是一种保护因素，可以解决或减轻许多问题。现在学界有很多文献、活动和研究，都在探讨幽默在护理和医学中的意义。比如，我们可以想象一个儿科护理人员戴着"红鼻子"突然出现在患者和同事面前，给他们带来惊喜和快乐。清晨的病房里，一位护理人员哼唱起一首曲子。两个小时后，无论是患者还是工作人员，每个人都跟着哼唱起来。直到医生们来查房时才注意到这一点，没有人知道这个现象是如何产生的。一位老年护理员说，她每天都会从口袋里掏出一些小物件，并以此开启与患者的对话：有时是一个螺丝钉，有时是一个贝壳，有时是一把钥匙或一个衣夹（**小故事 7-1**）。

小故事 7-1　养老院里的欢乐时刻

这是我（安格莉卡·策格林）在一家养老院的亲身经历：交接工作时，一位护理人员说，她今天是第一次开着自己的新车来上班。于是，我悄悄带着老人们一起去看这辆车。

在长期护理中，日常的小插曲尤为重要，它能帮助我们创造美好的回忆，给患者沉闷的生活增加点乐趣。为此，护理人员可以在护理过程中关注一些日常事件，比如体育赛事、天气情况等。因为无论是清晨时对昨晚欧洲电视歌唱大赛的讨论，还是换衣服时关于捐款的交流，都能在患者感到疼痛时帮他们转移注意力。或者，当地足球俱乐部赢得比赛时的喜悦也能让重症患者脸上露出笑容。

任务 16

您在工作中遇到过哪些让您特别开心的事？

7.2　工作时间

大多数护理人员跟医生、空姐、飞行员、演员等职业一样，都是轮班工作。事实上，我们护理行业和其他行业一样，每周工作 39~40 个小时。许多护理人员愿意早上 6 点开始工作，下午 2 点下班，然后去湖边放松一下或者去游泳。许多人也很享受晚班前能睡个懒觉。改行后的护理人员大多都说过："*我真的很怀念轮班工作的那些日子。*"有时轮班工作也被称为"家庭友好型"工作模式，因为在这种模式下，父母双方更方便轮流照看孩子，而且也可以有更多时间陪伴孩子。轮班工作有很多优点，但它也有**缺点**。研究表明，倒班工作会带来健康风险。因此，在决定从事护理工作之前，请您认真考虑，最好测试一下自己的身体是否能够适应轮班制的工作时间。许多护理人员在轮班工作一段时间后，发现自己无法适应，从而影响了工作状态。现在，越来越多的护理机构开始响应员工各异的工作需求，提供可协调的工作时间模式，有助于员工平衡家庭与事业。有些养老院会在周末安排充足的兼职人员来工作。他们特意找周末或节假日工作，而他们的伴侣可以在家照顾孩子。这样一来，护理机构的管理部门就可以安排其他同事只在工作日或工作日的核心时段工作。

7.3 工作未来保障

当前正在接受教育的孩子们将来很有可能投身于目前尚未出现的新兴职业。许多在今天仍然具有吸引力的职业，如保险业务员、银行职员或销售，在未来的需求程度将大大降低。但在护理行业接受培训或学习，人们可以长期获得经济保障并拥有良好的发展前景。也就是说，护理人员正在投资一个**安全的未来，无须害怕未知的危机！**护理人员供不应求的局面将带来巨大的变化，我们不仅会拥有大幅增长的工资，工作条件也会得到改善。与助产士和全科医生一样，护理会成为最受欢迎的紧缺职业之一。除此之外，**护理行业也**被认为是十分有利可图的行业，对一些乐观主义者来说，它甚至是唯一有前途的职业。牛津大学的一项研究计算了美国劳动力市场上 700 个职业类别在面对机器人和计算机竞争时的发展前景，最后得出结论：近三分之二的工作岗位在未来 20 年内都将受到威胁（**表 7-1**）。伦敦经济学院一项针对德国劳动力市场的研究也得出了类似的结论。此外，**表 7-1**还给出了各个职业未来受到威胁的风险比例（单位：%）。95% 的数据表示这些职业在未来几乎会消失，而 1% 则表示其安全程度最高。让我们仔细看看德国最受欢迎的职业培训种类，以及相应的培训薪酬（单位：欧元）（表7-2）。

只有护理行业能为从业者提供百分之百的工作保障。让我们来看看对护理人员的需求预测：据联邦统计局预计，在2020年至2050年期间，需要护理的人数将增加60%，从约280万增加到约450万！在未来几年中，婴儿潮一代[1]将陆续退休，这意味着许多有经验的护理人员会陆续离开护理机构。护理人员将会是未来继续受追捧的职业群体。总结来看：在德国，与其他326种培训职业相比，护理名列前茅，是收入高、最具发展前景好的职业之一。但在互联网上列出的职业清单里，这样一份收入理想、前景光明的工作却常常缺席，许多毕业生无法了解到有关护理行业的收入信息。这是为什么呢？因为护理和医学属于医疗行业，这类受监管的行业信息很少出现在职业清单里。也就是说，处于择业阶段的年轻求职者很少能在薪资列表中直接看到护理行业的相关信息，而这个行业未来可能成为他们的首选职业。此外，求职者还需要明白，**培训工资**并不代表真正意义上的薪水。当然，这些工资也并不是为了让从业者过上有车有房、穿金戴银、长时间悠闲度假的奢华生活。在下一节中，我们将探讨护理人员的薪酬发展情况。

表7-1　职业、培训工资及未来风险

职业	培训工资 / 欧元€	未来风险 /%
女性求职者通常选择：		
办公室文员	671	96
零售业务员	725	92
医务助理	851	14
销售员	660	92
口腔医务助理	661	51
男性求职者通常选择：		
汽车机电技术员（需要4年培训）	715	59
零售业务员	725	92

---

1. 德国的婴儿潮一代指的是在1955年至1969年出生的人。

职业	培训工资 / 欧元€	未来风险 /%
电子技术员（需要 4 年培训）	796	84
工业机械师（需要 4 年培训）	701	67
软件工程师	945	22

表 7-2 培训工资最高的职业及其未来风险

培训工资最高的职业：		
空中交通管制员（高中学历）	2225	11
专业护理人员	第一年 1140 欧 第二年 1210 欧 第三年 1247 欧 （数据截至 2019 年 7 月）	0.1
社会保险业务员（高中学历）	1091	21
银行职员（高中学历）	1038	97
财务专员（高中学历）	1028	58
房地产经纪人（高中学历）	980	86

7.4 工作薪酬

目前，德国一些服务行业的薪酬并不高，无法为员工的未来提供保障。例如，美发师的基础年薪约为 20000 欧元，相当于每月毛收入约 1600 欧元。酒店管理专员的年薪为 21000 欧元，办公室行政专员的年薪为 28000 欧元，零售人员和汽车机电一体化技术员的薪资水平也是如此。再来看德国医疗保健行业的薪资情况：

医务助理、理疗师、言语治疗师和职业治疗师的年收入往往低于 29000 欧元。针对上述提到的部分职业，学生通常需要支付学费，而且往往无法获得培训工资。

无论选择何种职业，只要从业者愿意投资自己，最终都能获得更多回报。但是学生在学习期间不会得到任何报酬，有时甚至还要支付学费。一部分学生会申请德国联邦教育助学金（BAföG）。此外，通常情况下，几乎所有学生都会在闲暇时做服务员等兼职来赚取生活费用。只有极少数学生在自己选择的专业领域提前实践。但护理专业的学生则不同：他们中的一些人会在课后去护理机构工作，并随年级增长逐渐增加工作时长。这类学生应该为此获得报酬。

2019年2月8日《图片报》（*Bild-Zeitung*）的文章"治疗师薪酬过低"发人深省。文章讲述了瓦赫滕东克一名职业治疗师纳丁·沃勒（Nadine Wöhler）的故事，42岁，已婚，有三个孩子。她表示："职业治疗师是我梦寐以求的工作。我投入了2万欧元学习培训，建立了自己的诊所，这是镇上唯一的诊所。我们的患者太多了，预约已经排到了8周后。现在，我每周接诊时间总计32个小时，还有15个小时在办公室处理事务。然而，月底时，我只能有1400欧元的收入。我的丈夫是一名税务顾问，如果没有他的帮助我根本无法将这个诊所运营下去。尽管如此，我仍旧认为治疗师的工作至关重要，因为我们能够帮助人们降低未来需要接受护理的可能性！但是治疗师的薪酬太低了，这不公平！"

一概而论的错误认识

为了进一步增强护理人员的职业自豪感，我们将深入分析护理与其他职业在薪资方面的差异，这一点至关重要。社会上一些人认为："*护理工作的工资太低了！*"但也有一些护理人员的看法与之恰恰相反，他们对自己的薪酬很满意。

人们经常会忽视职业群体内部的差异，而事实上所有行业中都存在这种现象。在老年护理领域工作的护理人员薪酬就比医院的护理人员低，差距甚至高达30%。为了维持这一情况并尽可能地减少本科毕业生的薪酬，一些雇主协会提出了老年护理的特殊办法，并影响了相应法律的制定。他们认为，应减少老年护理培训中的基础护理学内容，这样就能压低老年护理人员的工资。（请参阅**第16章**）。这种做法的潜在影响还有待观察。根据德国《护理职业法》，护理培训者可以在培训的第三年选择从业方向：全科护理、老年护理或是儿科护理工作。德国的老年护理在全欧洲是独一无二的。但鉴于老年护理的特殊性，国际上并未将老年护理人员认可为专业护理人员。

医院内部的薪资水平也存在很大差异。在德国，一位担任科室主管的护士每月平均工作 173 个小时，包含津贴在内税前月薪为 4777 欧元。除此之外，许多雇主也会为员工提供年度特别津贴、特殊假期和额外休假机会。实际上，医生是德国收入最高的职业。规培医生的年薪为 68000 欧元，主治医生为 114000 欧元，主任医师的年薪更高。其他高薪职业，如编制内的小学教师、银行职员（起薪 4 万欧元）、工程师（起薪 8 万欧元）也梦想着能获得这么高的薪酬。表 7-3 粗略呈现了各类护理人员的薪资差异，不难看出，个人的学历和职位都会对薪酬产生影响。

表 7-3　医院护理人员的年薪（仅供参考）

职位	薪酬等级	（税前）平均总年薪示例
经过一年培训的护理助手	P6	32800~42400 欧元
经过三年培训的护理人员	P7	36600~45700 欧元
持有学士学位的护理人员	E9—E12	41700~74500 欧元
持有硕士学位的护理人员	E13—E15	55600~87600 欧元
小型病区护理主管	P12	49200~58400 欧元
护理部主任	P16	55600~250000 欧元

表 7-3 所示的薪资差别也受工作经验的影响。我们可以在网上找到一个免费的工资计算器，它能根据德国公共服务领域的劳资协议（TVöD）计算出所有护理级别的收入。实际上，德国各个地区的薪资差别很大，例如黑森州和南部联邦州（如巴登符腾堡州、巴伐利亚州）的工资往往高于梅克伦堡－前波美拉尼亚州或图林根州等地。有些公立医院的薪资会受劳资协议中规定的薪酬标准制约，上涨幅度受限。如果附近的其他机构能提供更优厚的条件，部分护理人员可能会离开公立医院。不过，也有相反的情况，因为私营机构的薪酬往往低于公立医院。福利组织和教会经营的护理机构也都有自己专属的劳资协议。这些协议专门为非常规的护理工作设置了各种津贴和奖金。此外，为了吸引专业护理人员跳槽或说服其留下，机构也会私下提供一些奖金。

值得注意的一个问题是，雇主组织内部很少讨论收入问题，或直接将收入透明化，只有少数人会查看组织公开发布的资产负债表。众所周知，持有学士或硕士学位的高级执业护士（APN）收入较高，在某些情况下，担任管理或领导职务的护理专家甚至比主治医生的收入还要高。例如，在大型医院中，一些处于管理层的护理主任年薪高达 25 万欧元。不过，如此高的薪资也与高付出成正比，因为管理层的人几乎每天都要工作 16~20 个小时。

德国联邦议院的专家委员会成员诺伯特·罗德（Norbert Roeder）曾在 2019 年指出，医院可以给护理人员提供 1 万欧元甚至更高的入职奖金以及 2 万欧元的留用奖金，以避免他们跳槽。众所周知，护理人员在能够提供高薪的护理机构中的工作满意度更高（Jebb 等人，2018）。那些在培训期间付出努力并获得专业学位的护理人员，会定期阅读专业期刊、参与职业培训或会议来了解行业动态，不断更新自己的知识储备。他们还会自主选择进修课程或学习项目来持续提升专业能力，从而获得晋升机会，取得更高级别的薪酬。

向公众科普：为什么护理服务值得高薪？

护理人员要求提高行业薪酬是合理的。但在提出这一要求之前，我们应该让公众知道，他们需要为护理服务付费。养老院每月的费用高达 5000 欧元，部分养老院的患者会因此认为护理人员的工资非常高。但实际上，护理机构更有可能从这些高额费用中获得利润。例如，私人机构必须为其股东创造利润，或者福利组织需要利用这些利润横向补贴其他社会福利领域。至于有多少资金真正回流，我们往往无法得知。虽然北欧的一些国家已经成功实现了利用税收来支持医疗保健系统运转，但目前这种模式正逐渐走向崩溃。因此，"应由国家或联邦州出资"的呼吁只是一种表面文章。毕竟，国家和各联邦州的所有资金都基于税收，而税收最终还是由公众承担。从目前的发展情况来看，公众及其政治代表并不准备为此出资。其实，转变大众观念的基本前提是开展广泛且令人信服的公关和游说活动，为护理工作提供舆论支撑（请参阅**第四部分：公关工作与游说活动**）。这些宣传活动并非徒劳，至少我们向同胞们普及了护理的好处。只有大众真正了解护理的重要性，他们才更愿意支付团结附加税或更高的医疗保险费用。

8　职业领域

在本章中，我们会为您介绍护理行业巨大的发展机遇，这对于培养护理职业自豪感尤为重要。我们会先带您了解护理工作的传统场所，介绍护理职业的学术化过程，最后讲解护理培训的改革与变化。新修订的《护理职业法》是推动本书编写的重要**动力之一**。其他任何职业都没有如此多样的职业领域；即使是在同一个医院里，不同部门护理的工作方法也大相径庭，老年病房、透析室、精神科、产房、眼科门诊的护理工作内容都不尽相同。在漫长的职业生涯中，护理人员拥有广阔的发展空间！

8.1　医院里的主要护理场所

近年来，医院里出现了一些新的护理工作岗位：除基本的出院管理、护理质量管理、病历编码工作外，一些护理人员还在医疗质量控制中心和患者信息中心工作。中期照护领域也新增了许多新的工作场所，例如中风治疗室、门诊手术部。大多数专业护理人员都非常重视在医院里与固定团队的同事合作，余下的人则在"人才库"或在临时就业机构中寻找新机遇。毫不夸张地说，护理行业拥有无穷的工作机会，护理人员也拥有无限的发展机遇。

护理人员是医院中**不可或缺的**角色。虽然现在许多诊断和手术可以在门诊进行，但术后的住院护理工作仍然需要由专业的护理人员来开展。

早些年，护理被分为"内科护理、外科护理等"，并在学校设有相应的学科专业。虽然该分类与医院的科室相对应，但严格来说，并不存在以医学为导向的护理。对护理概念有深入了解的人一定明白，无论在哪个临床领域，护理始终针对**特定的个体**。当然，护理人员仍需要具备相关专业领域的知识和经验，因为他们需要培养敏锐的直觉，才能在工作中对症状、检查结果和药物效果进行快速解读。

8.1.1　手术室

手术室是医院的核心部门之一，能够极大程度地推动医疗技术发展，经济学家通常把手术室称为**医院的心脏**。许多重要的手术在这里进行。几十年前，"手术室护士"被认为是护理界最高等的职位——他们可以站在手术台前与医生共事，周身都围绕着光环。毫无疑问，这个岗位极其关键，关系到患者的生命安全，因此需要护理人员具备高水平的专业技能。麻醉护理也是如此。手术室护士经常活跃在其内部以及国际定期举办的会议上，同行之间始终保持着良好的联系，不断学习交流，以提升个人专业技能，同时增强职业群体之间的凝聚力。随着护理程序和护理理论的不断发展，手术室护理工作也面临着一些挑战，主要体现在：如何将新的护理理念融合到手术室的日常工作中。特别是，如何更全面地关注患者在手术前中后期的护理需求。

过去的进修课程要求手术室护士专门拿出一段时间在病房进行记录，还要在手术会议上对护理理论进行回顾。现在回想起来，这些任务几乎毫无用处，流畅且专业的护理操作才是重点。近几年，手术室引入了一个新职位——**手术助理**，这个职位不需要拥有护理专业背景就可以直接参加医院的护理培训。手术室护理工作是一份值得人们敬佩的工作，这份工作如今变得越来越复杂和辛苦，对护理人员的技能要求也越来越高。因此，手术室护士的职位空缺有时难以填补。而如果手术室没有足够的护理人员，外科医生甚至可能无法按计划进行手术。从这个方面来看，手术室的运转情况有时也会被作为评价护理人员是否短缺的标志之一。

8.1.2 急诊科

现在，越来越多的人选择在家中接受护理。这就使护理质量受到多种因素的影响，比如如照护人突发疾病，或因意外事故、心理压力等无法继续展开护理；或者其"专业程度"无法满足患者需求，无法应对护理对象迅速变化的病情等。如此种种都可能会导致护理对象情况恶化，造成无法挽回的后果。

抛开其他因素不谈，上述问题也是导致医院急诊科如此繁忙的原因之一。南德意志报于2018年报道：自2009年以来，医疗保险在救护车租用上的支出几乎翻了一番，2016年甚至达到21亿欧元，每年出车总数达到520万次。急诊科称，因轻微事宜拨打112急救电话的情况越来越频繁。这不一定是由于缺乏医疗服务，也有可能是因为很多人觉得自己没有得到很好的照顾，因此需要去急诊寻求医生的帮助。在这之中，不仅老年人需求量大，年轻父母也会因为缺乏照顾生病儿童的经验而经常去儿科诊所和儿科急诊科，但此类情况并未受到足够的重视。在这种情况下，专业的护理人员应该对患者的病情进行评估和分流，将他们引导到对应的门诊，以确保他们能够获得最符合自身需求的治疗和护理。

在跨学科急诊团队中，护理人员将自己视为独立且与其他人同等重要的专业人员。而在护理行业，他们作为一个职业团体，在制定、实施和评估护理实践标准以及组织开展本专业领域的进修和培训方面均发挥着积极作用。为了给基础设施薄弱的地区提供基本的医疗卫生服务，专业护理人员未来还将承担病情评估、处方开具、患者分流和小病治疗等替代性任务。这种做法的有效性早在其他国家得到验证，并已经实现了常态化发展（罗伯特－博世基金会，2018）。

我们在事例2中为您简要介绍肿瘤疾病的护理工作。一般来说，在患者确诊癌症时，患者及其家属总是充满恐惧与焦虑。

事例1　急诊科

海科·施特拉特曼（Heiko Stratmann）今年26岁，在德国一所应用技术大学完成护理学双学士学位的学习之后，就进入了急诊科工作。他的学士论文题目是《急诊科的老年认知障碍患者》，他喜欢急诊科的紧张氛围和多样性，同时也想锻炼自己在紧急情况下保持冷静和自信的能力。目前，他也在参加"急诊护理"培训课程。白天，候诊室总是人满为患，中间还有救护车突然送来的患者。海科现在负责迅速评估患者病情（参考曼彻斯特急诊分类系统），然后根据颜色代码分配患者。他还必须与值班医生协商，通知必要的专家前来诊疗。

急诊科是公众关注的焦点，常常人满为患，而实际上这些患者本可以在门诊接受治疗。海科了解到，出现这一情况的原因在于许多患者和亲属都处于恐慌之中，因此他赞成对医疗服务进行全面重组。然而，患者经常在候诊时就已经出现问题了，尤其是老年人。于是，即使候诊房间狭小，海科也会想办法尽量安排亲属随时陪伴患者，并面带微笑地为他们递上一杯水，及时通知患者就诊。面对特殊情况，例如酗酒的患者大声喧哗，海科也会态度强硬地制止这样的行为。海科认为，急诊科需要"全能"的护理人员，一方面要有同理心，另一方面还能够极度冷静地迅速采取急救措施，挽救患者的生命。此外，在急诊这样的工作环境中，团队是宝贵的资源，每位成员都拥有团队归属感，他们之间的合作也是积极有效的。同时，领导层也会对团队成员表示关心和支持。

事例 2　肿瘤专科护理

萨比娜·罗特曼（Sabine Rothmann）是一名30岁的职业护士，她负责照顾本·维尔姆斯（Ben Wilms），一名32岁的工程师，他因白血病接受了干细胞移植和大剂量化疗。由于严重的免疫缺陷问题，维尔姆斯住进了隔离病房，所有进入房间的人都必须换上一次性隔离服。他的两条静脉通道全天候地接受输液和多种药物治疗，护理人员也借助监护设备对他的生命体征进行24小时不间断地密切观察。护士罗特曼女士几乎一直陪在他身边。他会不间断地出现腹泻、恶心、出汗、口腔黏膜破损、全身疼痛、失眠等不适症状。他的身体一直在抽搐，这使他疲惫不堪，情绪也十分沮丧。罗特曼女士从情感上支持他，为他带来小点心，分散他的注意力。在家属探视期间，她还贴心地照顾维尔姆斯的妻子和他四岁的儿子。

8.1.3 重症监护／新生儿科

重症监护室的护理人员在工作中可利用的资源有限，但他们却能很好地随机应变，并因此感到自豪。正如尼达尔（Nydahl）等人曾在2015年说："*用尽可能少的设备完成尽可能多的任务，我为此感到十分自豪！*"

不仅如此，在重症监护病房中，随时都可能发生意外，甚至出现危及生命的情况。另一句话也证实了这一点："*我为自己在高度复杂的紧急情况下很少惊慌失措而感到自豪。*"这不仅关乎护理技巧，还包括对患者及其亲属时刻的陪伴。因此，我们在这里谈论的不是重症医学科，而是重症护理。毕竟，我们是重症监护室得以"正常运转"的重要专业群体。正如第12章跨学科协作护理所述，在医疗体系中，所有职业群体都扮演着重要的角色，缺一不可，仅凭各自的一己之力无法为患者提供周全的护理。

工作日志3　新生儿科

少数人的生命

我叫阿斯特丽德·鲍曼（Astrid Baumann），今年40岁，是一名儿科护士。我在一家大型儿科医院的早产儿和新生儿重症监护病房工作。几年前，我完成了儿科及麻醉专科培训课程。我工作的病区有27个床位，团队里有100多名员工，可以为呼吸困难的儿童提供1对1护理服务。今天上午，我负责41号病房。那里躺着三个早产儿，都是剖宫产。我在病房外与夜班同事交接工作：三个宝宝都在保温箱里接受监护，他们都连接了静脉通路和喂食管。为了方便观察，他们都只穿着小尿布。

第1个宝宝：穆斯塔法（Mustafa）来这里已经三周了。他体重已从出生时的1350 g增加到了1720 g，但仍偏瘦。他可以自主呼吸，一天八餐奶都需要人工喂养。穆斯塔法是他母亲的第三个宝宝，她每天都会来陪他几个小时。当时由于他的母亲止不住的宫缩，他在32周时便早产。

第2个宝宝：穆罕默德（Mehmet），早产儿，第26周出生，已经在监护室生活了7周。出生时体重仅为325 g，如今已达到670 g。护理人员使用一种特殊的无创正压通气（NIPPV）辅助他呼吸，每天以母乳喂养12次，每次8 mL。他的肺部有问题，曾多次重新插管，也曾经历危急时刻，最终都被抢救回来。他两次从败血症中存活下来。穆罕默德是其家中的第一个宝宝，他的母亲因羊水感染住在医院里，也算是一直陪伴着他。

第3个宝宝：莱奥妮（Leonie），在34周时因母亲胎盘早剥而早产，目前需要呼吸机辅助生存。她的体重在一周内从1980 g增加到2040 g。她的右肺有气胸，被刺破感染，每天要接受八次人工喂养，其中一些口粮是她母亲泵出的奶。虽然家里还有一个四岁的弟弟需要照顾，但她母亲每天都来。

在了解宝宝们的总体情况后，我和同事在值班室进行交接。今天我还有一些额外的工作，我必须在完成护理任务的同时处理行政事务。晚班时有人因病缺勤，必须找人替班。病房还有同事突然申请使用苯巴比妥（一种镇静剂）。而且，产房有三位初产妇，我们需要与同事讨论如何分配工作。此外，有位新同事第一天入职，需要熟悉工作，还需要有人为他讲解转院、转运和紧急护理任务，并将辅助工作安排给他。

我每天都去41号病房照顾宝宝们。早上7点15分，穆斯塔法饿了，开始哭，我尝试用奶嘴喂奶，但他只喝了20 g，剩下的奶都是通过食管喂进去的。喂完奶，我又给他喂了药，并对其排泄物、肤色、呼吸、腹部进行评估并做了记录，又重新调整了呼吸机。所有的操作我都写了下来，而且每次操作后我都会仔细地给双手消毒。

穆罕默德需要休息，我会尽量少碰他。他的电解质不正常，病房医生要做血气分析（BGA），于是我用移液管在他的手指上采血，然后听诊他的肺部，并从肺部吸出一些黏稠的分泌物。我重新调整他的氧气、体温和血压监测探头，对于婴儿，电极必须经常更换，以避免褥疮产生。所有数值都稳定后，我给他换上纸尿裤，并调整好位置。我通过喂食管给他喂奶和喂药，然后检查输液速度并进行静脉注射。

我也为莱奥妮抽血，进行血液气体分析，然后我将其包裹好，检查她的体温、心率、皮肤、腹部和输液情况。查看她的气胸贴片，监测她在使用持续正压气道通气（CPAP）之后的呼吸情况，并为其更换面罩。莱奥妮可以离开保温箱一小会儿，在这期间我会轻轻抚摸她，和她小声说话——这对她的康复很有必要。在采取这些措施期间，她可以短暂地脱离呼吸机，但她的呼吸会变得困难和急促。在插管检查的过程中，她可能会呕吐。检查结束后我会增加保温箱内的光照，为她进行光疗。

我把所有护理操作都记录在文件里。工作期间，我总会接到穆罕默德父亲的电话，他非常担心穆罕默德。至此我的工作结束，我与医务人员进行了交接。

上午8点30分，病房主管问我是否出现了特殊情况，我向他解释了晚班护士缺勤的原因。随后，我再次给穆罕默德喂了8 mL奶，并测量了他的身体数值。一切正常，很快他便睡着了。

上午9点30分，我可以休息半小时吃个早饭，我和同事现在轮流照护6个小患者。上午10点，理疗师来到我负责的病房，用沃伊塔疗法（Vojta-Therapie）给3个宝宝做理疗。

穆斯塔法又在哭闹，显然他又饿了。在住院医生给他做完检查后，我给他喂了奶，裹上襁褓，然后让他上床睡觉。他笑着睡着了。

莱奥妮的母亲来做袋鼠式护理。袋鼠式护理是将宝宝放在父母的胸口上，彼此肌肤相贴，持续大约一个小时。宝宝戴着监护设备，身上盖着布，借此可以起到保暖作用。护理期间她们经常会睡着，为此，我们准备了专用的躺椅。由于早产儿的生命体征不稳定，袋鼠式护理需要在儿科医生的指导下进行。

莱奥妮的母亲非常害怕，我安抚她的情绪，帮她平静下来。她脱掉上衣后，我把她的小女儿放在她的胸前，并把宝宝的左肩抬高。其间，我给宝宝插管补充了营养液。两人都在休息，宝宝体内的氧含量也一切正常。

由于父母是家中唯一可以进入新生儿重症监护病房的人，因此我们会给予他们极大的关注。父母需要通力合作，一起承担照顾宝宝的任务，这对宝宝的康复至关重要。起初，新手父母往往不知所措，需要大量的支持和指导。我们会提供大量的信息资料，装满一整个文件袋。但他们仍会非常担忧自己照顾不好宝宝，会产生愧疚感。

与此同时，我把注意力转移到了穆罕默德身上，医生正在给他冲洗肠道，冲出了变色的粪便。他的腹部微微隆起，出现心动过缓的症状，血氧水平也有所下降，我立刻增加了他的氧气供应。不久后，他的母亲来了，也想给他做袋鼠式护理。我同意了，因为通过肌肤接触，宝宝们会平静很多。期间，我给穆罕默德插管喂食，母子俩都睡着了。快结束的时候，我和宝宝的母亲谈了谈，她想让我为她安排一次心理咨询，以便及早预防自己可能出现的心理问题。

由于工作安排有变，我今天必须亲自处理药房的订单，并派一名助手去取药。我负责照护的两个宝宝已经完成了初步治疗，都转入了普通早产儿病房。第三个宝宝 28 周大，预计下午 1 点入住我们的病房。为此，我们需要将另一个情况有所好转的宝宝转移，并与同事交接他的情况。

现在是中午 12 点 30 分，穆斯塔法又饿得哭了起来，我先给他喂奶。然后把穆罕默德抱回保温箱，给他喂了母乳。

莱奥妮也回到了保温箱，并开始进食。三个宝宝的生命体征都很稳定，一切都已记录在案。工作期间，我会接到各种电话，还需要补充各类器具，然后再去急忙记录宝宝们的疼痛情况。下午 1 点刚过，主治医生来查房，我们详细讨论了宝宝们的恢复情况。

从急诊室转来的宝宝到了，我早已为他安排好了床位，新的儿科护士也在同时接受指导。我在旁边帮忙设置保温箱，新生儿的状况在接受了表面活性剂治疗后稳定了下来，正在上呼吸机。

下午 1 点 45 分是交接班时间，包括与医生总体交接和下一位护理人员单独交接。之后，我负责打扫工区的卫生。忙碌的一天在下午 2 点 45 分结束，我感觉疲惫不堪。

我认为，从事这项工作最重要的能力有三点：敏锐的观察力——因为小宝宝什么都不会说，但他们的病情随时有可能恶化；细心和准确性；高度的同理心以及与父母沟通的能力。

今天晚上是"父母咖啡馆"时间，每个月我都会主持一次这样的会议，参会者都是仍在住院的早产儿的父母。会议上我会向他们讲解护理知识，但最重要的是家长之间的交流。对我来说，这也是一个让我了解宝宝们离开重症监护室后身体情况的机会。

助产士的职业自豪感

助产士通常比护理人员更加自信，因为她们的工作更加独立，有明确的任务。而且助产工作并非任何人都能胜任，所以他们的工作领域也十分清晰，不存在职责界限模糊的情况，竞争也很少。此外，助产士群体相对较小，但组织化程度很高。相比之下，护理行业群体庞大，杂乱无章。自 2019 年起，助产士必须接受大学教育。人们发现，助产士的言行举止总是充满自豪感，她们通常被视为"女强人"。她们备受推崇和尊重，或许是因为分娩过程存在着很多潜在危险，但新生命的诞生又让人联想到积极的一面。虽然德国社会关于高额责任保险的争论对助产士的声誉有些许损害，但在世界范围内，助产士仍受到高度认可。

工作日志 4　姑息治疗

姑息治疗病房的早班工作

47 岁的护士因萨·施耐德（Insa Schneider）介绍了她在姑息治疗病房的早班工作。多年前，她完成了肿瘤学和姑息治疗方面的进修课程，并获得了护理学专业学士学位。如今，她已是副护士长。

姑息治疗病房是姑息治疗中心的一部分，有七间单人病房和几间休息室，如公共大厅和阳光房。该中心还设有日间门诊、姑息治疗咨询、家庭姑息护理和姑息治疗培训办公室。姑息治疗旨在为绝症晚期患者提供全面护理。这就要求护理人员以患者症状为导向，提供创造性的、个性化的护理，并帮助解决患者心理上有关临终、死亡等的问题。

护理在姑息治疗的整体概念中占有特殊的地位，是患者及其亲属之间的桥梁。姑息治疗始终需要利用多学科知识，其宗旨是尊重患者，维护患者的尊严。将患者送入姑息治疗病房的原因通常是患者拥有难以控制的严重病症，且患者的亲属已经无法承担照护任务，需要专业人士护理，因此患者必须入院，至少是暂时入院治疗。与临终关怀不同，姑息治疗病房的目标始终是让患者出院，要么回到家中，要么转到养老院或其他机构。

早上6点，我和同事坐在医院的餐厅里，等待交接。我们在这段时间里一直负责照护相同的患者，且上班时间一致。58岁的埃尔曼（Ellmann）先生是一名会计，两天前我们从邻近的医院把他接了过来，就住在1号病房。三个月前，他发现自己患有转移性胰腺癌，并在几次中风后才被确诊。头部出血导致他身体严重受限，左侧肢体瘫痪、视野受限、存在语言障碍且吞咽困难，但他头脑清醒。

2号病房的阿勒斯（Ahlers）女士是一位81岁的老太太，她的面部肿瘤从下唇开始扩散，已经贯穿了左脸颊，揭开纱布可以从外面看到牙齿和下颌骨。她的伤口有大量分泌物，如果唾液流出来便会加剧伤口的溃烂。她身上还有一股很浓的异味。在家人和一名护理人员的帮助下，阿勒斯女士仍然独自生活在家中。她和丈夫曾经开过一家药店，在镇上很有名气。她的丈夫多年前就去世了，她的儿子们会每天傍晚轮流来看望她。她行动越来越不便，无法再独立出门，这让她很痛苦。最近一段时间，她变得越来越不能动弹，几乎吃不下任何东西，所以几天前，我们把她接了过来。目前，我们通过肠外导管为她注射营养，她还能喝少量的水，而且还能站立，但是站不稳。阿勒斯女士在夜间疼痛加剧，同事给她在皮下注射了吗啡之后就没那么疼了。我们陪她上了几次厕所，她一整晚只能断断续续地睡觉。

我的第三位患者是3号病房的魏斯（Weiss）先生，65岁。

周末在家时，他突然呼吸困难，不适症状明显加重，因此匆忙从家赶来住院。这是魏斯先生第三次来到我们这里，每次都是因为呼吸困难。他的妻子也十分担心，但是到目前为止，两人都不曾接受居家护理服务。从去年年中开始，魏斯先生的双侧支气管都出现了癌变，无法通过手术治疗，同时还患有慢性阻塞性肺疾病（COPD），这使他的呼吸状况更加复杂。多年前，他曾因直肠癌做过手术，出院后他一直自己清洁人工肛门。魏斯先生整夜辗转难眠，需要多次用药才能缓解呼吸困难的症状，稍微平静下来。魏斯先生身上有一个输液管和一根留置导管。在进入病房之前，我仔细查看了患者的护理记录，了解了昨天下午发生的事情，检查了药片，为魏斯先生准备好要服用的滴剂和抗生素。

这里的所有患者都接受着各种药物治疗。姑息治疗的目的是最大限度地减少患者的不适感，使他们能够保持清醒，暂时从疼痛中解脱出来。在姑息治疗的过程中，控制疼痛尤为重要，因此我们会根据个体情况将多种镇痛药进行组合。此外，由于阿片类药物会导致便秘，所以我们也会定期给患者服用少量泻药。

每天我都会看望每位患者，看看我能为他们做些什么。阿勒斯女士想再休息一会儿。魏斯先生已经睡着了，所以我把药片放下，小心翼翼地给他输上抗生素，然后就离开了病房。埃尔曼先生已经醒了，他表示愿意接受护理。于是，我和同事确定了护理任务和护理方式。但他想先洗个澡，因为他生病前每天都会洗澡。对埃尔曼先生的护理进程非常顺利，效果也很好，因为我逐渐知道了适合埃尔曼先生的护理方式和护理方案。比如他总是需要一些时间才能理解我说的话。而且在护理时要时刻注意他长期插着的导尿管。

埃尔曼先生告诉我，他和妻子有一个女儿，不久前他还在做着税务顾问的工作。不过现在，他的办公室已经转交给一位可靠的人，他也妥善地解决了家庭经济来源的问题。他一直坚持锻炼，从未生过病。做完身体护理后，我让埃尔曼先生坐在沙发上，并为他准备了早餐。我把早餐放在他面前，让他看得一清二楚，并再次向他讲解所有餐食的位置，然后把呼叫铃也放在他伸手可及的地方。我观察了一会儿，看他是否能自主进食。看到一切顺利，我便放心地离开了他的病房。

现在是上午8点45分，早会时间。护理人员都从各个区域赶来，简要讨论今天的工作安排并报告昨夜晚班的情况。我们的主治医生和住院医生也在场。

魏斯先生醒了，呼吸非常急促，我迅速给他在舌下含服了一片镇静药物，并在皮下注射了吗啡。我坐在他床边，将他置于一个有助于呼吸的姿势，然后开始轻柔地按摩他的背部。魏斯先生能够很好地放松并配合，呼吸也变得平稳了。于是，我把呼叫铃放在患者能够碰到的地方，再次离开房间，门也虚掩着。

阿勒斯女士的敷料已经完全湿透，急需更换。更换敷料需要技巧，因为面部和口腔是非常敏感的区域，稍有不慎就会很疼。通常我都戴着口罩更换敷料，首先是因为伤口的气味非常难闻，其次是为了保护自己和患者，避免通过呼吸传播病菌。这样阿勒斯女士并不能完全看到我的脸。

一切都在按计划进行，我重新为阿勒斯女士的伤口敷上敷料。通过定期使用甲硝唑冲洗伤口，难闻的气味已经消除了大半。之后，我和阿勒斯女士一起去了卫生间，为她进行身体护理。而后，她回到床上，不想吃东西也不想喝水。但静脉输液可以确保她能得到充足的水分和热量供应。现在她也不喊疼了。

与此同时，埃尔曼女士像往常一样来到了医院，她很高兴看到她的丈夫能坐在椅子上吃早餐。于是她坐到埃尔曼先生身边，陪他一起吃。随后，医生也开始查房。在我们医院，医生通常会独自探望患者，这种做法有助于医患之间进行更加深入的交谈。不过，查房之后护理人员和医生之间还会相互交流。

到早餐时间了！

1号病房的呼叫铃响了，埃尔曼女士非常不安，因为她的丈夫已经没有任何反应，他的眼睛往上翻，右臂不停抖动。我立即按下紧急呼叫按钮，请同事找来医生，并为我准备好地西泮注射液。我留在埃尔曼先生的病房里，试图平复埃尔曼女士的紧张情绪。幸运的是，埃尔曼先生上次抽血时还有一个留置针，所以在得到医生的同意后，我开始给他输液，一段时间后埃尔曼先生的症状迅速消退。我和我的同事小心地将他放回床上，让他侧卧。他很快就睡着了，他的妻子坐在床边握着他的手。我把呼叫铃交给埃尔曼女士，告诉她如果埃尔曼先生再次抽搐就按铃。离开病房的时候，我敞开了房门。

随后我们来到魏斯先生的病房，他仍然有些呼吸困难，目前我们不需要帮他清洁身体，只需要为其更换造口袋。之前，他一直都是自己换，如今由我来做这项工作给他带来了不小的压力，他的呼吸再次变得急促。护理团队紧急出动，首先帮他恢复平稳呼吸，然后我喂他吃了药。等过段时间再小心地为他更换造口袋。

在此期间，我们的志愿者同事安娜也来了，她曾是一名幼儿园教师，每周二她都会来收集下一周的午餐食谱。她是我们强有力的后盾，因为每周二中午的专业会议上，都是她在照顾我们。此外，她还为患者提供帮助，我们可以百分之百地信任她，如果遇到她实在搞不定的问题时，她才会求助我们。

会议开始前，我去了埃尔曼先生的病房。他还在熟睡，我稍微改变了一下他的体位，以免出现压疮。然后我和他的妻子聊了一会儿，安抚她的情绪，又给埃尔曼先生输液。这是医生嘱咐的，因为他现在什么都不能喝。阿勒斯女士又睡着了。我在本子上记录了我的护理措施和用药情况，又检查了药品库存，撰写了护理报告。另外，我还需要执行一些医嘱工作，例如：为患者换药、做登记等。

会议于下午1点开始，所有参与患者护理的专业人员都会出席，包括心理学家、牧师（新教徒和天主教徒）、社会服务人员、理疗师、医生和护理人员。这样做是为了从多学科视角观察患者，以便全面了解患者的病情，进而确定共同的治疗目标。会议通常由一名专业人员主持，今天是我那位值晚班的同事负责。她简要介绍了每位患者的基本情况，然后由每位接触过患者的人从各自的专业角度简要分析其病情。最后，主持人整合所有信息，并提炼出一个共同目标。

今天，我最关心的问题是如何缓解魏斯先生的痛苦和他焦躁不安的情绪。我们团队最终决定与魏斯先生及其妻子讨论采取姑息镇静疗法。姑息镇静疗法的目的是通过使用镇静药物，让患者意识减退，以此减轻痛苦。通常我们会将咪达唑仑和吗啡两类药物混合使用，并持续给药。但前提是我们必须征得患者或其亲属的同意。

关于阿勒斯女士进一步的护理方案，我们一致认为，由于她的伤口需要每天多次换药，护理工作非常繁重，基础的家庭护理无法承担起这一重任。所以，我们将与她和她的家人沟通，建议他们入住安宁养老院，并请社会服务部的工作人员将她的情况记录在案。

　　而对于埃尔曼先生的病情，目前的护理重点是先稳定他的状态，并使用抗痉挛药物进行调整。此外，我们始终非常关注埃尔曼先生家人的状况，因为埃尔曼先生确诊的时日不长，家人对他患癌的事都感到非常震惊，甚至难以接受。因此我们找了心理治疗师为他的家人做心理疏导，希望他们能平和且积极地对待如今的状况。

　　会议就此结束，我这一阶段的护理工作也画上了句号。

　　上述工作日志充分展现了护理职业的多样化和挑战性。除了直接接触患者的护理工作，护理人员也可以有别样的发展路径。从病房主管到护士长，再到护理主任，每一层级对护理人员的专业素质要求都不尽相同。这些层级面临着更广泛的管理任务。无论是否拥有学位证明，护理人员都可以通过这些途径晋升，直至管理一家拥有 2000 名员工的护理机构！

8.2　其他的护理工作场所

　　20 世纪 80 年代以前，大多数护理人员都在医院工作。我（安格莉卡·策格林）还清楚地记得，当我们在护士学校首次介绍居家护理服务时，学员们都大吃一惊。那时，照顾老人更多的是一种社会护理工作，身体健康的老人会在养老院安度晚年。如今，这种情况已经完全改变了，任何涉及护理的工作都需要专业的护理知识。因为许多老人患有多种慢性疾病，他们长期生活在病痛中。因此，除去居家和住院这两种常见的护理方式，老年护理的工作领域和方式也变得十分多样化。

8.2.1　老年照护 / 长期照护

　　我们想为老年护理工作正名。因为在这个职业领域中，由于"医生缺位"，只有最优秀的人才能从事这项工作！为什么呢？因为进入老年时期后，我们的生活经历和个性都已经变得十分不同。我们像背着背包一样，带着过去的经历生活着。作为护理人员，这就需要我们培养出敏锐的态度，在面对不同的老人时采取不同的照护方式，绝不能以一成不变的方式对待每一位老人。毕竟，养老院并非医院，他们需要在养老院里长久地生活。此外，老年护理意味着在人们生命的最后阶段提供陪伴和关怀，因此，临终关怀在养老院中也随处可见。

每个人都在总结自己的一生，而这需要一位聪明而温暖的人陪伴自己，帮助自己，这样的人能够真正将护理对象看成独立的个体，能够切实地了解他们的文化和生活背景。更进一步说，许多老年人很晚才进入养老院，他们通常患有多重疾病，照护他们需要具备大量的医疗和护理专业知识。从事老年护理的护理人员肩负着重大责任，他们必须敏锐地察觉到护理对象健康状况的变化，并有理有据地制订护理方案。可惜的是，受过培训的老年护理人员们与老人们的接触越来越少，他们更多地忙于组织和记录等工作任务。实际上，这些任务无法体现他们的价值，并不能让他们感到满足。

8.2.2　居家护理

在居家护理领域，以往的护理工作分类方法已然过时。在这里，各种疾病和问题五花八门，即使在养老院，老人们也患有各种疾病。而且，不同工作场所中的工作方式是不同的，比如耳鼻喉科病房的程序与认知障碍患者居住社区或神经科病房的程序不同，但正是这种多样性构成了护理工作领域的丰富性。德国约有三百万人在家中接受护理。如今，人们对合格护理服务的需求正在大幅增长。有时，专业护理人员是患者与"外部世界"的唯一联系，尤其对于独居的人来说，护理人员就是他们的"整个世界"。由此可见，专业人员的责任是多么重大。许多患者身患多种疾病，需要服用大量药物。他们很少见到医生，有时甚至没有亲属前来探望。因此，他们试图自己先独立完成一些护理操作，以便节省出时间与唯一能见到的护理人员多交谈五分钟（Schwan，2019）。居家护理的工作内容非常繁杂，护理人员不仅要关注患者的疾病，还要兼顾患者家属的各种"问题"。例如，如果家属不理解糖尿病患者为什么需要特殊饮食，那么开展护理科普工作的对象就必须从患者转移到家属身上。

事例3　居家护理

47岁的老年护理人员格尔达·米尔曼（Gerda Mühlmann）在八小时的轮班时间里，去慕尼黑东部看望了十位需要护理的患者。上午9点30分左右，她到达第五位患者施米特（Schmitt）女士的家中，施米特女士是一位90岁的老太太，曾是一名验光师。她不想住进养老院，目前一直独居，精神状况良好。米尔曼和她的几个同事是施米特女士居家护理的负责人。施米特女士身患多种疾病，好在她的孙子就住在附近，会每天来看望她。她经常与人电话聊天，尤其是会与住得很远的家人们保持联系，而他们也会每隔一段时间就来看望她；除此之外，施米特女士的街坊邻居或教会成员偶尔也会来探望她。到用餐时间，会有专门的人来给施米特女士送饭，一天四次，已持续十年。

米尔曼需要全面关注施米特女士的身体情况：比如，施米特女士主要有心脏功能不全、呼吸困难和皮肤发青的问题。每天早上，米尔曼会用一台专门购买的坐式秤为她称体重，然后根据情况准备或调整药物，比如利尿剂和洋地黄。除此之外，施米特女士每天还得吃八种其他的药片，有时还得用马库玛和止痛药膏来缓解她的关节疼痛。因此，她常常受便秘的困扰。米尔曼会测量各种数值，并经常和施米特女士的家庭医生打电话交流。

施米特女士的腿部水肿很严重，她需要严格限制饮食，特别是控制饮水量。她可以自己在家里慢慢地走动，但需要靠工具辅助。她可以独自上厕所，有时也会使用助行器。她还有膀胱输尿管反流的症状，需要经常检查。公寓里到处都安装了扶手，还有许多辅助工具可供施米特女士使用，比如浴缸升降机。每周米尔曼会帮助施米特女士洗两次澡，包括洗头。每天都要帮她穿脱压力袜，早上还要帮她穿上矫正鞋。施米特女士喜欢阅读，所以日常还会使用眼镜和助听器。这位老太太喜欢回忆，她习惯把一切都记下来，有些还用便签贴在相册里。多年来，米尔曼女士和施米特女士建立了良好的关系，他们都很期待与彼此相处和交流。

关于医院里重症监护和新生儿通气的相关内容上文已经有所介绍（请参阅**第8.1.3节**）。但我们希望您了解，护理并非只存在于医院里。下面是一个有关居家儿童护理的事例介绍。

事例4 家庭机械通气

迈克·施兰特（Maike Schrandt）是一名45岁的儿科护士，每天工作八个小时，负责照顾一个11岁的库尔德女孩。这个女孩患有肌萎缩侧索硬化（渐冻症），这种疾病会导致肌肉逐渐萎缩，女孩需要在家用呼吸机辅助通气。她来自一个移民家庭，家中还有另外两个孩子，一个六岁，一个九岁。女孩儿的母亲德语不好，父亲失业了并且患有抑郁症，因此，她的母亲时常感到力不从心。施兰特女士帮这个家庭准备手续，提交失业申请，帮女孩照顾她的两个兄弟姐妹，辅导家庭作业，还在其他方面提供各种援助，并多次同女孩的家人交流谈话。施兰特女士还订购了各种辅助设备和呼吸器设备，代替女孩的家人与医生、言语治疗师和物理治疗师等专业人士沟通，并且与药房保持联系，帮忙订购药物。她为女孩的整个家庭提供了全面的服务。

德国医保只能报销少数儿童护理方面的费用：如体征监测、伤口换药、气管造口护理、给药以及更换导管。这种由德国《社会法典》规定的报销界限显然是荒谬的，比如换尿布被认为是"基础护理措施"，但却不纳入医疗保险范畴内，费用必须由孩子的父母承担。儿童重症护理机构与护理保险公司之间没有签订任何合同，这再次说明了目前护理服务只由法律法规决定，存在很多漏洞和不合理之处。

8.2.3 私人护理

"60岁以上"人群的特点是更加关注个人需求和娱乐。其中一部分人拥有可观的财富累积，并且更愿意将其用于个人消费，而不是像他们的父母和祖父母那样将财富留给下一代。因此，未来自付护理费用的人员比例将进一步增加。对于高档私人护理和额外服务的需求也会持续增长，这将形成一个新的市场。未来，拥有优秀专业能力，尤其是那些通过学术途径获得专业能力的人，将首先在护理领域的竞争中占据一席之地。

然而，并不是所有60岁以上的人都非富即贵，我们不能忽略数以百万计的普通退休人员，他们也需要得到优质的护理。如今，越来越多有护理需求的老年人选择前往东欧寻找养老院，但这些地方的养老院质量往往参差不齐。只有极少数人能够负担得起泰国或西班牙等地的高档养老社区，享受高质量的护理服务。

事例5　私人护理

安娜·莱曼（Anna Lehmann），42岁，六年前开始照顾一位企业家的遗孀斯托克（Stock）女士。斯托克女士年纪稍长，较为富有。一次事故导致她下肢瘫痪，自此，她的出行都需要依赖轮椅。安娜不仅是她的护理员，也是她的陪伴者，两人相处融洽，且住在同一栋房子里。安娜的收入比她在医院当护士长时多20%。离开医院后，她曾多次在苏格兰、挪威等海外国家工作。她建议所有护理人员在国外工作一段时间，会有许多不一样的体验和收获。后来她在报纸上看到了私人护理的广告，并应聘成功。她将斯托克女士照顾得很好，工作闲暇之余，她会去纽约、加勒比海、以色列或其他地方旅行。她们双方都很满意这样的状态。

9 进修与继续教育

在开设专业的护理学位课程之前，护理领域已经出现了一个非常活跃的进修与继续教育市场。通常，短期或全天的培训课程会让学员对进一步的培训或学习产生初步兴趣。**表**9-1 清楚地说明了进修与继续教育的区别。

表 9-1 职业资格比较

培训	进修	继续教育
获得特定的职业资格	深化、更新知识，使现有职业资格达到最新水平	系统性地恢复职业学习，获取个人职业领域中更深入的专业知识
职业证书、资格考试、护理学士学位等	职业能力证明、进修证明	个人职业营销的重要组成部分； 国家认可
	根据不同国家的法律规定，雇员有权申请教育假期去进修	

我们建议您积极参加公司的内部进修活动，或要求雇主提供此类机会。继续教育往往可以帮助您开启全新的职业道路。除医院的管理部门外，无数新兴的专业领域也备受护理人员关注。近几十年来，许多护理人员都参加了传统的继续教育培训（通常为期两年），内容涉及精神病学、老年精神病学、肿瘤学、新生儿学、重症监护等。这些培训对于将专业知识投入工作实践仍具有十分重要的意义。除此之外，还有许多其他资格证书也十分热门，例如有关实践指导、动作感知学、造口和伤口治疗、Bobath 疗法、基础刺激、内窥镜技术的证书，或是疼痛专家、卫生专员和急救护理人员的专业认定。多年来，德国医院协会（DKG）的认可一直被视为完成继续教育的"荣誉"。然而，医院在决定继续教育的内容时，可能会优先考虑自己的利益，而不是兼顾全行业内所有医护人员的需求。随着护理协会的参与，预计将会有更加平衡和全面的继续教育政策出台。

作者短评——格尔曼·奎恩海姆

　　通过参加继续教育课程和学习护理教育学，我在20世纪90年代初开始将基础刺激等方法引入我们的护理培训。我在课上传授了与基础刺激有关的知识，并带着学生们进行了大量的实践练习。几个课时后，我要求学生将所学应用到他们的护理工作中。我还记得一位19岁的护理专业学生在实践期间写的一份报告，在报告中他讲述了自己在居家护理中首次尝试了一种特殊的全身清洁方法。他在清洁过程中播放了患者喜爱的音乐，用了他喜欢的精油，并采取了特殊的交流方式和特殊的清洁手法。第二天，当他和护理人员再次来到患者家时，患者的妻子已经兴奋地站在门口问他们："昨天你们做了什么护理？我的丈夫从来没有像昨天一样主动地参与家里的事情。"

　　在继续教育市场上，有数百个小型主题可供选择：跨文化疼痛管理、危机处理、权益维护、识别和避免操控型沟通、日常护理中的权利和责任、伦理冲突、文化敏感性、计算机技能、项目管理以及许多有关伤口护理、引流管护理、肢体固定、床边交接等主题内容。通过不断接受继续教育和进行实践，护理人员不仅能够在专业知识方面取得惊人进步，其工作能力也可以得到显著提升。

任务17

　　请查阅您所在地区的进修政策，比较提供这些项目的机构。然后请您思考：哪些培训主题和内容特别常见？哪些不常见？您对哪些培训内容感兴趣？费用是多少？

10　重新认识护理

世界正在重新认识护理职业。如今，在许多社会领域，有护理需求的人数不断增加。很明显，护理专业知识至关重要。目前，护理人员的工作场所包括各大养老院或养老社区、护理机构、保险公司／医疗保险机构、居家护理／医疗器械销售公司、旅游业、出版社／媒体行业、案例管理部门、各种咨询机构（如消费者咨询或认知障碍咨询）、呼叫中心等。许多医院和福利组织设立了护理决策部门，市政府和州政府也需要护理专家，甚至在部委中也有受过护理培训的人员工作。

护理专家编制司法鉴定报告，参与软件开发，在基金会、研究机构任职，或担任高校教师，支持护理行业的国际化发展，甚至在紧急情况下也能发挥其作用。在护理协会的发展过程中，也离不开一线护理人员的参与。

10.1　处于转型期的护理

在德国的医学领域，医学生都需要先经过共同的基础培训，然后再进入不同的分支领域深造。而在德国的护理领域，目前尚未实现类似的发展模式。近年来，护理需求变得越来越多样化，每位患者的护理需求都不尽相同。对此，许多国家已经及时作出了响应，为护理人员提供了更多的教育和就业机会——尤其体现在攻读硕士及以上学位上。因为几十年来，国际上许多国家的护理教育都还仅仅停留在学士学位水平，没有进一步发展。然而，值得一提的是，迄今为止，德国非学术的职业教育机会是全球范围内独一无二的。许多国家根本没有传统的职业培训制度，那些拥有职业理想的人只有通过上大学这一条路才能进入目标行业，否则只能从事临时性工作。

为确保护理人员能够持续性地为患者提供优质护理，我们必须将新知识引入护理领域。因此，在德国，继续教育领域里确立了越来越多像乳腺护理师、心衰护理师这样的专业化岗位。然而，在这些迫切需要护理人员的领域中创造持久的就业岗位仍然很困难。尽管过去几年有许多双元课堂和本科课程，但本科学生的基础太过薄弱，无法适应硕士学位课程的难度。因此，从业者只能暂时通过继续教育获得这些新的职业资格。

10.2 国内外的护理学术化发展

在国际范围内，高学术化水平已成为确保护理安全和质量的必要条件之一，护理职业也早已在初级卫生保健领域占据着一席之地。但德国仍在一定程度上对护理领域的学术化发展持保留态度，始终未能对医疗保健领域内的职责进行重新划分（Weidner，2019）。在美国，护理教育从一开始就被确立为一种学位教育，而且由于没有双元制职业培训，学生们并没有其他的培训方式可选。因此，护理职业培训的形式就是早期的高等教育。直到很久以后，美国才开始对护理专业进行专业化细分，如分成**执业护士**（Nurse Practitioner，NP）和**临床专科护士**（Clinical Nurse Specialist，CNS）这两个发展类型。在美国，每 10 万人中约有 40 名执业护士从事着医疗工作，他们主要负责农村地区的医疗工作，如伤口处理和药物管理，并负责决定是否需要将患者转诊给医生。执业护士的数量约占执业医生的五分之一。在荷兰、加拿大、澳大利亚、新西兰和爱尔兰，执业护士也从事医疗工作（Maier等人，2016）。他们在卫生保健领域承担着广泛的职责，甚至有能力取代执业医生。大量国际研究表明，与医生相比，由护理人员主导的初级护理对患者治疗满意度、住院率甚至在某些研究中的死亡率方面都产生了更积极的影响（Laurant 等人，2018）。

在国外，医生、消防员、警察等其他职业也会在公共场合表达他们的职业自豪感（图10-1）。

在上述职业群体中，几乎没有人否定自己的专业——这一点与德国护理界形成鲜明对比。德国护理界很少有人表现出职业自豪感。多年来，英美国家一系列以"护理人员的职业自豪感"为题的宣传活动向英美民众展示了护理专家在治疗慢性疾病患者方面的优异表现已然超过了其他职业。当地的护理人员会穿着带有自豪标语的毛衣或T恤，以展示他们优秀的专业能力（图10-2）。

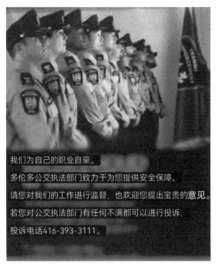

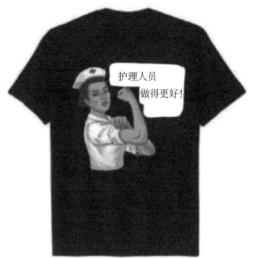

图 10-1　来自加拿大多伦多自豪的警察　　图 10-2　T恤：护理人员做得更好！
（照片：格尔曼·奎恩海姆）　　　　　（照片：Amazon.de）

　　而临床专科护士只有约 20% 的工作时间在从事患者咨询和培训工作，另外 80% 的时间，他们都在指导自己的同事，并在病床前进行实际的护理和医疗工作。在中欧地区，护理专业硕士毕业生的就业工作才刚刚起步。我们距离英美护理行业的发展还有很大差距。在英国，出现了许多"护理专科门诊"，即针对糖尿病、风湿病、认知障碍等特定疾病的门诊治疗中心，由护理人员出诊。在一些国家，护理人员可以全权负责整个**卫生保健中心**的运转，他们会根据每位患者的实际情况提供不同的服务内容。

　　长期以来，家庭医生一直扮演着这样的角色，而如今护理人员承担了这些任务。这也确保了患者在康复期间能够一直由相同的专业人员照顾。在涉及医学治疗内容时，与专科医生的协调工作则由执业护士负责。在 20 世纪 90 年代，**高级护理实践（ANP）**作为以上两种资格类型的总称出现，并一直沿用至今。高级护理实践描述了**高级执业护士（APN）**的能力和技能：他们拥有深厚的专业知识，相比于其他护理人员，可以完成更多的临床护理任务。他们在硕士课程中获得了多个护理分支领域的学术知识与实践经验，在工作中承担了以前由医生负责的任务，并且能够独立进行工作。在英国，高级执业护士拥有决定是否收治患者、让患者出院和转诊的权利，此外，他们的职责还包括检查患者身体、病史收集、诊断和制订护理计划、提供咨询服务、为患者进行健康科普工作以及部分疾病管理，例如为慢性病患者提供治疗计划。

家庭护士、社区护士、学校护士

我们认为上述三类岗位应该引进德国。在过去的 15 年里，业内已经就此开展了一些活动和融资，其中就包括罗伯特·博世基金会的支持。

第一类是**家庭护士**（Familiy-Health-Nurse）。已经有一些家庭护士接受了进一步的培训。除了居家护理人员稀缺，德国目前还迫切需要家庭护士这一职业角色（Wagner, Schnepp, 2010）。由于缺少学术层面的支持，对这一岗位的培训主要放在继续教育领域。多个教育机构参与其中，进行了课程开发、评估和培训网络建设。但令人遗憾的是，这个重要的岗位至今没有普及。其中存在多方面原因，但主要还是由于护理各领域过于分裂以及非专业人士对护理行业的控制。在过去几年里，上述问题已经影响到了护理行业的整体专业水平。

第二类是**社区护士**（CHN），第三类是**学校护士**（School Nurse）。这两类岗位被视为护理领域的新兴职业，也应该在德国得到推广。目前，有三所德国大学正在设置类似于培养初级护理专家的硕士课程。初级护理指的是护理人员不仅能辅助医生工作，还可以独立为患者看诊。在国际上，此岗位需要护理人员具备硕士学位。通常在工作中，医生没有足够的时间和专业知识来区分成百上千种尿失禁药物，或辨别必需的身体护理、造口和伤口护理产品之间的差异，但需要有人能根据患者的具体症状从众多器具里为患者选择合适的产品，如护理辅助设备、助行器、轮椅、立式桌、升降机和护理床等，并开具正确的专业处方。这时，专业护理人员的价值就彰显出来了。可以明确的是，未来将会有更多的跨学科团队，其中就包括此类护理专家，他们可以帮助日益年迈、病重且孤独的患者解决康复过程中的各种复杂问题。

社区健康服务指的是为不同群体提供卫生保健服务。这些群体内部都各自拥有一些共同特征，如相同的工作、相同的社交空间、相同的政治或社会团体等。目前，维滕大学、法伦达尔大学和慕尼黑天主教基金会大学正在罗伯特·博世基金会的支持下开发社区护士的课程，并计划在不久后正式将其推出。

而在国际上，跨行业建立的综合卫生中心已经取得了成功，其中就包括社区护士这一岗位。在芬兰，社区护士在卫生中心内独立筛查和评估病例，并为患者安排检查、接种疫苗、处理感染和伤口、治疗慢性疾病。当然，在适当的资质条件下，他们可以独立开具一定的药物处方（Marks，2019）。对芬兰人来说，医疗保健是免费的，由税金资助，他们没有医疗保险和家庭医生诊所。在芬兰，初级卫生保健可以为所有人提供服务：从新生儿到老年人。在每个生命阶段，芬兰人都有一名护理人员为其提供服务，在部分地区，一个大型卫生中心可以为多达 5 万名公民提供服务。因此，这些中心就好比是较小的医院或日间诊所。这样一来，人们可以更轻松地获得医疗服务（Marks，2019）。芬兰的医疗费用占国内生产总值（GDP）的 8%~9%，相比其他欧盟国家的平均支出更低。而且，芬兰的医疗保健质量被认为是欧盟国家中较好的，甚至是最好的。反观德国，其医疗费用占GDP 的 11.5%，但医疗保健质量只是中等水平（Marks，2019）。

社区护士是国际跨行业卫生保健团队的一部分，他们确保了患者护理的协调性和连续性。德国卫生保健专家委员会（Sachverständigenrat für das Gesundheitswesen）每隔几年会发布一次关于卫生保健领域发展的详细报告，并且一直关注着护理行业的发展。这些文件非常值得我们关注。该专家委员会认为护理能够预防疾病和促进国民健康，其潜力应该得到更充分的利用。他们建议在各地建立卫生中心，以便提供初级和长期护理，并不断加强对弱势群体的初级预防（来源：德国卫生保健专家委员会（SVR），2007）。在不久的将来，在德国大学也有可能开设相关课程。

学校护士（School Nurse）：

年幼的患者不仅可以在医院得到护理，在一些国家，学生在校内就能接受护理。在德国，高达 30% 的儿童患有慢性疾病。学校护士的工作范围涵盖了许多方面，例如解决营养不良或肥胖问题、伤口冷敷、缓解腹痛、清理虱子和寄生虫，也包括给学生注射胰岛素和治疗肠道疾病。他们甚至还需要在学生上课期间为其提供药物。他们会帮助学生父母填写事故调查表，对校内发生的事故进行评估，例如判断使用冰袋是否足以缓解脚部肿胀或者是否需要就医。学校护士与学生建立了亲密的护患关系，经常帮助学生处理头部的伤口，还有在紧急情况下为其提供紧急援助（Deckelmann 等人，2018）。在芬兰、波兰、挪威和美国等国家，学校护士已经在学校工作多年，他们深受学生和老师的信任，除了处理学生轻微的外伤以外，校领导也支持他们帮助解决教育或校园霸凌等问题。在《哈利·波特》系列小说中，霍格沃茨魔法学校的波比·庞弗雷女士（Madam Poppy Pomfrey）就扮演这样的角色。

目前，出于学校想要照顾有特殊需求的学生等多种原因，德语国家的学校里非常需要学校护士。研究发现，到目前为止，学校的行政人员一直在提供护理援助。黑森州和勃兰登堡州多年来举办了无数会议，讨论、出台相关政策，推行试点项目，才逐渐创造出学校护士这个岗位。而且只有经验丰富且接受过专业培训的护理人员能够胜任这个工作，虽然他们并不一定有学士学位。因为德国大部分护理专业的学生在参加学校护士的培训时还没毕业。对于这一岗位的设立，学校心理咨询师、社会工作者和政府部门之间存在争议，还有一些医生试图阻碍这个项目推行，他们指出校园护理并未被列入医疗体系的预算中。然而，最新的研究结果表明，这个岗位可以激发年轻人对护理行业的兴趣，甚至成为他们的职业榜样。

任务 18

　　请您研究德国家庭健康护理的发展情况，了解其他国家家庭护士的护理任务。

10.3 未来技术

如今在荷兰的居家护理中，每位护理人员都配备了一台平板电脑，她们不必在纸上写下冗长的句子，而是用平板电脑来进行勾选标记。医生们可以查阅这些数据，护理人员也可以在一种类似脸书（Facebook）的内部平台上发布问题并相互讨论。德语国家正在讨论开发类似的项目。但是，未来技术将如何改变护理工作呢？智能系统或机器人是否会有职业自豪感呢？正如我们在第一章中所描述的，很多人在接受护理的时候会感到尴尬，而运用科技便可以减少护理对象产生此类情绪的可能，因为它们不是人类。

作者短评——格尔曼·奎恩海姆

我想在下文重点介绍几项技术的发展。因为它们将在未来改善护理对象的生活，并为护理行业带来新的就业机会。尤其是对未来技术情有独钟的年轻护理人员，更应该参与到这一发展中来。

针对"护理技术"这一话题，我们两位作者有着不同的观点。安格莉卡·策格林认为这类似乌托邦的设想有些可怕[观点出自她的论述"美丽新世界"（请参阅第20章）]。然而我认为，尽管目前仍存在种种限制，但我们应从更积极的角度看待这种技术的潜力。事实可能介于这两种想象之间。

10.3.1　人工智能

在培训、进修或继续教育中，人工智能和机器人等新技术几乎没有起到重要作用。

人工智能是指模拟人脑的机器反馈神经网络，分为强人工智能和弱人工智能。**弱**人工智能指的是应用性的语言或图像识别，而**强**人工智能在各个领域都能自主学习并通过**深度学习**进行优化（Lenzen，2019）。由此人们推测出，在人工智能的影响下，放射学将发生彻底变革，包括放射科和实验室的大规模裁员。并且拥有自学能力的计算机系统有时在诊断方面比一些放射科医师更准确，因为计算机能够利用数百万张 X 射线照片以及实验室参数和其他信息进行综合诊断，这在某些情况下非常有优势。与此同时，放射科医师对其职业领域的这种变化也深感担忧，但他们能阻止这一发展吗？

10.3.2　远程护理

远程护理是指通过远程系统监测护理对象并为其提供帮助。在北欧国家，远程护理替代了上门服务，可以省去护理人员长途跋涉的辛苦。患者及其家属可以与护理专家进行电话、视频沟通和在线交流，通过摄像头展示护理对象的身体状况。

10.3.3 机器人

护理的数字化通常让人联想到"护理机器人"。这些机器人可以分为用于运输物品的辅助机器人和用于互动、建立交际关系的情感机器人。辅助机器人可以减轻护理人员的体力消耗，从而改善其工作条件。在这方面减轻负担后，护理人员可以将更多时间用于向护理对象提供情感支持。因此，那些做过腰椎间盘手术或患有其他腰部问题导致身体状况一般的护理人员也可以在护理机器人的辅助下继续从事护理工作。在专业护理工作中，案例分析能力、洞察力和同理心扮演着重要角色（Weidner，2019）。因此，我们护理人员要关注这些新技术的发展，利用好它们，与其一同塑造未来护理的新模式。

然而，如果未来的人工智能能够检测到患者是否摔倒、是否需要在床上或椅子上移动、何时会失禁、何时需要喝水或是否在房间中迷失方向，那么就可能会存在以下风险：机构裁减护理人员，因为只有最必要、最严重的"关乎死亡的护理任务"才会由护理人员承担。然而，这并不是机构的错。关键问题是，公众愿意为"优质"护理支付多少费用，我们如何理解"优质"护理。最理想的情况是，我们可以针对未来的护理服务规划一个愿景（Meißner，2019）。这样的愿景将指导未来技术的发展。因为护理不仅仅是类似喂水这样的行为本身，还包括在做出这个行为时的情感陪伴。我们要记住：护理是一种互动，绝不仅仅是简单的程序。因此，问题并不是人们"是否愿意由机器人来护理"，而是"机器人在护理过程中应该承担什么样的任务"。如果一家机构因使用机器人而减少了对患者的情感陪伴，那么该机构的护理人员可能会很快失去他们的工作动力，因为他们会逐渐忽略互动在护理工作中的积极作用，这部分内容在第一章有所介绍。相反，如果人工智能可以减少文件记录工作，并在制订护理计划时能为护理人员提供建议，那么它将非常有意义，并且可以为护理人员减负。这个例子再次表明，开发这些程序时，有护理专家参与是多么重要。

如今，已经有一批大学医院开始使用纯电子版的患者档案，所有护理人员、医生和其他专业人员都可以查看。在老年护理领域，数字化档案数量也在不断增加。此外，现在医院里已经有了自动售货机大小的机器，这些机器每天可以制作12000片药片。系统会自动判断药物剂量和服用次数的合理性每一粒药片都装在一个小塑料薄膜中，上面贴有患者姓名、病房号和准确的用药时间。运输机器人会将药物直接送到患者的病房（Schwinn，2019）。这的确能减轻护理人员的负担，同时也更安全。

10.3.4 AR眼镜：幻想还是未来？

未来，护理人员将佩戴AR（增强现实）眼镜工作。他们在看到真实世界的同时，还能看到额外的信息。例如，护理人员可以用AR眼镜阅读护理指南（**图10-3**）。

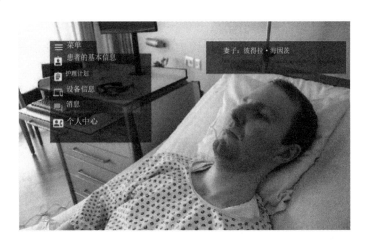

图10-3 通过AR眼镜，护理人员能看到如图所示的界面
（已获得克劳斯塔尔工业大学人机中心信息系统的授权）

AR眼镜可以显示桌面上各类必要材料的摆放位置，帮助护理人员高效地更换敷料。每位患者都有一个身份识别手环，病床床垫中的传感器可以检测到患者何时需要改变位置，到时系统会通知护理人员提前进入病房。服务机器人在护理机构内穿梭，为患者提供饮品，并提醒护理人员即将进行的手术或检查。

目前，许多护理机构和医院正在向"无纸化"转型，未来还会向"无接触"

发展。专业护理人员会带着小型平板电脑或者戴着 AR 眼镜与新患者见面并进行自我介绍。在护理人员和患者谈话期间，设备会自动收集数据，并进行标准化整理。在这个过程中，一个移动的多模式语音助手，类似于现在的 Siri 或 Alexa[1]，不仅会记录谈话内容，还会将数据直接整合到评估表中。当一个主题完成后，眼镜前只会显示出尚未讨论的主题关键词和类别，护理人员会根据这些内容与患者继续交流。最后，人工智能可能还会为这位患者的护理计划提供建议？此外，就康复预防而言，未来在进行髋关节手术之前，患者都将在一个带有隐藏压力传感器的地毯上做术前评估。

在这个过程中，系统会测量患者的步幅和步频。通过人工智能分析为其制订个性化的训练计划，并就如何在手术前减少步态不稳的情况以及如何锻炼肌肉提出建议。

此外，VR（虚拟现实）眼镜也可直接用于患者的康复治疗。与 AR 眼镜不同的是，用户戴上 VR 眼镜的时候看不到周围真实的环境。而计算机功能越强大，虚拟世界的可视化效果就越好。沉浸式屏幕也是一种选择，它可用于显示三维图像、三维模型或影片，其目标群体是疼痛或截瘫患者。针对处于姑息治疗阶段或住在重症监护病房的患者来说，他们可以在护理人员的指导下，通过 360° 全息图像暂时"逃离"病房。挪威的**医院软件** VAR 同样是一个很好的例子，护理专业的学生可以通过该软件学习到最新的专业知识，也可以模拟在医院诊断和干预患者病情的情境。

1.Alexa 是亚马逊旗下的智能音箱和语音助手，它可以与用户进行语音交流，执行各种任务，如播放音乐、提供天气预报、控制智能家居设备等。

11 国外就业形势

在之前的章节中，我们多次提到国外的护理工作环境与国内不同，主要基于以下三个因素，也正是这三个因素加强了护理人员的职业自豪感：首先，国外护理人员必须接受高等教育，因为他们需要具备专业的医学知识。在国外，他们会与医生一起深入地探讨研究结果，分析身体检查结果。此外，他们还具备更深入的药理学基础知识。因此，他们的职业权限更加广泛，这点也与国内不同。最后，他们更加积极地通过护理委员会或职业协会为护理行业争取利益。葡萄牙科英布拉大学护理学院入口的墙壁瓷砖就充分地展示了该国护理行业的自信（图11-1）。这些瓷砖画上描绘了各类护理场景。

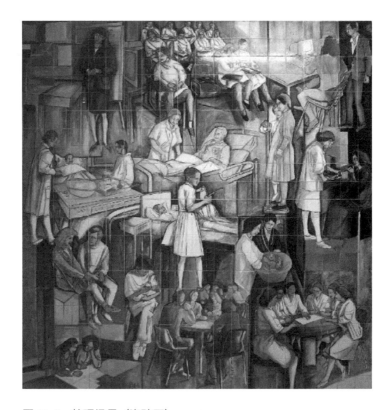

图 11-1 护理场景（瓷砖画）

（照片：欧里科·诺盖拉和艾达·门德斯，葡萄牙科英布拉大学护理系）

任务 19

　　请思考一下，您所处的培训机构可以通过哪种形式来表达护理职业的自豪感？

　　在德语国家，传统的上下级关系仍然盛行，但这在国外已然过时。越来越多的年轻医生对合作伙伴式的工作模式表示很感兴趣。在北欧和英美国家，护理人员的职业自豪感也有助于与医生之间建立更好的合作伙伴关系。因此，在挪威的重症监护病房，一旦确定好参与手术的护理人员名单，护理人员就会及时与患者的主治医生沟通，为患者手术做好准备（Dokken，2016）。许多在瑞士工作的护理人员说，在跨行业团队中，医生与护理人员通常能够平等地合作。

任务 20

　　在德国，导致护理人员不被认可的因素可能还有哪些？

作者短评——安格莉卡·策格林

　　在 20 年的执教生涯中，我曾多次到国外出差，并坚持与国际委员会保持联系。我在许多国家都感受到了护理人员强烈的职业自豪感。我经常去瑞典，那里的护理专业人员备受尊重，工作能力也十分出色。

　　在我某次到瑞典出差时，瑞典的护理人员发起了全面罢工，最终赢得了 30% 的加薪。2007 年在芬兰也发生过类似的事情。可以说，瑞典护理人员的职业自豪感溢于言表，他们经常和村长、教师一样作为门面出现在乡村博物馆摆放的合影里。

　　他们甚至在墓碑上也会注明护理人员这个职业。当然，名片上更是会直接标明护理人员的身份。有一次我去瑞典参加行业活动，发现与约旦的护理人员相比，瑞典的护理人员相对"低调"。在约旦，护理行业一直都是男性的领域，需要接受学术教育，且职业发展路径基本上是固定的。因此约旦的许多护理人员更愿意为了高薪前往海湾国家工作。总

体而言，我发现按照英式教育系统培养出来的护理人员会产生强烈的职业认同感，而且在任务划分方面更为清晰，不容易与其他辅助人员的职责混淆。在受到英国影响的所有国家中，都可以观察到类似的情况，这可能与英国的军事传统有关，而这也是非洲的护理人员在国际上更有影响力的原因之一。

国际护士理事会（ICN）召开会议似乎是一种为职业自豪感"输血"的方式：它超越了所有界限将全球的护理人员联系在一起。克里斯蒂·贝恩斯坦（Christel Bienstein）说各国代表队入场时的场景就像奥运会一样，她认为每位护理人员都应该参加这样的大会。国际护士理事会的大会很少在欧洲举办，德国的护理人员也只是以一个小团体的身份参加这个会议。这也是他们缺乏身份认同的一个标志。在国际会议上看到一个庞大的尼日利亚护理团队和一个微小的德国代表团，这样的对比很鲜明。

11.1　国际护士理事会（ICN）大会

国际护士理事会（ICN）大会——护理界的灯塔
特约撰稿人：克里斯蒂·贝恩斯坦教授，护理学家、德国护理协会主席

国际护士理事会大会每两年举办一次，数千名职业护理人员共同参会（**图11-2、图11-3**）。我有幸参加了 2015 年在首尔和 2017 年在巴塞罗那举办的会议。2019 年的会议在新加坡举行，2021 年计划在阿联酋的阿布扎比举行，2023 年在加拿大的蒙特利尔举行。这是一次令人难以置信的经历，来自 130 多个国家的从业者齐聚大会。以色列的护理人员和巴勒斯坦、叙利亚、土耳其的护理人员坐在一起聊天，非洲和亚洲的同事们介绍了他们在各自国家的工作，还有其他国家的护理人员也同样交流着他们的工作近况。

大会正式开始之前还会举行为期三天的小型会议，会上主要介绍和讨论过去

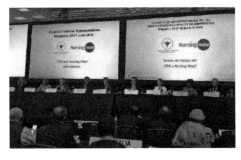

图 11-2　巴塞罗那国际护士理事会大会的现
　　　　场照片
　　　　（照片：克里斯蒂·贝恩斯坦）

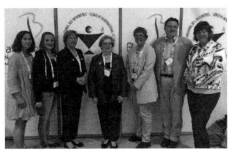

图 11-3　在巴塞罗那国际护士理事会大会
　　　　上的合影，从右到左依次是：
　　　　萨比娜·贝尔宁格、弗兰茨·瓦格纳
　　　　博士、科尔内利娅·马勒博士、琳
　　　　达·艾肯博士、克里斯蒂·贝恩斯
　　　　坦教授
　　　　（照片：克里斯蒂·贝恩斯坦）

几年的行业发展情况和未来的目标与措施。国际护士理事会这一全球性的组织是由美国、英国和德国三国的职业协会共同发起的，这三个协会于 1899 年在伦敦的妇女大会上初次碰面。1904 年，妇女大会再次在柏林召开，三位协会代表在这里成立了国际护士理事会。德国协会的代表是阿格涅斯·卡尔（Agnes Karll），她是"原德国护理协会（BO）"的主席，她于 1907 年被选为国际护士理事会主席。随后几年，越来越多的国家加入了国际护士理事会。

任何国家的职业协会都可以申请加入国际护士理事会。就德国而言，德国护理职业协会（DBfK）由原德国护理协会（BO）发展而来，继承了德国护理协会的职责，继续作为国际护理理事会的成员存在。

国际护士理事会代表着全球 2800 万名专业护理人员。其总部位于日内瓦，与世界卫生组织（WHO）在同一栋大楼内。两者之间的合作非常密切。国际护士理事会始终以促进健康、预防疾病、恢复健康、减轻痛苦、尊重人的生命和尊严为目标。

在许多大洲，特别是非洲和拉丁美洲，护理人员是医疗保健系统的核心支柱，他们的首要任务是保障妇女健康与防治传染病。在世界上的其他地区，护理领域的发展则更注重技术创新、提高卫生标准以及提高慢性病患者的护理专业程度。

早在1953年，国际护士理事会就通过了《护士职业道德准则》，并于2012年再次修订。国际护士理事会还致力于推动一种专业术语，即国际护理实践分类的使用（ICNP），其目的是能与其他国家的专业护理人员之间进行更明确的沟通。在国际会议和大会上，我们可以清楚地感受到职业护理人员的自豪感，因为他们为人类健康和护理事业所做的贡献是有目共睹的。从这一点上看，作为德国的护理人员，我们可以从其他国家的同行身上学到很多东西：他们能够明确地指出自己对护理对象的付出，还可以通过协会、工会等团体维护和争取自己的权益和需求。

专业护理人员会参与难民计划、制订预防性或综合性措施、为灾后人员提供护理服务、为慢性病患者制订咨询和训练计划等，对此，世界卫生组织对他们的工作和奉献精神给予了高度评价。为表彰护理人员对全球卫生事业作出的重要贡献，世界卫生组织决定将2020年正式命名为国际护士和助产士年，并计划在全球范围内开展相关活动，德国也将积极配合举办各种活动，以提升护理行业的形象。

其他国家的护理人员能够自信地提出自己的要求，还能凭借自己的力量助力国家卫生系统的良好发展，这令我十分着迷。实际上，德国的护理人员在国际舞台上也扮演着重要角色：德国护理委员会主席弗兰茨·瓦格纳和尤尔根·奥斯特布林克（萨尔茨堡帕拉塞尔苏斯大学教授）多年来一直是国际护士理事会的董事会成员。目前，安妮特·肯尼迪（Annette Kennedy）是国际护士理事会的主席，罗斯维塔·科赫（Roswitha Koch）是德语国家职业协会的代表。总而言之，我们应该积极与其他国家的同行交流学习，互相分享优秀的发展经验，尤其要培养德国护理人员的职业自豪感，让每位从业者都"为成为护理人员而自豪"。

任务 21

请您选择一个国家，并查询该国家的护理职业协会或卫生部门对护理行业的描述。我们建议您可以查看英国皇家护理协会官网。

11.2　护理倡导：以澳大利亚为例

国外护理行业的另一个特点是重视"**护理倡导（advocacy）**"，该理念最初起源于那些护理人员职责范围较为广泛的国家，目前德语国家的护理行业正在培养这种职业理念。在部分国家，专业护理人员被视为**护理对象的权益代表**，这里的护理对象主要指的是独自生活、容易受伤、自主能力受限的人群（罗伯特－博世基金会，2018）。澳大利亚的护理人员在护理患者时，不仅会从医学角度考虑患者的病情，还会借助**护理学的观点**。他们与医生合作时，并不是被动地遵从医嘱，而是积极参与讨论患者的治疗方案，尤其会在查房的时候坚持他们**作为权益代表的角色和立场**。但这并不是对医生的指责，而是因为医生每天需要看诊的患者太多，他们对患者的了解有限，所以需要护理人员来帮忙为患者说话。根据一次对澳大利亚护理人员的访谈内容可以清楚地看出，澳大利亚的护理人员认为自己天生就适合这项工作。他们花费了大量时间，与患者建立**信任关系**，因此他们对患者的需求非常了解。他们不仅仅是执行医嘱，而是同医生一起讨论对患者的治疗措施，保证患者的**安全**和**尊严**。患者安全是澳大利亚的护理人员提供护理服务时的一项核心原则，保证患者安全也是对自己专业工作的尊重。他们不会随意听从医生的指示，其任何**不符合标准的行为**都会受到严肃处理，严重的甚至会被吊销职业资格（Flaiz，2018）。总而言之，在澳大利亚，护理人员需要对自己的一切工作行为负责。

在护理领域，专业护理人员不仅代表着护理对象的权益，还在各种委员会和类似的场合中代表所有护理人员发声，他们主要表达的是现有资源与提供优质护理之间存在的矛盾问题。同时，国际护士理事会也指出："护理倡导（advocacy）"这一术语也被用来描述护理人员关注并满足患者需求的积极行为。一项调查发现，澳大利亚和德国的护理人员都承担着为患者争取权益的角色。此外，责任制护理（primary nursing）也是使护理人员能够长期对患者负责的一种方式。遗憾的是，由于种种原因，这一护理理念至今几乎没有得到落实，部分原因是护理人员本身没有十分明确地倡导这一理念。

12　跨学科协作护理

如今，医疗保健服务只能由不同的学科联合提供，因为各个领域的知识已变得过于专业化和细化。在护理行业，专业护理人员应保持开放的态度，愿意了解并学习其他职业领域的工作，并与其他领域人员积极展开合作——护理人员往往是医学、物理治疗、职业治疗或社会工作之间的桥梁。而且，一些医疗器械、助听器或眼镜等设备的使用也能满足患者的部分护理需求。此外，护理行业也与诊断部门联系密切。而在诊断领域工作的专业人员往往各有分工，比如在放射科、实验室工作等。在长期护理中，家政服务也起着关键作用。也就是说，在整个护理过程中，各部门各领域的从业者都会根据自己的专业内容和逻辑展开工作。因此，重要的是，这些专业人员之间应彼此了解各自的工作：他们部门的工作目标是什么？如何进行培训？工作条件怎么样？……以便在必要时相互协助与合作。管理层也应该采取相应措施，定期召开中层会议，共享经验，互通观点，让各学科各部门"同舟共济"，为共同的目标奋斗。

任务22

有哪些与护理职业相关的领域是您不了解的？请选择其中一个领域，自行查询相关信息并提出疑问。您也可以组织一个讨论会，邀请该领域的专业人士参会。

在本章中我们主要介绍的是跨学科协作，业界还存在一个类似的概念，即"多学科协作"。由于护理工作通常由不同的学科团队共同完成，因此，研究这些概念还是十分有意义的。

客座文章

彼得·贝希特尔(Peter Bechtel)，卫生保健领域护理专家，弗莱堡—

巴德克罗钦根大学心脏中心护理部主任，巴德克罗钦根特蕾西医院负责人，德国联邦护理管理协会主席

护理人员的职业自豪感

是否拥有职业自豪感对德国护理事业的发展有着极大影响。这不仅适用于护理行业，也适用于其他所有职业。随着专业人员短缺问题的不断加剧，护理行业的职业自豪感也有了全新的维度和内涵。目前，德国公众、政界、社会以及护理行业本身是如何看待和描述护理工作的呢？

让我们先来看看公众的看法。新闻里更加频繁地报道着有关护理职业的负面新闻，比如"家庭护理服务中的欺诈行为""养老院的护理理念：吃饱、安静和整洁""一名护理人员负责照看80名患者"等，类似的标题可以一直罗列下去。这些报道极大地伤害了护理人员的职业自豪感，但护理人员们如何回应呢？他们没有发声，没有抗议，只是默默地"继续工作着"。

在政治方面，几十年过去了，政治家们终于意识到要采取一些行动帮助护理行业解决问题了。政府用增加老年护理职位等计划来安抚我们。但如今我们需要的不是这些，我们比以往任何时候都更迫切地需要坚持开展"协同护理行动"，持续实施相关措施，并设立一个负责长期监督的联邦护理机构。毕竟在一个依赖政治家帮助和支持的行业中，如何才能培养持续的职业自豪感呢？

让我们再来看看护理人员在社会中的形象。我们的朋友、熟人、亲戚都这样称赞过我们，例如"*你太让人佩服了，这我可做不到！*"或者"*感恩有你们的存在！*"面对这些，您很快就会发现自己陷入了自证的怪圈，"*不，护理不仅仅是洗澡、喂食、拿尿盆和清空尿袋*"。至此，请问您的职业自豪感体现在哪里？作为一个多样化、复杂且具有高度挑战性的职业，我们在其中感到满足的地方在哪里？作为专业的护理人员，我们的自信在哪里？我们是否能坚定地表态：我们对提供高质量的卫生保健服务起到了关键作用？此外，我们还需要问自己：我们如何看待自己的职业，如何看待自己，以及如何展示自己的专业能力？"*恶劣的工作条件、缺乏尊重、低薪和不合理的工作时间*"，这是很多护理人员对护理职业的描述。这与自豪感

有何关联？我们还有理由惊讶为什么年轻人不愿从事这个职业吗？为什么年轻人要选择一个工作条件恶劣的职业呢？

现在！是时候改变了！只是这个改变必须由我们来主导。新一代的护理人员拥有很大的潜力，可以积极且自豪地参与塑造护理行业的未来。我们将逐渐摆脱受医疗行业管束的阴影，成为一个独立的职业，为我们的民众提供优质的护理服务与健康保障。

从医院减少的病床和关闭的手术室可以看出，没有护理人员，一切都无从谈起。除了护理行业，还有哪个行业能做到这一点呢？但这并不意味着我们要因此变得自负和傲慢。我们需要以适度的自信积极地塑造行业未来，发挥出十足的潜力，利用目前积极的政治环境来改善护理行业。我们不能再等待别人的帮助，不能再呼吁别人去注意我们的困境有多么糟糕。我们没有其他选择，我们必须成功！我们要使这个职业变得对年轻一代更具吸引力——这是短期内改善整体行业现状的唯一途径。

除此之外，设置学业奖、新生代领导管理奖以及西尔维亚女王奖（Queen Silvia Award）[1] 等奖项也有助于宣传积极的职业形象，还可以自豪地向社会展示护理人员出色的工作能力。

1.Queen Silvia Nursing Award（QSNA）：护理领域的国际奖项之一，专门授予在认知症患者护理领域表现出色的护理人员和护理专业学生。

第二部分参考文献（第5—12章）

Abt-Zegelin, A.(2001). Kombiniere?! Über den Zusammenhang von kriminalistischer Tätigkeit, wissenschaftlicher Arbeit undpflegerisch-medizinischem Vorgehen. *Hochschulforum Pflege*, 5(1), 27-30.

Bartholomeyczik, S., Büscher, A., Höhmann, U. & Sirsch, E.(2019). Anforderungen an die Untersuchung der Wirksamkeit von Expertenstandards. *Pflege & Gesellschaft*, 24(2), 122.

Baumann, A-L. & Kugler, C.(2019). Berufsperspektiven von Absolventinnen und Absolventen grundständig qualifizierender Pflegestudiengänge-Ergebnisse einer bundesweiten Verbleibstudie. *Pflege*, 32(1), 7-16. https: //doi.org/10.1024/1012-5302/a000651

Benner, P.(2017). *Stufen zur Pflegekompetenz*(3., Aufl.). Bern: Hogrefe. https: //doi. org/10.1024/ 85771-000

Berne, E.(2002). *Spiele der Erwachsenen. Psychologie der menschlichen Beziehungen*(20. Aufl.). Hamburg: Rowohlt.

Birkenbihl, V.F.(2011). *Trotzdem lehren*(5. Aufl.). München: mvg Verlag.

Bischoff, C.(1994). *Frauen in der Krankenpflege. Zur Entwicklung von Frauenrolle und Frauenberufstätigkeit im 19. und 20. Jahrhundert*. Frankfurt am Main: Campus Verlag.

Blüm, N.(1998, 20. Mai). Ressort Wissen. *DIE ZEIT*, 75(22). Verfügbar unter https: //www. zeit.de/ 1998/22/24101

Brandenburg, H. & Dorschner, S.(2015). *Pflegewissenschaft 1. Lehrund Arbeitsbuch zur Einführung in das wissenschaftliche Denken in der Pflege* (3. Aufl.). Bern: Hogrefe.

Brandenburg, H. & Dorschner, S.(2021). *Pflegewissenschaft 1. Lehrund Arbeitsbuch zur Einführung in das wissenschaftliche Denken in derPflege*(4. Aufl.). Bern: Hogrefe.

Brieskorn-Zinke, M.(2019). Leiblichkeit als Herausforderung für die Pflegebildung. *Pflege & Gesellschaft*, 24(2), 167-186.

Büssing, A., Giesenbauer, B. & Glaser, J.(2003). Gefühlsarbeit-Beeinflussung der Gefühle von Bewohnern und Patienten in der Stationären du ambulanten Altenpflege. *Pflege*, 16(6), 357-365.

Chinn, P. & Kramer, M.(1996). *Pflegetheorie. Konzepte-Kontext-Kritik*. Berlin/Wiesbaden: Ullstein Mosby.

Ciesinger, K-G., Fischbach, A., Klatt, R. & Neuendorff, H.(Hrsg.)(2011). *Berufe im Schatten. Wertschätzung von Dienstleistungsberufen*. Berlin: Lit Verlag.

Clauß, A.(2019). Alle Augen zu. *Spiegel*, (7). Zugriff am 29. Mai 2010 unter https: // magazin.spiegel. de/SP/2019/7/162286220/index.html

Colombo, F.(2012). Typology of public coverage for long-term care in OECD countries. In J. Costa & C. Courbage (Hrsg.), *Financing long-term care in Europe, institutions, markets, and models* (pp. 17- 40). New York: Palgrave Macmillan.

Damasio, A.(2004). *Descartes' Irrtum. Fühlen, Denken und das menschliche Gehirn*(9. Aufl.). München: List.

DBfK.(2018). Reisen bildet. *Die Schwester/Der Pfleger*, 57(9), 58.

Deckelmann, B. & Kocks, A.(2018). Was machst du denn den ganzen Tag? Arbeitsalltag einer Schulkrankenschwester. *JuKIP*, 7(2), 63-67. https: //doi. org/10.1055/s-0044-101130

de Jong, A.(2016). Immer am Ball bleiben. Wie das Wissen im Praxisalltag zirkuliert. *JuKiP*, 5(1), 30- 35. https: //doi.org/10.1055/s-0041-109621

Deutscher Bildungsrat für Pflegeberufe(DBR).(Hrsg.).(2007). *Pflegebildung offensiv*. München: Urban & Fischer Verlag.

Dokken, H.(2016). Personalakquise und -bindung: Interview mit Pflegedirektorin aus Norwegen. *Die Schwester/DerPfleger*, 55(8), 72.

Eggert, S., Schnapp, P. & Sulmann, D.(2019). *Schülerbefragung Pflege: Eigene Erfahrungen und Interesse an Pflegeberufen*. Berlin: Stiftung ZPQ. Zugriff am 18. Juli 2020 unter https: //www.zqp.de/ produkt/analyse-schuelerbefragung/?hilite=%27 Sch%C3%BClerbefragung%2 7%2C%2 72019 %27

Flaiz, B.(2018). *Die professionelle Identität von Pflegefachpersonen: Vergleichsstudie zwischen Australien und Deutschland*. Frankfurt: Mabuse Verlag.

Friesacher, H.(2015). Der Kern der Pflege. *Die Schwester/DerPflege*, 54(2), 46-47.

Gräske, J.(2019, 13. Juni). Es braucht Querdenker: Was der Wissenschaftler von Privatinitiativen hält. Interview von Katrin Maue-Klaeser. *Wester-wälder Zeitung*.

Heitmann, D. & Reuter, C.(2019). Pflegestudiengänge in Deutschland. *Pflegezeitschrift*, 66(8), 59. https: //doi.org/10.1007/s41906-019-0138-8

Henderson, V.(1963). *Grundregelnder Krankenpflege*. Genf: Weltbund der Krankenschwestern.

Hirschfeld, M.(2000). *Home Care, a global perspective*. Wien: World Congress on Home Care.

Hochschild, A.R.(2006). *Das gekaufte Herz. Die Kommerzialisierung der Gefühle*. Frankfurt am Main u. a.: Campus Verlag.

Holldorf, L.(2018). Onboarding: mehrals „nur" einstellen. *Pflegezeitschrift*, 71(12), 16-18. https: //doi. org/10.1007/s41906-018-0797-x

Holzki, L.(2019, 12. Februar). Hey Chef, ich will mehr Geld. *Süddeutsche Zeitung*. Verfügbar unter https: //www.sueddeutsche.de/karriere/gehalts-report-hey-chef-ich-will-mehr-geld-1.4325160

ICN.(2002). *ICN Definition Pflege*. Zugriff am 25. September 2019 unter https: //www.dbfk. de/ de/themen/Bedeutung-professioneller-Pflege. php

Illich, I.(2007). *Die Nemesis der Medizin. Die Kritik der Medikalisierung des Lebens*(5. Aufl.). München: C.H. Beck.

Jebb, A.T., Tay, L., Diener, E. & Oishi, S.(2018). Happiness, income satiation and turning points around the world. *Nature Human Behavior*, 2(1), 33-38. https: //doi.org/10.1038/s41562-017-0277-0

Joisten, N., Kaiser, I. Sittner. P. & Zirkelbach, M.(2017). *Selbstbewusstsein in der Pflege*: *Ein kleiner Mut Macher*. Berlin: DBfK Bundesarbeitsgemeinschaft (BAG) Pflege im Krankenhaus.

Juchli, L.(1997). *Pflege: Praxis und Theorie der Gesundheitsund Krankenpflege*(8. Aufl.). Stuttgart: Thieme.

Kolcaba, K.(2014). *Pflegekonzept Comfort. Theorie und Praxis der Förderung von Wohlbefinden, Trost und Entspannung in der Pflege*. Bern: Verlag Hans Huber.

Koloroutis, M.(2011). *Beziehungsbasierte Pflege*. Bern: Verlag Hans Huber.

Krohwinkel, M.(2008). *RehabilitierendeProzesspflege am Beispiel von Apoplexiekranken*(3. Aufl.). Bern: Verlag Hans Huber.

Krohwinkel, M.(2013). *FörderndeProzesspflege mit integrierten ABEDLs*. Bern: Hogrefe.

Kuratorium Deutsche Altershilfe (KDA).(2019). Hilfe, die Hippies kommen. *FAZnet*. Zugriff am 25. September 2019 unter https: //www.faz.net/ aktuell/rhein-main/altenpflege-hilfe-die-hippies-kommen-13155676.html

Langer, G., Möller, R. & Meyer, G.(2019). Primärversorgung durch Pflegende: Cochrane Review. *Die Schwester/DerPfleger*, 58(5), 58.

Laurant, M., van der Biezen, M., Wijers, N., Watananirun, K., Kontopantelis, E. & van Vught, A.J.(2018). Nurses as substitutes for doctors in primary care. *Cochrane Database of Systematic Reviews*, 7(7). https: //doi.org/CD001271

Lehmann, Y., Schaepe, S., Wulff, I., Ewers, M. & Stiftung Münch.(Hrsg.).(2019). *Pflege in anderen Ländern: Vom Ausland lernen*? Heidelberg: medhochzwei Verlag.

Lenzen, M.(2019). *Künstliche Intelligenz*(3. Aufl.). München: C.H. Beck.

Lenz-Heinrichs, M., Thesing, J. & Hayder-Beichel, D.(2018). Kinästhetik in der Pflege: Bewegungskompetenz neu entdecken. *Die Schwester/Der Pfleger*, 57(12), 44.

Maier, C.(2017). ANP in der Primärversorgung. *Die Schwester/DerPfleger*, 56(11), 60.

Maio, G.(2019). „*Alle Disziplinen können von der Pflege lernen*". Zugriff am 25. September 2019 unter https://www.bibliomed-pflege.de/alle-news/ detailansicht/37476-maio-alle-disziplinen-koen nen-von-der-pflege-lernen/

Maslow, A.(1981). *Motivation und Persönlichkeit*(15. Aufl.). Hamburg: Rowohlt.

第三部分
工作环境

在撰写本部分内容之前，我们本打算一概不提工作环境的负面内容，毕竟本书主要论述的话题是自豪感。但我们很快就意识到，避开"负面因素"并不可取。如此一来，公众就无法深入了解护理工作环境糟糕的原因，更不可能提出改善护理工作环境的举措。我们也不想被指责为只是盲目赞美，而非批判性地看待问题。

熟悉我和另一位作者的人都知道，我们在演讲时总是力求内容多样化，思维比较跳跃，经常为听众带来充满创意的想法。在共同撰写本书的过程中，我们的这种特点得到了充分的体现。尽管如此，我们还是想让这一部分尽量简洁。鉴于业内人士对这些问题的了解和讨论已经相当充分，我们在这里只会简要提及一些不尽如人意的工作条件，而并不想加入普遍的"吐槽大会"。但受篇幅限制可能会让人感觉内容有些零散。关于护理行业工作环境的话题，媒体的讨论不计其数，政界也已经开始采取行动。现在，我们还需要再观望一段时间，看看未来几年护理人员的工作条件是否会有所改善。您也可以关注德国护理人员共同行动的进展情况。

13 有所反抗

在前几章中，我们已向您阐述了护理职业的诸多优势。而在本章中，我们将探讨一个令人费解的现象：尽管目前护理专业学生的数量比以往任何时候都多，但为何年轻人不再像从前那样争先恐后地进入护理行业？首先，让我们分析护理专业学生数量增多的原因，从招生要求来看，老年护理培训的"准入门槛"变低；从专业数量来看，如今有更多的高校开设了护理专业。不容置疑的是，护理领域从业人数确实比以往任何时候都多，但越来越低的行业门槛自然会降低人才质量，进而导致资源的逐渐流失，例如，正因为兼职的护理人数日益增长，正式的护理人员数量就减少了。

年轻人对护理职业不感兴趣，肯定也和现阶段糟糕的工作环境有关。实际上，护理行业学生面临的工作现状与他们择业时的职业看法及期望并不相符。虽然许多护理人员仍然热爱这份职业，但他们不（再）愿意在如此艰辛的环境中工作。在后续章节中，我们将详细论述这一原因。2018年10月，我们收到了塔尼娅·帕尔德拉（Tanja Pardela）的电子邮件，她在邮件中提出了一些批评意见。经她同意后，我们在此引用部分邮件内容：

> "我是一名护士，已经从事了25年儿童护理工作，十多年前，我在大学攻读了护理教育学。毕业后我去了英国，但英国脱欧和一些家庭原因，不到一年我又回到了德国。我对目前德国护理行业的发展情况感到震惊：与十年前相比，护理人员更为紧缺，且没有好的应对方案，护理人员经常抱怨，工作积极性也很低，我目前的感觉是，我们正在退步。此外，我还经常听到这样的案例，有患者或家属向护理人员提问时，护理人员会说：'这您得问医生！'现在的护理人员没有时间查房，专业水平也不够，只能提供最基本的护理服务。"
>
> 塔尼娅·帕尔德拉接着写道，在英国，护理专业人才并不像德国这样紧缺："如果有人请假（病假、产假等），就会由团队同事代理工作。

而在德国，每2位护理人员就得负责26位患者的照护工作，且不允许有任何差错。在英国，医院里各个团队的职责更加明确，人员架构也更为清晰。当我回到德国找工作时，每家医院都有着不同的岗位分配制度。例如，一家医院设有小组领导职位，而另一家则是科室领导和护理副主管职位，其中六成的护理副主管都应在科室参与工作等。对我来说，这一切都很混乱，另外，部分工资也有着显著差别。为什么不在护理领域内设立全国统一的标准呢？

如果有了统一的标准，从业人员会更积极地投入工作，进修培训也会更受重视。否则一些专业护理人员将感到很困惑：为什么自己读了大学反而薪酬更少呢？

所以，德国护理行业的发展倒退了。我们护理人员要承担分发食物、打扫仓库、接送患者、填写出院文件等琐碎的工作，但没时间做真正的护理工作，没时间查房，没时间为患者及其家属提供咨询，难道真是如此吗？我们必须改变现状，否则这个职业将失去它的全部魅力。另外，非常重要的一点是：工作不能轻易占用护理人员的私人时间！为此，相关机构必须准备好解决方案，其中也包括针对老年护理人员群体的措施。一般来说，大多数人的身体无法支撑其全职工作到67岁才退休。为什么不给护理人员提供些激励措施呢？例如，规定护理行业从业者工作满30年即可退休。"

14 商业化

14.1 医疗保健系统背景知识

我们认为，每位护理人员都需要对参政议政有一定的背景知识。只有这样，护理人员才会参与政策讨论，才有可能成功地影响政策的走向。护理人员也需要了解各护理机构**融资**的相互联系和**决策机构**。我们需要承认，所有国家的医疗保健系统都是复杂而分裂的，会在很大程度上受游说团体的操控。以德国为例，其医疗系统的主要机构包括德国医院协会（DKG）、德国联邦联合委员会（G-BA）、德国法定医疗保险基金协会（GKV）、德国医院赔付系统研究所（INEK-Institut）等。瑞士和奥地利也有类似机构。

然而，许多人对行业参政议政并不感兴趣，甚至有意回避此类问题。近年来，医院里护理人员的数量正在缓慢增长，养老院的员工数量也在增长。但这些人员数量上的增长并没有跟上市场的需求。更令人担忧的是，那些在1995—2007年出现的大量医院员工缺口，至今还没完全补上。由此可见，我们护理领域的发展还远远滞后。

同时，其他问题也浮出水面：为什么护理人员的工资在过去几年有所下降？为什么与其他职业相比，护理职业在公众心中的声望如此之低？为什么具备合适资质的人不愿意加入护理行业，甚至在接受培训期间或之后选择转行？

以2019年11月多特蒙德动物园的招聘为例，园内仅有的三个动物饲养员岗位竟然收到了数百份应聘简历。这一现象引人深思：是什么问题让护理人类的工作变得如此不堪？

2019年，瓦格纳（Wagner）指出，近年来，医疗卫生领域出现了私有化趋势，这不仅增加了我们的税收和医疗保险费用负担，还让医护行业的工作环境雪上加霜。医疗、教育、行政、住房、治安、卫生等基础领域都应由国家掌管，因为这涉及每个公民的权利和福祉。在医疗领域，分配医疗物品必须遵循宪法基本原则，即人类尊严原则、平等原则、保护生命健康原则、福利国家原则。自《护理人员条例》（PPR）实施以来，1991—1995 年，全职护理人员数量增加了 25000 人。然而，从货币角度考虑，这么做是为了保持保险缴款费率稳定。为了避免财政赤字，医疗领域引入了疾病诊断相关分组（DRG）。自此以后，部分医疗卫生系统开始竞相逐利。然而，许多非营利性公共机构并不追求利润，而是追求经济效率。这是他们与私人机构的重要区别。但医疗卫生系统为什么要盈利呢？为人民服务本就是国家的任务，不妨想想消防队，消防队并不盈利，但却必不可少。

一直以来，医疗机构总是尽快地诊治和打发患者以追求最大化收益。手术台数的大幅增加也反映出这一点。尽管如此，自 1995 年以来，医院全职护理人员的数量已经减少了数万人（Simon，2016）。截至 2007 年，全国新增了 19000 个医生岗位。这一增长也是实施疾病诊断相关分组（DRG）的一个结果，但这一分组只反映了医疗服务质量和效率。而与此同时，诊所或专科医院必须考虑经济问题，因此他们会通过削减护理岗位来增加医生岗位，这就导致医生和护理人员数量差距不断加大，也是医护待遇差距不断拉大的一个重要原因。还有一点很重要：自 2013 年以来，医生的人力成本一直高于护理人员，前者甚至仍在上升。这在很大程度上与医院增设更多主治医生岗位有关。2019 年，魏德纳（Weidner）在与我的对话中提到过，增设医生岗位被视为是正确的措施，但护理岗位却被严重忽视了，使人感觉医生的职业发展以牺牲护理人员为代价，这一点也并非毫无根据。公众早已习惯于秉持这种观点：医生通过诊断和治疗患者为医院带来盈利，最差的情况下才会使其亏本。而从企业经济角度来看，护理只是在**徒增成本**。

举例说明： 众所周知，临终关怀机构最少需要维持濒危患者生命 7 天才能开始盈利。如果患者提前去世，机构经理和医生可能会责备护理人员。为了盈利，临终关怀机构制订了极不人道的规定，即不惜一切手段延长濒危患者的生命，但这也是违背患者本人和家属意愿的。（详见疾病诊断相关分组 8-982.1 额外报酬 60.01）

在这种情况下，高龄老人经常会在不必要时被安排做心脏导管检查，但在这个过程中死亡的案例不在少数。究其原因，实际上是来自企业经济的压力，例如，经营者想要获得更多盈利，或是管理层为了完成所设定的财政目标（Thöns，2016）。

再举一例：2018 年，一个由护理人员代表组成的联盟对当时规定护理人员最低工资的提议提出了批评，指出这些提议不够完善，并断然予以拒绝。一些护理专家意识到，该提议不能保证人们充分享受到个性化的护理服务。这些护理人员代表要求政府必须阻止这些提议的实施。德国联邦卫生部则总是宣称"*现在大家都十分理解护理工作*"。那为什么自 2019 年起，这些受批评的提议却仍然成了具有法律约束力的规定呢？

在 2017 年巴塞罗那召开的国际护士大会期间，国际知名护理研究人员琳达·艾肯（Linda Aiken）表示：*"故意在护理岗位上节省开支，无疑会导致更严重的后果，也会导致无数患者因此丧命，而这些本是可以避免的。"*德国医疗机构在大幅削减护理岗位后，几乎所有从业者都受到了影响，许多地方的护理服务系统因此崩溃，护理人员的职业满意度和工作动力也在下降。讽刺的是，尽管如此，总成本却在激增，因为护理人才短缺和不到位的护理服务会带来更多问题，不仅导致了死亡人数增加，也使得病情恶化和二次住院的患者数量显著增加。这些都足以证明一点：护理岗位不会徒增成本，而是值得投资的领域。

融资方式

自 2020 年起，医院融资方式发生了变化，护理费用不再通过个案治疗来支付。一般来说，人员开支占医院总成本的 65%。在过去，这一比重只有 1/3。而现在，一般医院在医生工资上的开支比护理人员高了数十亿欧元。自 2019 年起，我们又遇到了一个矛盾的情况：医院里存在过度雇佣护理人员的现象。而事实上，建立一个具有法律效力的人员配置标准会更有意义（Roeder，2019）。

投资

几十年来，许多医院十分迫切地向州政府申请资金，希望能够改善院内建筑和设备。因为许多医院的设备数量过少（如电梯、病床、室内设施等），且存在老旧甚至损坏问题，院内也缺少公共空间。尽管如此，从 1991—2015 年，医院得到的资助和投资金额共下降了49.6%。如今的医院存在着严重的资金积压[1]问题。然而，许多员工并不知道，这些被批准的资金并不能用于人员开支。尽管目前专业人才短缺，但院内员工却只能眼睁睁地看着大量资金流向设备物资的采购，若是不了解这一点，工作动力也可能会下降。因此，了解这些背景信息是有益无害的。

我们来比较几组数据：在瑞典，用于护理领域的支出占其国内生产总值（GDP）的3%，而德国大约只占1%（只有瑞典的1/3！）。而挪威的医疗卫生系统基于税收，运转效率则更高。

对护理人员来说，除履行本职工作外，他们还有责任向患者和家属解释医院融资系统的运作机制。事实上，优质护理服务是需要花钱的。在一份名为《人文关怀护理》的文件中，作者提出了较为实际的融资建议。他指出，从企业经济学的角度看待护理会阻碍必要的护理理念的发展。此外，我们应该对护理工作的优先顺序做出规定并参照实施。在这份文件中，哈特穆特·赖纳斯提出要求："*政府对医疗卫生事业的资助是必不可少的。但相关政策却被非业内人士的意识形态所笼罩（如出现过高的附加成本）。我们的医疗需求不断上升，而家庭医生的数量却在减少，只有增加护理人员数量，才能挽救这种局面。*"（Segmüller 等人，2012）。如果有人想定期跟进医疗政策的最新情况，可以免费订阅护理协会或专业协会的电子邮件简报。

在许多医院的官方指导文件中，"以患者为中心"的价值观被标榜为最重要的原则。然而，在实际的日常运作中，这些医院往往受企业经济原则的驱使，追求利润最大化。在这种情况下，似乎只有可量化计算和货币化的因素才是重要的，比如病例组合（指数）或实验室指标。他们关注的并非医院员工和患者，而是权力、金钱和官僚主义。护理服务中关键的心理社会学内容被忽视了。如果医院内不同的科室被合并，会出现什么情况呢？过去，这种现象常出现在有财务压力的中小型医院中。这种做法是否置护理人员的专业经验于不顾？公众普遍认为，医学的每个分支都需要专科医生。如今，不同分支内的知识已经高度专业化，几乎无人

1.资金积压是指资金在某个时期内没有得到有效利用，而积压在手中，形成了闲置资金的状态。

能全面掌握不同分支的知识。实际上，如果患者在接受治疗后无法正常独立生活，那所有的医学进步都是无用的。准确来说，大多数患者之所以住院，是因为他们已经到了必须接受专业护理的地步，甚至需要全天候的帮助和监护。虽然许多地方的医生也可以上门诊治，但仍有许多患者需要住院接受全天候的护理！在某些班次中，2 名护理人员可能要同时照顾 35 名患者，而在夜间，一名护理人员甚至可能需要负责更多患者，这种情况是很危险的。护理的特殊性在于其需要全天 24 小时不间断进行，在长期护理中，这甚至可能影响到患者的生命安全。

社会对医院和养老机构转型为营利机构的批评日益增多，导致瑞士、奥地利和德国的护理人员对这种逐利的发展趋势感到日益担忧。面对这种趋势，一些从业者开始怀疑某些治疗措施的实际效果，例如，当医生建议高龄患者接受大型手术时，这种质疑尤为强烈。人们不禁要问，这是否是因为医生在追求个人业绩指标？如果医学治疗仅仅是为了延长生命而不顾生命的质量，那么这种做法在道德上是难以让人接受的，有时放弃治疗可能是更合适的选择。护理人员中有相当一部分人批评医院治疗费用高昂，心脏导管检查和骨科手术数量的激增似乎为此提供了一种解释。世界上没有哪一个国家像德国一样开展如此多的膝关节和髋关节置换手术。在德国，约有 21% 的人接受了这些手术，而在荷兰，这一比例仅为 7%，大约只有德国的 1/3。医疗领域的商业化不仅导致了老年护理的"工业化"，还直接冲击了护理工作的核心——护理人员的工作意义感。众所周知，新入职的员工尤其需要依靠意义感来保持工作动力。但现在，医生与年轻护理人员之间的摩擦加剧，年轻的护理人员更容易对某些设备使用或手术用药的必要性产生怀疑。

在此，我们还想再次讨论《护理职业法》第 4 条中关于护理人员的保留责任问题。自 2020 年起，护理人员在护理程序上取得了话语权，而医生在该领域的话语权则受到了限制。这一转变将引发许多讨论，可能需要相关法律做出进一步的澄清。《德国联邦公务员法》第 63 条规定，虽然医生有权在医学问题上对护理人员进行专业指导，但护理人员同样有权提出异议。如果护理人员对医嘱的合法性表示怀疑，她甚至有责任向上级报告。因此，尽管医生负责指导护理人员，护理人员负责执行医嘱，但原则上护理人员应相信医嘱是准确且专业的，无须验证其正确性。"*然而，没有任何限制的原则显然是不存在的，因为我们不允许护理人员盲目信任医生。如果护理人员明确知道医嘱是错误的，执行它可能会对患者身体造成伤害，那么护理人员就有责任不遵从医嘱。*"（Großkopf，2020）

如果能够为一位患癌的 86 岁老人实施大手术，医院将获得一笔收入。从外科的角度来看，这种手术似乎是可以顺利进行的（Vogd，2018）。然而，从护理的角度来看，情况就**大不相同**了，因为术后这位患者可能会变成一个长期依赖护理的人。相比之下，如果不开刀，他可能还能享受一段生活质量高的时间。请注意：长期依赖于护理绝非好事。基于对上述案例中的老人和医院社会使命的考虑，护理人员、医生和商业团队这三者在基本态度上存在**差异**，将是很有必要的（Vogd，2018）。这种差异能促成不同团队间有**价值的讨论**，近来这些讨论的结果也愈发受到管理层的关注。如果优质的职业培训能让学生学习**医学伦理学案例分析**并不断锻炼该能力，一些治疗过程中的争议性问题就能迎刃而解。在治疗过程中，如果有医学伦理原则被打破，或是患者的生命安全受到威胁，护理人员必须介入其中。以一家德国医院过去的事件为例，一位手术医生坚持要在手术时使用柠檬汁，导致多名患者不幸身亡，21 名患者身体受到损伤（Christiansen，2011）。虽然这位手术医生才是罪魁祸首，但当时还有手术室护理人员、外科技术助理等人在场，显然是所有人共同酿成了这次悲剧！可以推测，肯定是在患者丧命之后才有工作人员进行了匿名举报，曝光了这则丑闻，引起了公众的关注和介入。这起事件中的护理人员也都清楚，他们的行为违反了国际护士理事会（ICN）的相关规定！

在多数情况下，护理工作只能创造出非物质形式的成果，所以护理人员常常感觉自己的工作依赖于患者的认可。在开展工作时，虽然护理人员会向患者说明他们所执行的操作，但他们往往不会解释这些操作背后的原因和目的。以清理地面为例，除老年护理人员之外，很少有护理人员认为自己有责任去清理地上散落的物品，然而，如果人们能够听到老年护理人员对此的解释，他们就能更好地理解这些操作的重要性。因为如果环境中存在障碍物，就可能会带来一系列不良后果，如导致患者跌倒、受伤，严重时可能需要进行手术（Ciesinger，2011）。护理人员的专业技能不仅体现在他们能够使用正确的方法和技术更换绷带，还体现在能够预判更换绷带时患者可能产生的疼痛。因此，专业的护理人员会及时向患者说明这一点，并准备好止痛药，以便按需使用。

在医院里节约成本的通常有两种人：一种是主动节约的人；另一种是"遵从指示"的人。医生就经常被要求节约成本，但由于整个团队自信、有组织且高效地完成了很多游说活动，医生的地位得到了显著提高。2017 年，伊斯福特（Isfort）指出，从 1995—2014 年，医院中医生的数量增加了 48%。从 2002—2015 年，医生的收入翻了一番，增长了 103%，而同期护理人员的收入增长仅为 23%。医生之所以能够加薪，主要得益于医生工会马尔堡联盟（Marburger Bund）的转型。该组织最初只是一个医院医生的职业协会，但随着其组织化程度提高，成员数量增加至全国医生总数的 70% 以上，2007 年转型为医生工会。相较之下，护理行业的组织化程度则完全不同。据 Radke 机构 2020 年的数据，1992 年患者的平均住院时长为 13 天；到 2002 年，这一数字缩短至 9 天；到 2017 年，这一数字进一步减少至 7.3 天。且如今医院患者的病情明显更为严重，他们同时患有更多种疾病，因而治疗费用也更加高昂。这一切都与护理人员短缺密切相关。

不幸的是，我们正面临护理人才短缺的危机，而政治家们所做的，似乎只是发出了错误的信号，实施了错误的政策：他们试图让每个人都试着从事护理工作，**将降低职业准入门槛**作为一种策略，以吸引教育水平较低的人群，例如，那些自认为"合适"、积极但事实上并非如此的长期失业者，还有未经培训的移民。护理领域需要具备多种专业资质的人员，包括接受过高等教育的人、接受过三年传统护理培训的护理人员、护理助手和其他辅助性职位。未经培训的临时工根本不适合从事这项工作，因为非专业人士可能会对患者造成伤害。护理机构并不缺乏能做事的人，而是缺乏有资质的护理人员。然而，显然政治家们并未认识到护理岗位的高要求，他们对护理工作存在误解，认为护理只是做些简单的琐事，如整理枕头或拿尿壶——这些事任何人都能够做到。然而，如果让许多仅具备助手水平的人来从事这些工作，护理工作可能会变得更加分散。与理发工作类似，去理发的顾客通常会拒绝让未经培训的助手来洗发、染发和剪发（约 25 项步骤）。仅仅让理发师最后检查一遍发型，评估其是否符合顾客的要求，显然是不够的，护理领域也是如此。

有目共睹的是，由于政府投资减少，医疗保健系统的结构发生了变化。医疗领域愈发商业化，患者也不得不面临这些剧变带来的影响，他们的利益逐渐被这些营利组织边缘化。接下来的几章将会讨论护理人员专业水平下降和人员裁减带来的后果。

14.2　人手紧缺

德国每名护理人员平均负责的患者数量（护患比）位居世界第一。当前许多部门的员工配置情况都并不理想，但仍未出现有效的人才评估体系！尽管德国拥有充足的空闲床位，但由于缺少护理人员，仍有许多儿童因无法住院治疗而丧命。一方面，德国急需护理人员，但另一方面，劳动力市场空空如也，医院和护理机构中的数千个职位也因此**长期空缺**（Weidner，2019）。于是，护理人员不得不为了保持工作量而牺牲护理质量。但这种做法不仅会激怒患者，也会让护理人员自身感到困扰，削弱他们的工作动力和自豪感。在一天工作结束时，他们可能会对未能给予患者足够照顾而感到内疚，甚至可能因为未采取必要措施而使患者处于危险之中，这对护理人员的心理造成了巨大的压力。在国际上，道德压力或**同理心耗竭**已经成为行业政策、相关研究和实践中的关键词。然而，在德国，这一议题受到的关注却远远不够。一项著名的研究（RN4Cast）表明，在时间紧迫的情况下，护理人员往往会忽略与患者及其家属展开交流，以及在照护过程中为其提供支持和必要的信息。在美国加利福尼亚州，一项新的职业政策规定了护患比例的参考值，该政策的出台使患者死亡人数明显下降。过去的一种观点认为，护理人员接受更多和更好的培训只会一味增加成本。而2010年，琳达·艾肯（Linda Aiken）及其团队（Sloane等人，2010）的研究反驳了这一观点。事实上，此前也有许多研究对这一观点提出了质疑。护理人员的工作经验与其得到的薪酬并不成正比。因此，越来越多的护理人员认为，在目前的工作环境下，他们不可能工作到退休年龄。另外，护理领域裁员也会导致排班表**经常变动**，经常需要加班使护理人员很难兼顾家庭和私人生活。如果没有足够的护理人员配置，没有强大的人才库来应对人员短缺的情况，"*那么护理工作就无法真正改善患者的身体状态，也不可能降低医院的成本*"（Bensch，2018）。护理人员总是默默加班，休息时间也常要去参加会议或培训。许多人因为身心负担过重，不想成为全职护理人员，选择做兼职护理人员。然而直到最近，地方政府才开始对**违反劳动时间规定**的行为进行调查，并制裁某些护理机构的承包商，特别是管理层领导。如果机构违反劳动法规定，对其罚款可以高达 15000 欧元。只有这样这些资本家才能意识到他们必须改变人事管理政策。例如，2017 年，因 Helios 集团未能确保下属护理人员获得法定的休息时间，欧洲法院判决其支付 **88000 欧元罚款**。所以，德国并非缺少专业护理人员，而是目前的工作环境让患者与护理人员都难以接受，导致相关人才放弃了这份工作，选择居家待业或直接转行。

护理人员**缺乏公民勇气**很大程度上也加剧了工作环境的恶化。如果没有明确的抗议，情况只会变得越来越糟。在 2019 年与我们的交流中，魏德纳（Weidner）指出："*显然，政府必须采取行动，但只有在护理行业采取行动之后，政府才会跟进。因此，大家需要尽快组织起来！目前，许多护理人员对此缺乏信心，表现出不安、无知和天真的态度，几乎没有任何抗争的意愿。我估计，这类护理人员的比例在未来仍会很高。*"换作其他职业群体，如果患者利益受损，他们早就开始罢工了。然而，在医院中，护理人员总是忍受着医院让他们完成翻倍工作量的情况，他们匆匆忙忙地工作，许多工作还无法按时完成。

高病假率

德国医师公会的官方报刊对护理人员请病假的情况进行了报道，标题为"**护理职业的高病假率**"。该文章引用了德国最大保险公司（TK）2019 年健康报告（"*护理人员的现状？*"）中的内容：与其他职业群体相比，护理人员不仅请病假的频率高，请假时间也长。为了撰写这份报告，TK 评估了大约 520 万名公司员工的病假记录和药物处方。报告显示，对照组的员工平均每年病假天数约为 15 天，而护理人员平均每年因病缺勤天数约为 23 天，超过前者的一半。报告还指出，受此影响最大的是老年患者。老年护理人员的缺勤率为 6.94%，高于其他类型护

理人员的缺勤率（6.02%）。（资料来源：Ärzteblatt.de）

作者短评——安格莉卡·策格林

如果有护理人员请假，同事们往往不得不代理其工作，甚至牺牲自己的休息时间。这样"商店就仍能正常运营"，管理层和老板们会感到很满意。最近，一位政治家这样对我说，"这种情况尚可接受"。然而，如果护理人员无法继续工作，他们就会请病假。极高的病假率是否有可能是一种无声的抗议呢？

14.3 从自身寻找原因

在当今时代，护理与医学之间的权力并不对等，但在 19 世纪末的德国，情况并非如此（Overlander，1996）。在那个时期，医院中的护理团体形成了一股与医生团体相抗衡的重要力量，他们之间的关系通常是基于"雇佣合同"建立的。一旦医生与护理人员之间出现分歧，护士长通常会带着手下护理人员集体辞职。当时的医生报纸上还刊登过首次"护理人员罢工"引发的激烈讨论。1901 年，医生报纸中有这样的报道：在柏林附近的一家医院里，护士长"*在一份鉴定意见书中对一位医生的专业能力进行了完全的否定*"（Stangenberger，1901）。她还因此遭到了诽谤他人的指控，后续解除诽谤指控后，她和其他所有护理人员都辞职并解除了雇佣合同。医生团体批评道，"*一些护士长设法在医院里建立起恐怖分子般的势力，这种势力不仅对护理人员产生了作用，而且还波及了医生群体。*"（Stangenberger，1901）

然而，如今的护理人员已不再有这样的权力和影响力，那么，医生是如何逐步获得指导护理工作的权威的呢？特别是在"医生助手"这一概念被引入之后，医生的权威达到了顶峰（Overlander，1996）。1906 年，德国联邦议会通过了关于一年制国家护理培训的法律。该法律规定，护理考试的考官必须由三位医生组成，其中一位是护理学校的负责人。从那时起，医生们就能通过护理培训把他们的"助手"塑造成期望的样子，并对他们进行考核。以下摘录的三段教材内容生动地说明了这一点。

1900年，医学教授西奥多·兰普夫（Theodor Rumpf）在《护理指南》（*Leitfaden der Krankenpflege*）一书中写道："护士的观察能力绝不允许她们独立干预治疗过程，她们不能因为长期与医生打交道积攒了点经验就擅自行事。因此，医生的监督是必不可少的，护士的培训也应由医生负责。"（Rumpf，1900）

再举一例，1911年，一本教科书中这样写道："与医生相比，护士的地位如何？显然医生是护士的上司，因此护士必须努力按照医生的想法和方式行事，在各个方面适应医生的要求。只要是来自医生的指示，即便看上去不是很重要，护士也必须准时执行。"（Harin，1911）

最后一例来自德意志奥地利共和国时期著名的外科医生和腹外科创始人西奥多·比尔罗特（Theodor Billroth），他于1881年出版了教科书《家庭与医院中的病患护理》（*Die Krankenpflege im Hause und Hospitale*），书中这样写道："护士应当是患者和医生的助手，应当学习如何有效且准确地执行医生的指示，不应擅自认为能凭一己之力治愈患者；应当像患者一样无条件地信任医生；因为如果不是这样，她就总想用半知半解的知识去批评医生的指示，甚至想去纠正医生的错误。"（Billroth，1914）

根据护理人员提供的最新报道，直至今日，似乎仍有个别医生用类似的视角看待护理人员。而更糟的是，也有护理人员对自身抱有同样的认知。为什么护理人员比医生之类的群体更加无私呢？原因之一在于很多护理人员的思维方式深受过去宗教环境下护理工作的影响，那时的护理工作纯粹是给需要的人提供无私的帮助，直到现在，他们仍然这样看待患者，把患者的健康奉为圭臬。因此，为了确保患者的安全和健康，许多护理人员甘愿牺牲自己的法定休息时间，有时甚至忽略基本的生理需求，如上洗手间、吃点心或喝水。但这种"负责任"的想法是危险的，这种目光过于短浅。安妮·克尔纳（Anne Kellner）在她2011年的论文中提到，具备**自我关照的能力**，而非无私的心态，才是建立可持续的、**专业照护能力的关键前提。从长远来看，以"燃烧自我"的方式工作，即无止境、不休息地照顾患者，会让护理工作变得不可持续，让护理人员无法工作到法定退休年龄。更有甚者，很多护理人员为了不增加团队的负担，甚至带病工作。这是一种新的现象，叫做**出勤主义**。相对应的概念是**缺勤主义**，意为即使没生病，也要请病假出去玩乐。和大多数致力于社会服务事业的职业群体一样，许多护理人员变成了"无助的救援人"（Schmidbauer，1992）。而有些职业群体则截然不同，比如主任医师，他们**按照自己的意愿行事**，只要一声令下给患者换药，护理人员就只好停下手中的工作去为另外一位患者换绷带，这样带来的后果则是，原本正在接受护理的患者可能会一丝不挂地被"晾"在床上。即便如此，护理人员也总会听从医生的命令。虽然具备了专业能力，但对自己工作的掌控权很小，仍然无法自主运用专业知识开展工作，这也让他们尤为沮丧（Millich，2017）。唯命是从反映出一些护理人员的防御性态度，他们会为了避免第三方责问而不愿施展能力，这也可能与他们遭受歧视的经历有关（Ciesinger，2011）。除本职工作外，护理人员还会承担搬运和拿取物资之类的工作，然而其他岗位的工作人员却不会做这些事。还有不少护理人员深受"好人综合征"之苦，他们逐渐丧失完整的"语言能力"，即不懂得说"不"。一旦有人请他们帮忙，他们几乎都会答应。但他们却忽略了可能需要为此付出的时间精力，只给自己预留了很短的缓冲时间（Quernheim，2018）。为了表现出友好和无私的态度，尽力照顾患者的利益，护理人员似乎无法停歇。如有护理人员请病假，从来都是由同事暂时代理工作，但医院从没为此增设过一个护理岗位！这一切的原因都在于，护理工作从未真正被人了解。也许是因为护理人员没有向外界介绍过自己的日常工作？很多人对护理行业只有模糊的了解，把护理人员视为总是匆匆忙忙、"为一切服务"的女孩。如果我们去采访护理人员，他们经常会将自己的工作与医生、理疗师或其他社会服务工作者的工作混为一谈，在他们对自身工作的理解中，这些非护理性质的工作反而成了护理工作内容。一些医生甚至真的以为护理人员的首要任务是辅助他们，护理人员交接班的时间也经常被误认为是在午休。所以，护理职业**被边缘化**，应归咎于护理人员自身。他们过于"积极"地承担额外工作量，包揽了其他岗位没完成的工作，帮助解决了其他岗位的问题。医护合作确实十分重要，但也十分敏感。这与过去荒唐的等级划分有关，护理人员也为此抗争了很久，例如，几十年来他们都试图回避和拒绝做抽血工作。但事实上，从医学的视角来看至今还有很多让人存疑的工作指示，如千篇一律的测量工作。医护之间只有建立起目标明确的平等对话时，才有可能互帮互助。

任务 23

有时我们能在报纸上看到护理学校学生家属祝贺子女通过护理考试的广告。试想一下，外界会对护理行业留下怎样的印象（图 14-1）？请您构思一种更佳的庆祝方式！

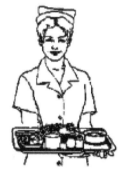

我们聪明的小护士

伊娜·施滕策尔

热烈祝贺你通过考试

爸爸、妈妈、贝尔德、苏珊娜、彼得和阿尔明都为你喝彩

图 14-1 报纸上祝贺子女通过护理考试的广告

（照片来源：安格莉卡·策格林）

抱怨带来的恶性循环

护理人员更喜欢在团队内部偷偷抱怨工作，一来可以团结同事，二来也不会影响正常工作流程（Zegelin，2018a）。当他们感到"耗尽全力"时，就会选择请病假或者干脆放弃这份工作。护理人员这种抱怨和逃避的做法可能无意中加强了外界对于护理职业的负面看法，因此我们自身对此也负有责任。所有的抱怨还会促成一个恶性循环。2005 年，考费尔特（Kauffeld）在他的文章中也指出了这一点，他提到，相互抱怨或诉苦不会带来任何实质性的帮助，反而会对整个团队产生负面影响，阻碍问题的解决。相互抱怨还会把参与者的情绪煽动起来，扼杀大家的创造力（Quernheim，2018）。总之，抱怨会污染整个团队的氛围，即便是动力满

满的同事也会因此失去对工作的期待。

我们甚至能在网上买到印有"生病的天使"这样带有同情意味字样的 T 恤，不免让人感到心疼（**图 14-2**）。这样一来，护理人员其实已经亲手摧毁了护理职业形象。如果总是把护理职业与牺牲奉献关联在一起，的确会对青少年和实习生产生不好的影响（Straßmann，2019）。

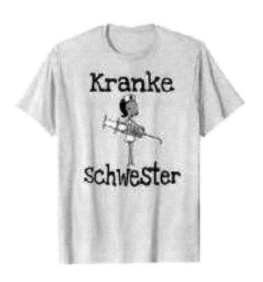

图 14-2　印有"生病的天使"的 T 恤

（照片来源：Amazon.de，已获授权）

卡琳·克斯廷（Karin Kersting）的研究：冷漠的护理人员

护理人员通过在情感上保持"冷漠"，逐渐接受了某些违反规范的行为。尽管他们在工作中受到诸多限制，管理层仍然要求他们拿出最好的状态。由此，他们"创造"出了一套属于自己的人道主义规则。在专业学习期间，他们就已学会了如何在情感上保持一定的疏离。他们认为，只要不把患者当作机器人对待，就已遵守了行业基本规范。他们还会这样安慰自己：大环境的问题并不是由他们个人造成的，因为他们也只是庞大医疗系统中的小齿轮。只要得到允许，他们是懂得如何正确护理病患的。卡琳·克斯廷于 2013 年明确指出，护理人员的"冷漠"使患者无法得到足够的关注。

团队规则 VS 职业道德

在护理领域，鲜有从业者会感到自豪，这种情感甚至是不受欢迎的。在撰写本书时，我们曾采访过护理人员兼企业家卡斯滕·赫尔梅斯（Carsten Hermes），他表示：*"如果有人在做报告时说，'身为重症监护室护理人员，我感到自豪'，是一件很棒的事，大家也会为之鼓掌。但如果在自己的团队中说同样的话，就被视作傲慢了。"*

接下来是一则骇人听闻的新闻。就在去年，电视台曝光了两则养老院丑闻，随后两家养老院纷纷关停。记者曾采访过这两家养老院的护理人员，但他们的回答相差无几：*"每位老人每天只能用一块尿不湿，其实我们也觉得这样不好。"* 抑或是，*"我们注意到这几个月给老人的伙食变少了，很多老人都瘦了。"* 更夸张的是，这些养老院内护理人员的工作资质都**未经**检查，记者是在受害者家属的请求下才展开了相关调查。2015 年，康斯坦策·艾尔曼（Constanze Eylmann）揭示了长期护理中的常见行为，阐释了团队规则与职业道德等概念。他指出，大多数情况下，人们更容易接受团队规则而非职业道德。因此，虽然员工在某些时候也会对工作内容产生怀疑，但机构利益或团队和谐更为重要，患者的利益反而是次要的。因为护理人员缺少公民勇气，才导致了护理领域内这些恶劣事件的发生。如果再不抗议，情况只会更糟，甚至危及他人的生命。换做一些别的职业群体，可能早就开始罢工了。请回忆下 2016 年柏林的农民抗议游行，40 名农场主用自己的交通工具封锁了柏林交通数小时。他们才 40 人！而全国的护理人员数量超过 120 万……

尊重和尊严

护理人员常常会忽略对自己的尊重和认可。面对那些不守规定、具有攻击性的患者，他们本可以要求其离开或是寻求上级和同事的保护，但他们极少这样做。护理人员总是会主动包揽其他岗位人员不会做的工作，这在长期护理中也是一样，尤其是当患者家属提出各种要求时。护理工作之所以是无穷无尽的，是因为它可以无限增加。那么问题来了：护理人员究竟能够完成多少工作，其上限和下限究竟如何？虽然不少护理人员随时可以在外面找到一份工作，但还是有不少护理人员害怕自己的老板，表现出既弱小又好拿捏的样子。

14.4　护理工作的不足之处

本节内容涉及护理配给、人员短缺应对方案和因护理人员长期短缺导致的床位削减问题。到目前为止，护理服务一直在逐渐减少，偶尔会因为护理人员缺勤而急剧缩减。其实许多地方的护理职位都是空缺的，而且在职的护理人员经常请病假。尽管存在这些问题，但外界几乎感受不到，因为护理人员正努力应对这样的紧急情况，试图弥补人员短缺带来的影响。他们加快了工作节奏，减少了休息时间，在医院停留更长时间，并优先处理最紧急的事情。民众也已习惯了护理人员的这种工作方式。从根本上说，既然养老机构条件如此恶劣，关闭它们可能是一个更为合理的选择。在上一轮全国疫情期间，一些问题就浮出了水面：被誉为"世界上最佳医疗系统"的德国医疗体系，如果因为一场流感就陷入瘫痪，那似乎是有些地方出了问题。迄今为止，德国尚未公开讨论过优化护理配给或护理优先级之类的话题。但现实中的情况是，护理人员并非在真正护理患者，而是在"匆忙"完成任务。他们每天都需要面对繁重的工作，在必要时需要先对事项进行优先级排序再展开行动。因此，部分护理人员早已不再按照护理模型开展工作，放弃了治愈和促进患者健康的工作要求（Zegelin，2015）。

2019年，克尼佩尔（Knüppel）指出，减少住院床位和养老床位显然不会受到公众的支持，但这也是为了保障真正有护理需求的患者和护理人员的权益。工作总量和护理人员数量之间必须重新建立起平衡。否则，可能会有更多态度积极的护理人员离开工作岗位。

工作时应该按照**优先级**处理各项任务，即护理人员要能够区分紧急任务与次紧急任务。然而，在实际的护理工作中，填表之类的行政工作似乎比与患者互动更为重要。而在其他领域，如水利或能源行业、铁路行业、IT行业或广播电视行业，都有能够确定事项优先顺序的应急预案，这在护理领域中却很罕见。护理人员通常自行决定可以省略的步骤，而他们往往首先省去与患者交谈这一步。社会和公众并不希望听到护理人员配备不足的消息。前文多次提到的概念"人文关怀护理"（Segmüller 等人，2012）是在一次有关护理配给的会议上被提出的——即使在这样一个专门讨论护理资源分配的会议上，与会者也只是在小范围内谨慎地讨论了这些问题。早在很久以前，瑞士护理学家西尔维娅·克佩里（Silvia Käppeli）就制订过一个科学有效的优先级方案，并在德国召开的一次会议上介绍过该方案。她将患者情况大致分为九类，分别对应三个等级，即必要的、重要的与有需要的，并对每个类别的患者做出了描述。此外，她还分析了国际上的其他优先级方案，这些方案反复强调应该省去与患者互动的步骤，更注重一些医疗行为，如开药、疼痛管理、输液和康复活动处于优先位置，身体护理则相对靠后。当然，最为优先的是急救措施。但这样的方案对护理工作来说过于狭隘。值得注意的是，在现实中，执行力强的患者或家属的想法更容易引起护理人员的关注，他们的需求更有可能得到优先考虑。然而，安静和听话的患者则容易被忽视。总的来说，一切似乎都是随机的。为了解决这一问题，护理配给是关键，这意味着我们需要制订一个在危急情况下能够被所有人接受、理解的应对方案。然而，克佩里女士提出的这一构想在她工作的医院里遭到了许多批评，这个方案也就没有了后续进展。即使在上述由德国政治基金赞助的会议召开后，德国也并未开始采取行动，但我们仍然需要一个这样的方案。目前在德国，不仅医院自身难以应对类似的问题，就连行业协会也不敢涉足这些敏感话题。我国设有患者安全协会，理论上应在协会内讨论相关内容。然而，该协会所关注的问题更多指向医学细节。护理工作中存在的这些不足并没有人指出来并加以解释。

此外，护理行业缺乏监管机制，而类似的社会服务行业一般都有人监管。同时，面对如此大的工作压力，护理行业内却很少开展同行咨询，以减轻他们的工作负担。不仅如此，护理人员的上司也很少会利用专业辅导来解决自身的问题。

任务 24

请调查您所在的机构中是否有类似的服务（同行咨询、专业辅导等）。

当有护理人员缺勤时，我们应该怎么应对？针对这一问题，我们可以参考护理机构中相关文件的指导意见。患者利益始终被置于首位。因此，临床决策往往受到伦理道德的影响。但是，护理团队通常毫无时间去讨论重大的临床事件，如心肺复苏、病情恶化或死亡，也没有时间去反思这些事件和提出优化措施。此时，任务优先级排序的重要性随即凸显出来：若想让患者的身体状况更好些，他们最需要的是什么？实际上，仅仅把（针对呼吸和循环系统的）急救措施视为护理中最优先的任务是不够的，护理工作应该更全面地考虑患者的需求。

14.5　要求过高与过低

对护理人员工作要求过高或过低可能会在短期内不断出现——这是职业生涯中的一部分。然而，如果这种情况长期存在，那么肯定有地方出了问题。

14.5.1　工作要求过高

戴容（De Jong）在 2016 年指出，对护理人员的**工作要求过高**表现在，希望他们了解或在实践中体现一些最新的研究理论。实际上，一些护理人员根本没有研读过或读不懂这些专业研究成果，他们不相信研究结论，也无法将其付诸实践。如今，由于护理人才短缺，许多机构的护理人员甚至无法达到最低水平要求。显然，他们对于护理理论的研究也未能达到足够的深度。此外，护理职业群体过于弱小，组织度也低，无法为争取自己的利益和提供优质护理而奋斗。目前，护理工作的内容和规模通常由出资者决定。为了节约资金，他们可能会提出诸如简化信息记录流程之类的方案。已经存在的护理理论可能会增强护理人员的自豪感，并确定护理工作中的必要内容。在与其他职业群体接触时，护理人员使用的专业术语过少，他们也常常将自己的工作视为简单之事。这里引用一位德国护士的发言：“*我只是这里的一名护士。*”与澳大利亚的护理人员不同，德国的护理人员将评估工作视为额外工作任务，而不是分析和规划患者护理工作的**出发点**（Flaiz，2018）。这可能是德国护理行业内评估工作量如此之少的原因之一。遗憾的是，护理培训过少和护理人才不足的问题使得患者的利益受损，也常常会导致他们丧命。德国与澳大利亚的护理主题不同，德国护理的主题是："首要任务是确保科室正常运作！"而澳大利亚的护理主题是："首要任务是我们有相应的条件来确保患者的身体状况良好！"

屈梅（Kühme）和纳尔拜（Narbei）曾在 2019 年指出，在医院的日常工作中，医疗责任的划分要么很差，要么根本不存在。这就导致很多患者未能得到充分的照料。此外，老年护理领域的大量护理人员专业水平低下，没有完整接受过三年护理培训，更不用说系统的护理专业高等教育学习了。不仅如此，他们也不会向养老机构提出具体要求来改善工作条件，也没有明确的劳动者意识。

施罗德（Schroeder）于 2018 年指出，一般来说，这类护理人员主要把问题归咎于"不充分"的培训或是国家，而非自己的雇主。另外，自信的护理人员会指出"*必要任务*"，并提出具体的要求。护理团队应该定期讨论各自的护理理念，这有助于团队的合作，毕竟，不同的观点是相互误解、工作质量差和引发矛盾的根源。机构的理念通常只是华丽的空话，护理人员也并没有参与到制定过程中来，实际上并无益处。当护理人员**在自己工作的机构中得到认可**时，就会产生自豪感。而如果个人的看法或经验在机构里似乎无关紧要，那么这种自豪感就会消失。以一家养老院为例：一名专业护理人员积极地开展有关尿失禁护理操作的培训，但却因为养老院想要减少经费支出而受到惩罚。这样的例子在护理领域屡见不鲜。

由于护理岗位减少，护理人员不能再像原本接受培训时那样完整地开展工作。一些护理人员甚至害怕与他们的患者接触或感受他们的痛苦，因此他们干脆避免与患者交流。

填写护理记录也对护理人员造成了过高要求。因为《护理保险法》和相关法律规定，目前护理人员只能记录那些可以计费的步骤。这正是我们两位作者想批评的地方，记录计费护理步骤人为地割裂了整个护理工作，忽略了护理的完整性。护理工作变成了**以分钟为单位**必须完成的任务。可惜这种简化的工作方式已经深深扎根于老年护理和居家护理之中。但实际上，在这些领域工作的护理人员非常清楚，护理工作涉及更多的内容和技能。这些规定是由外行人制定的，护理人员一再默默接受了这些规定。而沉默便意味着赞成！

任务 25

遇到对护理一无所知的人时，您应该向他们介绍护理人员的日常工作内容。请您绘制一张饼图（图 14-3），并标注出可以让您产生职业自豪感的工作内容及其所占比例。

例如，护理服务（身体护理、换药）、与患者沟通、生命体征测量、护理诊断、工作规划、查房、鼓励患者等。

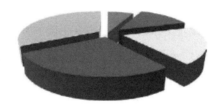

图 14-3 饼图

在护理和医学领域，做出诊断意味着识别出某种症状或某些组合症状。其中，诊断过程是指诊断的方法和步骤，而诊断能力包括感知、识别和采取相应行动的能力。然而，如果护理资源配给减少，护理人员可能无法执行他们原本应该承担的某些关键任务，比如制订护理计划、关怀患者，或者采取预防性的护理措施。在德国的医院里，医生查房时，护理人员更像是沉默的仆人，只需给医生提供数据即可：“*查房时，我是最后一个关门的。*”（Flaiz，2018）他们逐渐习惯了被动，几乎不会多做一点超过职责以外的事。许多人辩解道，“*我们一直都是这样做的！*”他们坚持例行工作，因为这给他们带来了安全感，有时也能让他们感到处于舒适圈内。而在养老院里，那些“毕业”的护理人员往往并不了解老人们，比如他们的来历背景、过去的职业以及入院前的情况（Zegelin，2018b）。

任务 26

在如今“终身学习”观念盛行的情况下，“‘毕业’的护士”这个称呼是一种挑衅。这是为什么？

令人担忧的是，本纳（Benner）提出的专业知识在德国并不太受认可。医院的病例组合规定将许多科室合并到一起，并设立了**弹性员工池**[1]，导致护理人员并不具备针对特定患者群体需求的护理能力。当弹性员工制度不协调时，我们就应当批判性地看待它。因为在大多数情况下，受到波及的是年轻的护理人员，甚至是培训学员。对于他们来说，这是一种灾难性的信息：*"我们可以把你作为弹性员工来安排。"*（Zegelin，2016）有些新人会感觉自己像个一窍不通的助理人员。然而，新生力量正需要得到我们的赏识和特别关注。那些弹性员工的经验表明，他们并没有得到最基本的入门指导和培训。他们不了解患者，这使得任何关于个性化护理服务的承诺都是无效的。甚至连病房的配置都没有达到标准：房间、柜子、工具和许多其他物品，都需要经过一番搜寻或询问后才能找到（Zegelin，2016）。正确的认知应该是：只有当我了解这个患者时，我才能承担起护理他的责任。然而有趣的是，在养老院中负责照料院内老人日常生活的所谓的"护理员"，往往只接受了几周的培训，却承担了重要的护理任务。这些"护理员"或"日常生活负责人"几乎没有接受过长期的专业培训，也没有高级职业资格，只是在"护理产业"中滥竽充数。这样一来，护理工作中有意义和有吸引力的内容就被忽略了，而更常见的情况是，护理人员感激得主动放弃了这些东西。

缺少护理程序

护理程序是系统化、个性化和全面关怀护理的基础。德国的护理程序几乎已经消失了，或是被大幅删减了。在许多地方，护理工作再次变回了机械地执行任务。然而，护理操作的逐步进行是专业性的标志。没有个性化护理就没有专业性可言！关键是将普适的（已经通过研究或经过专业衡量的）护理知识应用于不同个体并进行适当的调整。自2020年起，德国《护理职业法》第4条明确将护理程序的责任交由护理人员。但如果不能充分开展护理活动，不能明确地解决问题或达到护理目标，护理人员就没有权利与新入院的患者或其家属谈话，更别提对出院/转院一事有任何的发言权。由于缺乏统一的规划和目标，每个护理人员都会以不同

1.弹性员工是指企业中非长期性的员工，包括非全日制员工、派遣员工、外包员工和第三方顾问。

的方式对待患者（Bensch，2018）。因此，护理成果无法预测，也无法对护理程序进行评估。事实上，护理程序对于培养职业自豪感非常重要。它可以展现出具体的护理行为和取得的成果，并始终体现着护理工作的方方面面，如患者教育、护患关系、家庭导向的理念等。但由于许多护理人员不能坚持执行所有的护理程序，也没有人为其发声，所以这些程序几乎都被省去了。

14.5.2　工作要求过低

实际上，许多受过职业培训的优秀护理人员都感到自己被低估了。他们为自己局限于例行工作而感到不满，因为他们在工作中几乎没有任何机会去发挥创造性。2016年，不来梅大学米利希（Millich）的一项研究表明，目前，无论是护理学士学位毕业生还是仅接受过职业培训的护理人员，都会被分配到相同的岗位，且他们的工作环境几乎没有任何区别。这是因为管理层对此没有给予足够的重视，缺乏相应的提议。他们没有给毕业生充足的时间做科研，也没有提供相应的基础设施来辅助他们完成研究工作。为什么一位高水平的专业护理人员多年来只在耳鼻喉科病房分发冰袋？我们需要根据患者群体的不同需求来制订不同的护理计划。这些需求应该由专业护理人员来定义。遗憾的是，人们经常只能关注到眼下产生的"成本"，能够短时间内迅速完成身体护理成了护理的标准，患者其他层面的需求都被忽略了，导致他们只能得到很差的护理服务。无论是接受过专业进修培训的护理人员还是在大学完成专业学习的护理人员，他们在日常排班上没有任何差别。正因如此，即便有十分积极的护理人员，由于不能将所学知识应用于实际工作中，他们也会感到很沮丧。

15　公众因护理人才短缺引发恐惧心理

几乎在所有的调查中，人们都将健康视为头等大事，将自己的健康看得比幸福的家庭生活、工作或和平更为重要。而在恐惧的事物中，人们对自身产生护理需求的恐惧排在首位，并列的还有对气候变化或恐怖主义的担忧。近年来的各种研究也不断地印证了这一点。有八成的德国人表达了他们的忧虑：大多数受访者（73%）表示，他们特别担心养老院出现人手短缺的情况，担心护理人员将超负荷工作（pwc.de，2019）。许多人很可能已经意识到，当他们步入老年，依赖于他人的照顾时，护理人员短缺的情况可能会变得更糟。正因如此，涉及护理的讨论通常是禁忌。人们平时往往不会和家人讨论自己未来需要护理的话题。只有在真正产生护理需求后，才会急忙去寻找应对方案。这时，患者才会意识到，护理关乎所有人，而不只是一个幼稚的口号。一些人错误地以为，通过签署预先医疗指示就能解决很多问题，其实不然。倘若对护理工作并不了解，我们就很难想象，需要照护的人有多么频繁地需要他人帮助。在我们的社会中，独立自主有着十分重要的价值。再者，人类往往会逃避不愉快的事物或威胁，所以对他人的依赖似乎是让人难以忍受的，这种依赖性会让人联想到孩童时期。孩童时期的我们需要帮助是正常的，同样地，老年人在一定程度上依赖他人也可以理解。由于护理工作能够满足人的各种需求，所以这份工作是"丰富且有意义"的。然而，虽然我们可能会因在这样一个关键领域（不是在健身房或服装店）工作而感到自豪，但如果公众对护理现状总是抱有消极态度，那整个护理行业的形象也会不可避免地受到影响。

16　有待改进的职业培训

众所周知，许多优质且新型的护理学校、大学、实践培训机构都会提供职业培训的机会，还会安排导师指导实践。但这些机构并**不是**本章想要谈论的，我们想要谈的是那些培训教育质量明显还有待改进的机构。德国国家资格框架（DQR）依照 2003 年的旧护理法将完成了德国护理培训与助理人员培训的人员都归入了第 4 资格等级。但这种分类并不完全合理，因为 2020 年后《护理职业法》将为护理职业教育设立新的标准。您可以参阅《护理职业法》来了解相关内容。护理职业培训将被列入第 5 或第 6 等级，而老年护理和儿科护理培训则将单独列入第 4 或第 5 等级，这引起了老年护理和儿科护理人员极大的不满，因为这样的"部分合并"意味着将老年护理边缘化了。但若要完全合并所有护理培训内容，三年的培训时间又太短了。对许多护理学校来说，这些变化是一个巨大的挑战。不过，至少已经迈出了合并所有护理培训的第一步。几年后，政府将对这次实验性的改革做出评估，确定最后采取的方式。毕竟，德国护理人才短缺问题也是**公共医疗健康政策长期出错**的一大后果。作为欧盟人口最多、最富裕的国家之一，德国护理行业的准入要求（教育水平）却是最低的。在欧盟国家里，德国的护理职业教育走了一条特殊的道路。在德国，接受护理培训的最低要求是完成中学阶段教育。而在其他欧盟国家，想要进入护理行业的学生平均要多上两年相关课程，才能开始参与护理培训。

我们时常能听到一些令人挫败的培训情况。一些参与培训的学生开始时内驱力很强，但经第一次实操后，他们就放弃继续参与培训，究其原因，是因为他们发现实操的情况与理论知识以及自身对人文关怀护理的设想之间存在显著矛盾。萨比娜·巴尔（Sabine Balzer）对克斯廷（Kersting）的十二种培训人员反应模式进行了区分，并形象描述了培训中的"叛逆者"和"顺从者"两种类型（Balzer，2019）。刚入门的实习生常常缺乏充分的指导，且常常遇到缺乏动力和自豪感的从业人员。因此，不少人会有意避开那些他们曾经实习体验过的职业。然而，根据相关法律规定，护理培训中的实践指导环节必须占总培训时间的 10% 左右。但在现实中，这一点常常被忽视。学生在实践培训中得到的反馈太少，工作太过仓促，要求太高，且经常是独自一人工作。在这种情况下，他们很少能培养出**专业护理素养**。不仅如此，学生有时还会将实践环节看作是"浪费时间""空转"或"与专业无关的工作"。当学生生病或在学校上课时，所有的护理工作就会受到影响。在老年护理培训中，经常会出现这样的情况：学生们在周末加班，或者可能因医院人手不够而直接从课堂上被叫走。但这是不应该的！无论是在汽车修理店、银行或超市里参与职业培训，学生都不会承受像在某些护理机构中那样超负荷的压力。不仅如此，一些护理专业的**大学生**还表示，相比起**护理学校学生**，他们更容易受到歧视。也是因为更容易遭到排挤，护理专业的大学生们很少会有群体归属感，且还会认为自己的实践经验不足（Kühme 等人，2019）。本施于 2018 年指出，许多学生不被允许在他们的实践报告中揭露问题，一些护理管理部门甚至还禁止让学生观察学习。

为了改变护理职业的某些负面形象，我们必须更清晰、更积极地谈论我们的工作。由于那些错误百出、过度强调负面内容的媒体报道，很多适合进入护理领域的发展对象望而却步。更有甚者，2009 年时德国联邦议院中的一些政客认为，为了更快补上空缺的培训岗位，我们可以降低护理行业的准入要求，但这是错误的。自 2020 年以来，政府颁布了一项新的法律，其中包括职业培训和相关考试的法规，还对专业委员会提出了教学计划和培训计划上的建议。不久前，老年护理专业的学生还需要为培训支付高达 7200 欧元的学费，这实在是太荒唐了！而现在，所有培训机构都将得到一项共同基金的资助。另外，如今的居家护理服务机构也可以自行展开培训。而责任部门仍是联邦卫生部（BMG）和联邦政府家庭、老人、妇女和青年事务部（BMFSJ）。

尽管德国医疗保健（BLGS）曾严肃提议取消培训期间的中期考试，但这一建议并未被采纳。2019 年，福格勒（Vogler）指出，期中考试是过去试图将护理助理培训纳入医疗职业培训过程的历史遗留内容。但无论从专业还是教学角度上来看，这一做法都是毫无意义的。按照《护理加强法》的新规定，参与护理和儿童护理培训的学生在第一年培训期间不会被分配到工作岗位上。

从培训教学层面来看，不同学校的教学质量和教师水平存在差异，且同一学校不同教师的教学水平也不同。许多学校在空缺多个教师岗位的情况下，仍然开设满员甚至超员的课程。这对教师的影响是显而易见的。更有甚者还降低了招聘培训教师的标准，几乎无条件接受所有应聘者。但这样反而会降低整个课程的水平，让那些动力十足和更加聪明的学生反感。当班上学生的认知和动机水平差异很大时，课程对优秀学生来说可能太过简单，而对学习能力不强的学生又造成了过大压力。出现这种问题，既是因为教师能力不足，也是因为在上述教学环境里无法开展正常教学。此外，我们还必须关注护理培训中实践环节的资助情况，确保高校职业培训的实践环节得到足够的基金支撑（Vogler，2019）。

在我们看来，护理人员通过攻读"医师助理"专业向医学领域发展存在风险。因为这样一来，护理人员就放弃了自己的独立性，以助理身份听候医生的命令。最近，一档电视节目中跟踪报道了一门老年护理课程，学生需要在第一学年结束时参加"清洁护理考试"，但实习指导教师和其他教师将这个过程解释得十分机械化。作为同样来自护理教育领域的观众，我们真的感到非常糟糕，因为整个过程就像在洗车房洗车一样机械（**图 16-1**）。所以，如果观众认为每个人都能胜任护理工作，也就不足为奇了。

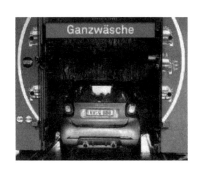

图 16-1　像在洗车房洗车般的清洁护理考试

（照片来源：格尔曼·奎恩海姆）

17　不称职的管理层

在本科毕业或通过护士职业资格考试后，只有少数护理机构会为毕业生提供合适的入职培训。在许多团队中，很少有管理者会尝试建立团队内部共享的护理理念，这样一来，团队护理工作中就容易出现混乱。例如，即便有积极的（实习）护理人员会制订细致全面的护理计划，但其他人常常不会遵守，这种错误行为更不会受到惩罚。**Gallup 参与度指数**是一种用于测量组织与员工之间参与度的指标，是德国最权威和最全面的测评工作环境质量的研究，它涉及员工在职时间的长度和这期间的生产力等问题。而这些问题的答案是明确的：它们主要取决于直属上司的领导行为。虽然这方面存在积极案例，但也有许多消极案例，尤其在许多对员工犯错容忍度低的机构中。护理实践指导工作并没有得到应有的重视，在人手短缺的情况下，计划中的实践指导工作往往被搁置，理由是我们应该先护理患者。除此之外，学护理的学生或患者得不到任何咨询的机会。现实中，团队领导很少会与下属进行谈话（哪怕一年一次），自然也不会和下属共同规划促进个人发展的有效措施。在这种情况下，护理人员既无法拥有长远的眼光，也无法发掘自身潜力，最终也就无法使自身能力得到任何提高。目前，人们逐渐认识到了护理机构内管理层领导力不足的情况。联邦和各州都对"机构中的领导力"问题给予了高度重视，例如，开展了护理联合行动、莱法州的护理专业人才和资格培训倡议 2.0，而这些相应措施都意味着解决上述问题十分紧迫。

伊斯福特于 2017 年指出，现在的就业市场中几乎已经不再有接受过三年职业培训的护理人员了，我们也不可能和以前一样筛选应聘者。现在的重点不应始终放在招募新员工上，而应放在**留住**、团结和培养**现有护理人员**身上。应该高度关注那些高素质、稀缺的护理人员，想办法留住他们。这是确保机构继续运转的唯一机会，也是最高级别的管理任务。如今还存在一个问题，即无作为的管理人员过多，他们不会主动采取措施去解决冲突，有时候甚至毫不在意护理团队提供了何种质量的护理服务，他们对同事之间的关系也无动于衷，更别提带领团队进行工作反思了。在这样的环境里，即便是工作动力强且积极性高的护理人员也很快就会失去动力，因为他们直观地感受到，不称职的人也可以继续当领导，不仅如此，他们在工作上犯错也不会得到任何惩罚。相对地，一些护理机构的负责人和管理层对自信且专业素质高的员工也并不感兴趣。**具有远见的护理人员**常常会在许多领域中受到钳制，导致他们无法发表太多意见，也无法产生实质性的影响力（Böhme，2017）。

18　组织度低

德国大约有 120 万人从事护理职业，但其中只有很少一部分加入了职业协会。例如，德国护理协会（DBfK）仅有 2 万名成员，而工会成员也不到 10 万人。护理人员的组织度很低，一般来说，没有加入组织的护理人员既不了解业内信息，也不参与政治活动为职业群体发声，并由此将护理职业的代表权交给他人。但如果我们自己都不积极，那怎样才能在政治上为自己发声呢？相比之下，其他国家（如挪威）的护理职业则享有完全不同的声誉。多肯（Dokken）于 2016 年指出，自从护理学术化以来，加入护理职业协会的护理人员比挪威的专业护理人员还要多，甚至一些护理专业学生也加入其中，退休的护理人员也会继续保持自己的成员身份。在德国，我们的职业群体缺乏**凝聚力**。医院护理、老年护理和居家护理彼此分离，而儿童护理（因其区别于成人护理）在护理行业中扮演着特殊角色，不同领域之间的分歧导致了护理人员之间经常内斗。这些分裂情况主要是因为不同雇主或协会之间存在分歧。因此，护理人员必须意识到，只有**共同**行动、团结起来才能产生影响。森内特于 2008 年指出，早在中世纪，手工艺行会就已通过联合的方式去维护自身利益。反观护理行业的现状，不同的护理领域间仍然不够团结：重症监护室的护理人员毫不关心长期护理领域的状况，长期护理领域的护理人员也不关心前者。总之，自身团队利益凌驾于一切之上。许多护理人员既不愿为自身和护理行业的游说工作做出贡献，也不愿意交会费资助职业协会。但事实上，成为职业协会成员有许多好处，协会和工会的成员可以获得相关立法的资讯。在电视上的护理报道中，代表发言的常常是养老院或医院的领导，于是公众会把他们的观点和一线护理人员的观点混为一谈。在他们潜移默化的影响下，类似减少护理岗位这样的观点也就被大家所接受了。总而言之，沉默意味着赞成。如果许多小型倡议组织能够加入大型协会中，那将是很有意义的。我们需要一个拥有 50 万名护理成员的强大组织。

19 之后呢?

糟糕的工作环境让人心情沉重。尽管如此,许多护理人员仍然坚守在岗位上,期待着情况好转。他们相信,他们已经挺过了护理危机的艰难时刻。然而,他们往往等待着**政府的干预**,而不是**自行**寻找解决问题的途径。让人欣慰的是,联邦政府承诺会积极采取行动,并为护理行业提供数十亿资金。但考虑到我们这个职业群体的规模,若要实施《护理加强法》和推动护理联合行动,小十亿资金根本不够,这是问题所在。政府也清楚,如果真的想让护理行业有所作为,他们需要提供 12 亿 ~15 亿欧元的资金。因此,我们护理职业群体要对政界和社会施加更大的压力才行。如果像现在这样,也就不能得到足够的资金支持!最糟糕的情况是,专业护理人员大规模集体辞职,医疗系统将彻底崩溃。让我们拭目以待未来局势的发展。

美丽新世界?

不仅专业护理人才变得越来越紧缺,我们周围的养老院也因人手短缺纷纷关闭,现有的养老院或是缺少足够的床位,或是无法提供居家护理服务,所以我们现在就已经开始担忧,如果家中有人需要长期照护,可能只能由家属亲自照顾,这也意味着,家属有时不得不放弃自己的工作。在医院里也是一样,床位会被取消,患者更多接受的是居家治疗,但他们在家中却无法获得护理服务。基于这些情况,我们应该在鼓励护理人员考取驾照方面进行投资,开设远程课程,培训护理导师,这样才有可能让患者家属轮流进行休息。比起现在六个月的休息时间和一笔可笑的贷款资助,患者家属更需要的是拥有经济支持的长期家庭护理休假,以方便其照顾家中的患者。2019 年,我在与弗朗克·魏德纳(Frank Weidner)讨论本书时,他指出了一件有趣的事:*"在护理领域进行的一切改革都是为了腾出更多时间,好让护理人员最终能专注于患者护理工作,因此,护理领域也开展了'数字化'。过去二十多年,我们见证了数字化在护理领域的应用,比如,在病房助理工作、送餐服务、简化护理记录过程等方面。所有这些工作似乎都指向一点,即护理人*

员终于有更多时间来做真正的患者护理工作。但为什么这些努力从未真正实现这个目标呢？因为时刻陪在患者身边的护理人员并未得到相应的报酬。如果大家真的想要护理人员工作更长时间，那就必须为此付费。我有一个提议：不妨在工作时间内给予护理人员20%的时间供自由支配，但无需提供这期间的工作证明？单纯的数字化'只'会提高护理人员岗位继续被'优化'的风险。"

作者短评——安格莉卡·策格林

与上述观点相反，我对数字化和人工智能持极度怀疑的态度。虽然大家一再强调，这有助于解放人类，补充人力。但我的看法不同，我认为数字化和人工智能的使用是为了在未来替代昂贵且不稳定的人力。我还深信，在困难的情况下，比如生病时，人类是彼此需要的。虽然已经有研究者在探索研究机器人的情感智能开发，但要想它们真正能够根据情境做出反应，并与人产生"共鸣"，可能需要几十年的时间。但那时这样的生活还有意义吗？

电子护理记录系统的开发就是一个失败的案例。因为它的底层逻辑就错漏百出，它只能覆盖护理工作的一小部分内容，而且系统非常僵化，几乎无法适应当前的需求。

下列短文为未来的护理工作提供了一种想象，谢谢约尔格·施拉曼（Jörg große Schlarmann）先生在技术方面给予的指导，他在这方面比我懂得太多。对我来说，这一切几乎无法想象。当然，人工智能也会有积极的一面，比如，让人更加独立，减少对他人的依赖(这是件好事吗？)。短文中讨论的是"机器护理"的现实状况，这将产生除SMART理论之外"新"的护理理论。

2060年的护理

在未来的护理机构中，几乎看不到真人忙碌的身影。患者的病历全部数字化存储，并通过语音识别系统不断更新。每位患者的身上都贴有一个专属的二维码身份标签，他们的日常活动都由人工智能调控，诊断工作则是远程进行。内嵌视频摄像头的传感器能够结合图像读取参数，"智能"尿袋和马桶则能监测患者的排泄情况，过道上的相关设备可以预测患者跌倒的风险，病床则配备了灵敏的床垫，能够预防疾病。过道上有许多机器人在作业：洗涤机器人根据设定的标准程序和四项洗涤步骤工作，餐饮机器人提供饮食。开通静脉通道、采血和更换敷料也可以由机器人完成。除此之外，还有负责清洁、安全和搬运的机器人，以及自动移动装置和移动病床。如果患者想要得到身体接触，还有大眼睛毛茸茸的机器人可供服务。过道上还有一排排的无人机巡逻，他们或是朗读，或是唱歌，或是履行一部分神职人员的工作。还有可以远程联系访客的无人机。查房和质量检查的工作也由机器人代办，他们在病房间穿梭，医生、护理人员或治疗师在家中办公，远程操控机器人。而病房的情况则由一个中央控制中心监管。

机器人在社会功能、心理或教育方面的表现越来越好，实现"文化适应"的功能也成为可能。目前，这只以一些开展机器人教育的亚洲国家的理念为基础。此外，也必须给患者做科普工作，因为患者要花大量时间使用 VR 眼镜。

尽管机器的性能在不断提升，但仍然存在许多问题。计算机系统采用线性逻辑工作，它们会将人分类，以"适应"某个程序。在这种工作模式下，计算机系统无法根据现实情况真正进行调整。机器的缺陷还在于只会执行被编入程序的命令，所以系统会存在漏洞或错误。然而，人是独一无二的（谢天谢地）。机器一旦出错，就可能给人带来生理上的伤害，而更糟糕的是，由于使用机器的相关法律问题尚不明确，一旦机器对患者造成了伤害，很难判定责任问题。如果一个喂食机器人在一位老太太的饲管中放了三倍量的汤，又混淆了升降机的上下装置，导致食物被错误地送入患者呼吸道，那谁来对此负责呢？大量数据的管理工作也是未能解决的问题。如果只是机器系统无法正常运行，人类可以成为"应急团队"。但是人工智能过于依赖能源供应，且一旦受黑客攻击就会变得不堪一击，甚至对人类构成威胁。也许未来有可能出现"多级护理"，甚至出现将重症患者输送到其他国家或专门的"护理岛"的操作，说不定哪天还会把他们送到卫星上？真是不堪设想。今天的我们可能正在推动那些在未来令人无法接受的技术发展。

您会如何应对第三部分中所讨论的压力情况?

作为护理学校学生、护理专业大学生或专业护理人员,您如何应对上述提到的所有压力呢?我们必须彻底改变医疗体系和职业架构,否则**护理人才流失**的问题将持续存在。许多人并不会选择逃避问题或草率地辞职,而是会去寻找一个他们热爱的、适合自己的工作领域。本书展示了那些对自己的职业感到自豪的从业者,同时也有陷入一味抱怨的恶性循环和无动于衷的人,他们觉得自己作为"小人物"无法产生任何影响。但实际上并非如此!

其实我们在本书中只提及了工作环境的部分现状,但这些内容似乎已经让人感到很沉重了。我们如何才能摆脱这个困境呢?英国政治家丘吉尔曾说过:"成功并不是终点,失败也并非末日,重要的是继续前进的勇气。"

客座文章

加布里埃莱·迈尔(Gabriele Meyer),健康与护理系博士,马丁路德·哈勒维腾贝格大学医学院教授

您如何看待职业自豪感对护理发展的影响?

根据维基百科的说法,"*自豪是一种对自身或他人产生的极大满足感,是对个人或对某个备受尊敬的整体的高度评价。*"然而,自豪感在基督教伦理中也被认为带有某些缺陷,容易发展为高傲自大、爱慕虚荣。

职业自豪感可以降低护理人员尊严受到侵犯时的敏感性,当然也可能导致他们更难意识到服务质量缺陷和缺少创新的问题。然而,在德国的公共和政治讨论中,护理领域的话题几乎只围绕人员短缺、护理服务质量低下和护理丑闻展开;人们把护理视为一种非独立性职业,其工作内容和家务劳动差不多,至少在长期护理领域中,即使是未经专业培训或没有任何经验的人也能轻松胜任这份工作。

此外,公众总能听到有关护理事故的新闻。例如,最近在萨克森-安哈尔特州连续两次发生了养老院患者被烫伤的事故。还有发生在医院和养老院中的谋杀

案也引起了公愤。这些案件交由其他专业人员处理，而护理行业对这些事件的反应更多的是尴尬的沉默，至少没有强烈的抗议声，也没人站出来明确立场，指出这些事件完全违背了护理行业的基本原则，更没有人就护理群体对"害群之马"的容忍和忽视现象表态。护理职业的美好声誉被那些冷酷无情的同行所玷污，他们严重违反了职业道德和职业规范，但为什么这些事并未在护理行业内部引发强烈的愤慨？

如果有更多的护理人员拥有职业自豪感，那他们会更加明确自己的立场。

自豪感和尊严密切相关。职业自豪感往往伴随着团结和身份认同带来的力量，不同的人对职业自豪感有着不同的理解。当然，职业自豪感也源于员工在工作上的自由发挥空间。2006 年 11 月，瑞士联邦前主席胡贝尔霍茨（Huber-Hotz）在伯尔尼发表的演讲中精辟地指出："*健康的职业自豪感是一种奇妙的东西：它是我们船帆上的风，它激励我们，使我们变得富有创造力。因为有它，我们每天都期待着工作，能够克服困难、逆风而行；因为有它，我们不断发展自身潜力，提高自身能力。还有一点，职业自豪感不仅关乎个人，它也照耀着整个工作团队以及与这个团队接触的所有人。简而言之：健康的职业自豪感是生命的活力。然而，这种对职业自豪感的赞美也有对立面：职业自豪感并非唾手可得的廉价之物！它要求我们不断努力提高自己，提高我们的产出。它要求我们对自己绝对诚实，因为它不适合像一件花哨的衣服一样被展现。它也无法通过牺牲他人、窃取他人的劳动成果来获取。*"

您有什么办法来提高职业自豪感吗？

从上述内容可以看出，我们亟须统一护理的定义，并将其作为共同的参考标准。为了提升护理人员的职业自豪感，我建议采取以下几项措施：统一护理的定义、建立全国性的护理行业协会、实施职业注册制度、提供终身培训机会、细分护理资格等级、提高接受高等教育的护理人员比例。研究人员也可以运用适当的方法探讨合适的护患比例，探究恰当的人员配置对恢复患者健康的影响，从而帮助护理人员提高职业自豪感。

第三部分参考文献（第 13—19 章）

Aiken, L., Sloane, D., Cimiotti, J., Clarke, S., Flynn, L., Seago, J., … Smith, H.(2010). Implications of the California Nurse Staffing Mandate for other states. *Health Services Research*, *45*(4), 904-921. https: //doi.org/10.1111/j.1475-6773.2010.01114.x

Balzer, S.(2019). Chamäleonkompetenz oder Rebel-len und Fügsame in der Pflegeausbildung. *PADUA*, *14*(4), 215-219. https: //doi.org/10.1024/1861-6186/ a000504.

Bensch, S.(2018). Krankenhauspflege: Eine Pflege ohne Plan. *PADUA*, *13*(5), 315-320. https: //doi.org/ 10.1024/1861-6186/a000456.

Billroth, T.(1914). *Die Krankenpflege im Hause und Hospitale. Ein Handbuch fürFamilien und Kranken-pflegerinnen*(8. Aufl.). Wien: Carl Gerold's Sohn Verlag.

Böhme, H.(2017). Gewalt: Wegschauen kommt nicht infrage! *Die Schwester/DerPfleger*, *56*(1), 78.

Braun, B. & Müller, R.(2005). Arbeitsbelastung und Berufsausstieg bei Krankenschwestern. *Pflege & Gesellschaft*, *10*(3), 131-141.

Christiansen, F.(2011). *Vier Jahre Haft für Chefarzt nach Zitronensaft-Skandal*. Zugriff am 09. August 2019 unter https: //www.aerztezeitung.de/praxis_wirtschaft/recht/article/647279/vier-jahre-haft-chefarzt-nach-zitronensaft-skandal.html.

Ciesinger, K.-G., Fischbach, A., Klatt, R. & Neuen-dorff, H.(Hrsg.).(2011). *Berufe im Schatten. Wert-schätzung von Dienstleistungsberufen*. Berlin: Lit Verlag.

de Jong, A.(2016). Immer am Ball bleiben. Wie das Wissen im Praxisalltag zirkuliert. *JuKiP*, *5*(1), 30- 35.

Dokken, H.(2016). Personalakquise und -bindung: Interview mit Pflegedirektorin aus Norwegen. *Die Schwester/DerPfleger*, *55*(8), 72.

Eylmann, C.(2015). *Es reicht ein Lächeln als Danke-schön: Habitus in der Altenpflege*. Göttingen: V & R unipress.

Großkopf, V. & Klein, H.(2020).*Recht in Medizin und Pflege*(5. Aufl.). Balingen: Spitta.

Haring, J.(1911). *Leitfaden der Krankenpflege in Frage und Antwort*. Berlin: Julius Springer.

Hochschulrektorenkonferenz.(2017). *Primärqualifi-zierendeStudiengänge in Pflege-, Therapie-und He-bammenwissenschaften*. Zugriff am 24. Juni 2019 unter https: //www.hrk.de/fileadmin/redaktion/ hrk/02-Dokumente/02-01-Beschluesse/Ent schliessung_ Primaerqualifizierende_Studienga enge_14112017.pdf.

Isfort, M.(2017). Kritische Personalsituation. *Die Schwester/DerPfleger*, *56*(11), 85.

Kauffeld, S.(2007). Jammern oder Lösungsexplora-tion? Eine sequenzanalytische Betrachtung des Interaktionsprozesses in betrieblichen Gruppen bei der Bewältigung von Optimierungsaufgaben. *Zeitschrift fürArbeits-und Organisationspsycholo-gie*, *51*(2), 55-67.

Kellner, A.(2011). *Von der Selbstlosigkeit zur Selbst-sorge-Eine Genealogie der Pflege.* Münster: Lit Verlag.

Kersting, K.(2013). *Coolout in der Pflege. Eine Studie zur moralischen Desensibilisierung*(3. Aufl.). Frank-furt am Main: Mabuse Verlag.

Knüppel, J. (2019). Wir brauchen wirksame und nachhaltige Gesundheitsförderung. *Die Schwes-ter/DerPfleger, 58*(8), 81.

Kühme, B. & Narbei, E.(2019).Aus der Praxis und für die Praxis: Entwicklung von pflegedidaktisch re-flektierten Transferaufgaben. *PADUA, 14*(1), 13-19.

Merkur.de.(2017). *Sex-Appeal im Krankenhaus: Pfle-ger wird zum Instagram-Star.* Zugriff am 11. Juli 2020 unter https: //www.merkur.de/welt/vom-heissen-krankenpfleger-zum-instagram-star-8653483.html.

Metcalfe, D., Chowdhury, R. & Salim, A.(2015). What are the consequences when doctors strike? *British Medical Journal, 351,* h6231. Verfügbar unter https: //www.ncbi.nlm.nih.gov/pubmed/26608 938.

Millich, N.(2016). Pflegestudium: Wir brauchen die hochschulische Erstausbildung. *Die Schwester/Der Pfleger, 55*(12), 90-93.

Millich, N.(2017). Personalmanagement: Wir geben Pflegenden eine Bühne. *Die Schwester/DerPfleger, 56*(10), 82.

Overlander, G.(1996). *Die Last des Mitfühlens: As-pekte der Gefühlsregulierung in sozialen Berufen am Beispiel der Krankenpflege*(2. Aufl.). Frankfurt am Main: Mabuse Verlag.

Quernheim, G.(2018). *Nicht ärgern-ändern! Gelas-senheit statt Burnout*(2. Aufl.). Berlin: Springer.

Radke, R.(2020). *Durchschnittliche Verweildauer im Krankenhaus 1992-2018.* Zugriff am 18. Juli 2020 unter https: //de.statista.com/statistik/daten/stu die/2604/umfrage/durchschnittliche-verweil dauer-im-krankenhaus-seit-1992/

Roeder, N.(2019). Pflegepersonal-Stärkungsgesetz: „Kliniken sollten jetzt alle Hebel in Bewegung setzen". *Die Schwester/DerPfleger, 58*(1), 12 -17.

Rumpf, T.(1900). *Leitfaden der Krankenpflege.* Leip-zig: F.C. W. Vogel.

Schmidbauer, W.(1992). *Hilflose Helfer: Über die see-lische Problematik der helfenden Berufe*(2. Aufl.). Reinbek: rororo.

Schroeder, W.(2018). „ Wer nicht organisiert ist, ist gesellschaftlich nicht existent". *Die Schwester/Der Pfleger, 57*(9), 20-24.

Segmüller, T., Zegelin, A., Wagner, F. & Bienstein, C.(2012). *Menschenwürdig Pflegen? Das Recht auf qualifizierte Pflege*(Band 10). Sankt Augustin: Konrad-Adenauer-Stiftung.

Segmüller, T.(2012). *Pflegende als politische Akteure. Auswirkungen einerpflegerischen Tätigkeit eines Land-tags-bzw. Bundestagsabgeordneten. Eine qualitative Untersuchung.* Saarbrücken: Akademiker Verlag.

Sennett, R.(2008). *Handwerk.* Berlin: Berlin-Verlag GmbH.

Simon, M.(2016). Dürftige Finanzspritze. *Die Schwes-ter/DerPfleger*, *55*(1), 74.

Stangenberger, J.(1901). *Unter dem Deckmantel der Barmherzigkeit. Die Schwesternpflege in den Kran-kenhäusern. Ein Mahnwort an Eltern und Vormün-der*. Berlin: Hermann Walther.

Straßmann, B. (2019). Wie vermarktet sich die Pflege? In J. Prölß, V. Lux & P. Bechtel (Hrsg.), *Pflegemanagement: Strategien, Konzepte, Methoden*. Berlin: MedizinischWissenschaftliche Verlagsgesellschaft.

Thöns, M.(2016). *Patient ohne Verfügung*: *Das Geschäft mit dem Lebensende*. München: Piper Verlag.

Vogd, W.(2018). PDL-Flucht nach oben oder eine Führung, diedie Pflege ernst nimmt? *Die Schwes-ter/DerPfleger*, *57*(4), 60.

Vogler, C.(2019). Pflegeberufegesetz: Die Zwischen-prüfung ist völlig sinnlos. *Die Schwester/Der Pfle-ger*, *58*(1), 50.

Wagner, P.A.(2019). Nettigkeit bringt uns nicht wei-ter. *Krankenpflege*, 112(5), 12-17. Verfügbar unter https: //www.sbk.ch/files/sbk/archiv_zeitschrift/ docs/2019/2019_05/1905_DE_ Hauptartikel__ac_ low.pdf

Weidner, F.(2019). Pflege in Deutschland: Gesell-schaftliche und gesundheitspolitische Dimen-sion. In J. Prölß, V. Lux & P. Bechtel (Hrsg.), *Pfle-gemanagement*: *Strategien, Konzepte, Methoden*. Berlin: Medizinisch Wissenschaftliche Verlagsge-sellschaft.

Wissenschaftsrat.(2012). *Empfehlungen zu hochschulischen Qualifikationenfür das Gesundheitswesen*. Zugriff am 24. Juni 2019 unter https: //www.wis senschaftsrat.de/download/ archiv/2411-12.pdf

Wollschläger, J.(2019). *Bevölkerungsbefragung Pflege in Deutschland 2017*. Düsseldorf: Pricewaterhouse-Coopers. Zugriff am 24. Juli 2020 unter https: // www.pwc.de/de/ gesundheitswesen-und-pharma/ pwc-befragung-pflegeheime.pdf

Zegelin, A.(2015). Brauchen wir Priorisierung? *Die Schwester/DerPfleger*, *54*(4), 74-77.

Zegelin, A. (2016). Wenn Pflegende zu Springern werden. *Die Schwester/DerPfleger*, *55*(9), 8-31.

Zegelin, A.(2018a). Die Zeit des Schweigens muss vorbei sein. *Die Schwester/Der Pfleger*, *57*(10), 50- 52.

Zegelin, A.(2018b). Langzeitpflege: Die Biografieim Blick. *Die Schwester/DerPfleger*, *57*(2), 40-43.

第四部分
我们能做什么？

本部分内容更为广泛，旨在展示多种培养职业自豪感的方式，会涉及护理职业的各个方面，包括自我认知、语言与表达、职业道德准则、公关工作与游说活动、护理组织和个人健康。在讨论这些内容时，我们都拥有共同的梦想和愿景。为了帮助我们的护理人员走出前几章所描述的困境，我们必须不断调整护理结构和内容，以适应时刻变化的需求。我们也需要更多的员工，更好的领导以及更协调的工作组织。在本部分内容中，我们会提出优化建议，具体说明我们这个职业群体能做些什么。

20　自我认知

改变思维习惯的第一步是意识到自己存在的惯性思维，但说起来容易做起来难。例如，许多人都对护理有偏见，认为医学比护理更"专业"。但事实上，护理人员同医生一样，都以经实践证明有效的专业操作为指导，并不断在实践操作中发现问题，以寻求更有效的改进方法。同样，如果您认为一个人开始工作的第一步就是加入相关的联合会、公会或同业协会，那么这也是您的惯性思维。多年来，甚至几十年来，许多护理人员都缺乏这样的认识。如果一位医生或者药剂师不是某个协会的成员，您还认为他们会有今天这样高的社会地位吗？他们协会本身就是一种自豪的象征！对于医生和许多从事其他职业的人来说，出资支持自己的协会开展游说活动并以此来提高自己职业的地位是一件理所当然的事。所有医生都有自己的所属组织，而在护理行业，这一比例甚至不到10%，不过德国的一些联邦州除外，他们实行强制入会制，因此几乎100%的护理人员都加入了护理协会。为了能对事物有更清晰的认知，请您认清自己的个人偏见和惯性思维，因为它们会在不知不觉中限制您的眼界（Schnabel，2018）。为此，职业基本道德准则至关重要。

20.1　职业道德准则

当专业人员知道自己的行为符合职业道德和法律规定时，便会产生自豪感。尊重患者的**人格尊严**是医护人员的基本职责，无论在诊所、养老院，还是居家护理、长期住院护理中，护理人员都有必要尊重患者的人格尊严。基本法也在积极呼吁大家这么做！所有医疗机构都应高度重视保护患者安全。国家相关部门有责任监督各医疗机构履行这项义务。这就像卫生部门为了保障人民健康突击检查冰激凌店里冰激凌的细菌污染程度一样。相比之下，护理质量几乎没有人检查。国家相关部门从没有或很少对护理方式和质量、护理理念、护理效果等进行检查，更不用说护理人员的工作条件和休息制度的执行情况了。据德国护理协会（DBfK）

提供的消息，护理行业明显缺乏一致可靠的安全文化。但国际护士理事会（ICN）已明确提出要将建设安全文化列入工作任务。此外，协会还指出，护理的关键任务除了为本行业进行宣传，还包括参与制定卫生政策以及共同管理医疗保健系统和教育体系（DBfK，2019b）。如果患者或同事的权利受到侵犯，护理人员应指出现场发生的侵权行为。护理协会的存在是为了保护和造福民众，因此一旦发生侵权行为，应立即通知护理协会。但现实是：凭良心揭露违法行为、护理质量缺陷或欺诈行为的人往往被视为叛徒、诽谤者或揭发者，相关机构的声誉以及利益比那些受害者的人身安全、尊严和生命更重要。但我们绝不能再容忍这种境况！社会亟须有责任感的人，能为他人利益无私地站出来，展现国家公民的勇气。《国际护士协会护士职业道德准则》写道："护理人员的基本职责是照顾那些需要照顾的民众。"

20.2 《国际护士协会护士职业道德准则》及其序言

《国际护士协会护士职业道德准则》的序言确定了护理人员的四项基本任务：促进健康、预防疾病、恢复健康和减轻痛苦。护理需求普遍存在。护理的本质就是尊重人权，包括生存权、享受个人尊严权及受尊重的权利。护理不因年龄、肤色、信仰、文化、残障或疾患、性别、性取向、国籍、政治派别、种族或社会地位而受限制。护理人员为个人、家庭和社区提供护理服务，并与相关团体相互协作。

《国际护士协会护士职业道德准则》

《国际护士协会护士职业道德准则》由四项基本原则组成，是护理人员行为的职业道德标准。

1. 护理人员与民众

护理人员的基本职责是照顾那些需要照顾的民众。护理人员在提供护理时，要推动建立一个尊重个人、家庭和社会人权、价值观、风俗习惯及信仰的护理环境。

护理人员要确保护理对象／患者充分获取相关信息后再对护理及治疗方案做出决定。

护理人员应对患者个人信息保密，并判断这些信息可否共享。护理人员与社会共同承担责任，采取并支持相关行动，满足公众特别是弱势群体的健康和社会需要。

护理人员分担维护和保护自然环境的责任，使其不致枯竭、免受污染、退化或破坏。

2. 护理人员与实践

护理人员需对其实施的护理行为承担个人责任，同时还承担着通过持续学习来提升自身专业能力的义务。

护理人员要保持个人健康，确保护理能力不受损害。

护理人员要根据个人能力接受或授权责任。护理人员应时刻保持良好的专业形象，增强公众信任。

护理人员在护理时要确保先进科技的应用符合民众的安全、尊严和权利需要。

3. 护理人员与专业

护理人员是决定和实施公认的临床护理、管理、科研和教育标准的主导者。护理人员要积极建立以科研为基础的专业知识体系。护理人员要通过职业协会，参与创造和维护护理领域公平的社会和经济工作条件。

4. 护理人员与合作者

护理人员需与护理及其他领域的同事保持良好的合作关系。当患者面临来自同事或其他人的威胁时，护理人员要采取适当的措施来确保患者的安全。

我们建议大家参照《国际护士协会护士职业道德准则》的要求，满怀信心地将其应用到各项护理工作中。为维护护理对象的权利，护理人员应挺身在前，并将病患参与护理计划的制订和实施视作一项人权及应尽的义务。

任务 27

请阅读《国际护士协会护士职业道德准则》，并选出对您来说最有意义的一条。

21 语言与表达

与内行和外行人士沟通时采用不同的语言表达是向专业化发展的一个标志。现在请您停下来仔细想一想，我们是否处于一个语言"共同体"之中？当我们说到灌肠、谵妄、瘫痪、抹药或临终关怀时，我们想表达的意思是否相同？这是一个值得我们深思的问题。

几十年来，人们都不曾特别关注语言表达的问题，说话几乎不假思索。自20世纪80年代中期起，写护理记录开始成为护理人员的义务，但语言表达问题使该工作难以进行。直到护理学作为一门独立学科被"发现"，卧床不起、厌食或跌倒等概念才有了科学的解释。1995年，我（安格莉卡·策格林）组织了第一次以"语言与护理"为主题的会议，这次会议引起了巨大反响，随后我就出版了第一本书（Zegelin，1997）。2005年，我在维滕/黑尔德克大学召开了后续会议，之后我又出版了两本书（Abt-Zegelin等人，2005；Abt-Zegelin等人，2006）。随着这一主题会议的召开和相关书籍的出版，语言与护理之间的复杂关系得以厘清。如果行业内部都无法达成统一意见，外界就更无法了解这个行业，业内人士也就无法产生自豪感。这一点上，许多行业都可以为护理行业树立榜样！两位著名的德国文学教授——吉塞拉·布吕纳（Gisela Brünner）和莱因哈德·菲勒（Reinhard Fiehler）在他们的课题中提出，应该向大家强调工作中互动和沟通能力的重要性，比如在照护、咨询和情感支持工作中（Brünner等人，1997）。

这种语言表达能力首先体现在护理工作基本概念的使用上，如触摸、止痛、亲属照护、希望、伤口护理——其实所有内容都必须用语言来记录和共享。就连我们的思维也贯穿于语言之中。在初期发表的一些相关主题的文章里还谈到了有关职业名称、护理报告、表格标识、互相交流、与患者交谈、与外语使用者沟通、专业行话（"护理对象""准备就绪"）等内容。语言和护理是一个需要持续研究的领域；但遗憾的是，在德国，护理领域的基础术语是根据保险公司的标准来定义的：例如，基本护理、治疗性护理、预防性护理等——在没有专业人员进一步发展专业术语的情况下，这些不专业的概念已经在人们的脑中根深蒂固。专业术语并不是难以理解的"天书"，而是某个专业群体对特定内容清晰且统一的称谓。

　　在与患者、患者亲属以及医疗系统其他专业人员沟通时，我们护理人员如何用言语展示自己？在社会上（在您的朋友和熟人面前）您又是如何谈论自身职业的？通过所使用的语言我们也能感受到自身职业在社会中的地位（Ciesinger，2011）。让我们用**小故事 22-1** 中的一个例子来说明这一点，这个例子来自一本十分重要的书，在之后的第 23 章我们将会详细讨论。

小故事 21-1

　　为了给一位胰腺癌患者开具麻醉处方，肿瘤科的一名护理人员花了几个小时才找到一名助理医生。这名护理人员建议助理医生给患者静脉注射吗啡，但被助理医生拒绝了。护理人员追问了医生几个小时，试图向他阐述应如何给癌症患者适当止痛，但徒劳无功。最后，她找到一位实习医生，这位医生和她的意见一样，他指示助理医生开具了麻醉剂。但病历中并没有记录任何关于这位护理人员与实习医生讨论的内容，所以没有人知道是护理人员注意到了患者的情况并争取为其止痛，患者也只知道是医生帮助她减轻了痛苦。几天后，患者写了一封感谢信向医护人员致以谢意。她非常热情地感谢了她的主治医生，尽管她在住院期间清醒的时候几乎没有见过他。她也特别感谢了为她缓解疼痛的助理医生。不过，她没有特意感谢这名照顾她并为她争取止痛需求的护理人员（Buresh 等人，2006）。

21.1　与患者交谈

　　当护理人员被问及自己的职业时，我们往往会听到十分谨慎的回答，比如"我只是一名护士"。这种不恰当的表述应引起我们的注意，首先是称谓问题，我们应该尽量使用执业证书上的职业称谓（除非您接受的是旧式培训，并且特别在意旧式称谓）。执业证书证明了持有人已通过相应考试并且现在可以使用特定的职业称谓。以德国为例，自2020年起，护理专业毕业生可以自称为"专业护理人员"。在此前的2004—2019年，职业称谓分为"成人病患护理人员"和"儿童病患护理人员"。1957—2003年，普遍使用的职业称谓为"护士"和"儿科护士"。2003年颁布的第一部《老年人护理法》使用的也是这些称谓，所有这些称谓至今仍受到法律保护。此外，职业称谓中通常不会含有"注册"一词，因为获得这些称谓的前提条件已经包含了通过相应的注册认证过程。例如，我们只会使用"医生"这样的称呼，而不是"（注册）医生"。

任务 28

请您与小组成员一起讨论上述列出的职业称谓。您能想到更合适的称呼吗？

护理协会已经多次向会员征集新的职业称谓。目前德国采用的称呼是从瑞士借鉴过来的。

21.2 与自己对话

回到上述回答，"我只是一名护士"。这种表述揭示的另一个问题是，说话者的自我价值感不足，或者过分谦卑地将自己比作"一盏光芒微弱的小灯"，来博取别人的恭维（这实际上是不专业的表现！）。为何如此局促不安？为何不大方地说"我是这里的专业护理人员"？在第五部分的章节中，我们将为您提出具体的建议，告诉您如何以专业的方式，包括如何用肢体语言向他人展示自己。

居家护理人员个人资料

年龄54岁，性别女。从1987年起，我成为下萨克森州的一名执业护士。

您为什么选择从事护理工作？

在父母的推荐下，我在 15 岁时就申请了护士职业培训。我一直怀有从事社会服务工作的愿望。

护理工作给您带来了哪些挑战？

在从事护理工作的 32 年里，我每天都面临着具有挑战性的任务！例如，在面对临终患者时，我们不仅要关注他们的身心状态，还要照顾到陪伴他们的家人和朋友，一起尽可能地帮助患者实现最后的心愿。

您在什么情况下对自己的职业选择产生过怀疑呢？

当我承受过重的工作负担和巨大的时间压力时，我确实对自己的职业选择产生过怀疑。

为什么不换个工作领域呢？

与患者及其家人建立的深厚人际关系让我深深地爱上了居家护理这份工作。从事居家护理的好处在于它能更好地照顾到我的个人工作需求。而在疗养院和医院里情况则大不相同。在提供居家护理服务时，我们是患者家中的客人，但拥有进出他们家门的钥匙。患者给予了我们很多信任，我们不能辜负他们。

是什么让您感到自豪？

让我感到自豪的是，许多患者非常热情地欢迎我们，就像我们是他们家庭的一部分。但同时，在某些情况下，我们也会与他们保持必要的专业距离。每当我克服了护理、医疗和人性方面的挑战，我都会为自己感到自豪。我的个人职业目标是带给患者家庭更多的快乐。除此之外，我和我的团队都具备敏锐的洞察力，能够迅速识别潜在的风险。例如，在执行**防跌倒**专业标准上，我们始终保持着警觉：普通人完全不会意识到地板上电线的危险性。但我目睹了许多患者因此跌倒受伤，导致行动受限，甚至生命垂危，这些经历锻炼了我敏锐的观察力，使我能够全面关注老年护理对象的日常生活细节。我也为我的团队感到自豪，因为我们之间相互支持，团结无间，避免了无谓的争执。对我而言，我的工作能够得到认可尤为重要，尤其是在姑息治疗这一领域。

给入行新人的建议

对于入行新人，我建议他们参加实习，亲身体验并判断护理行业是否适合自己。自我体验至关重要，例如，实习生可以给彼此刷牙，亲身体验作为"护理对象"的感受，并从中学习和总结更好地提供护理服务的方法。同时，他们应该保持幽默感和好奇心，愿意接受他人的指导并乐于尝试。我的学徒在将来也可能成为照护我的人，我应该给予他们最好的指导。

21.3 请描述您的护理理念

专业护理人员应当使用既专业但又通俗易懂的语言，尤其是在向非专业人士解释复杂问题时，应逐步、详细地进行讲解。护理人员在进行表述时应使用简洁明了的语言，确保每次描述的内容不超过三个要点，避免冗余信息。总的来说，护理人员在说话时应注意结构清晰、选词恰当（Fruht，2013）。

曼茨（Mantz）在 2015 年指出，当护理人员说"我现在去查看下按铃的病房"时，患者的问题似乎就变成了次要的，听者可能会将这句话理解为一种机械性活动。因为言语间根本没有提到患者，铃声显然比患者更受重视。护理实习生总被指派去执行诸如"去查看按铃的 41 号房"之类的任务，他们往往未多加思考，没有意识到这些任务实际上是观察患者和履行护理职责的重要机会。

面对以下情况该如何处理？

4 号房的某位患者正在呼叫我们。您认为是发生了什么情况：是高克夫人需要输液，还是布林克夫人的被子被汗水浸湿了呢？在您前去测量体温之前，请先给出您的初步判断。

请您在为患者提供护理服务时向其解释该行动背后的科学依据。如上述居家护理人员个人资料中所描述的，患者可能只看到了护理人员收拾电线和递送食物等动作，并将其归类为"小事"，而没有意识到这些行动背后的意义。当您指导患者进行吞咽训练时，请向他们解释训练舌头的原因，例如，让他们的舌头前后运动和上下卷舌分别要达到什么目的。西辛格（Ciesinger）在阐述这一点时，引用了一位老年护理人员可能会在实践指导中举的例子："我让她（患者）坐在洗脸盆旁边，放一些水进去，她就开始自己清洗上面。事实上她自己能做到，而且做得非常好。"（Ciesinger，2011）一位护理学家受托将上述这些日常用语翻译成专业的护理术语：例如，"资源激活""上身"（而不是"上面"），虽然句子变得较为复杂，但仍然能够被人理解。这句话修改后变为："*在照护护理对象时，要激活并尽可能地维持现有资源。例如，如果护理对象仍具备自行清洗上身的能力，我会为其准备好洗脸盆，以便他们能够独立完成清洗。这样的方式有助于鼓励护理对象保持独立和自我价值感。*"（Ciesinger，2011）

在这句话里，描述的并非具体的护理操作，而是护理过程中所采取的护理理念，这些理念指导着护理实践。毫无疑问，通过这样的内容，护理专业学生和护理新人将能够更有效地学习和理解护理工作。因为到目前为止，开展护理工作的步骤已经变得很清晰：

• **制订行动计划**，明确识别哪些行动由护理对象自行完成，哪些行动由护理人员执行。

• **事先进行评估**，例如，评估已有的资源和患者目前的能力，评估合适的护理方案。

• 评估整个过程可能产生的**影响和相应的成本**。

使用恰当的语言不仅更能体现专业素养，还能提升护理工作的效果。护理人员在与非专业人士交流时，应采用简单通俗的语言，而在与同事或医生沟通时，自然应使用专业术语。从使用的语言中也能反映出护理人员对自己工作的理解程度。在与患者互动时，选择积极的语言能够极大地提高患者的积极性，护理人员也会为此感到自豪。请避免使用可能会传递消极信号的措辞，比如，"您不舒服吗？是哪里疼吗？"而应采用更积极的表述："您感觉如何？"或"您需要我们更仔细地关注哪个身体部位？"。同样地，当有人说"你不用害怕！"或"这种病不会这么快致命！"等积极的话语时，患者也会感觉自己情况并没有那么糟。而上述消极措辞带来的负面效果属于反安慰剂效应，它指的是对某种负面症状的想象也会导致这种症状真的出现（Seemann 等人，2014）。

21.4 专注于康复

在克里斯蒂安娜·弗鲁特（Christiane Fruht）极力推荐的文章《您对患者的用语是否合适？！》（*Sprechen Sie Patientisch*？！）中，作者针对与患者的交谈用语提出了下面这些建议。从中我们可以了解到，通过合适的用语来实现与患者的积极沟通其实很简单，也能让人备感自豪！

避免对患者使用"必须"或"应该"等强制性词语

相较于直接对患者说："你必须吃药了！"，更为恰当的表达方式是："如果您现在吃药，效果会更好。"

避免使用否定性语言

要强调正面效果。这样的沟通方式能够让患者感受到更多关怀，从而使其感到舒适，觉得自己得到了周到的照顾，而不是被操控或限制。表 21-1 列出了一些积极的沟通示例。

表 21-1　沟通语句示例（根据 Fruht，2013 进行修改）

否定性语句	关怀式语句
"请不要自己起身！"	"当您想要起身时，请随时呼叫护理人员。"
"您现在不能……"	"如果您遵守规定的话，等会儿进食您的胃会更容易消化。"
"就算您抱怨等太久，我也没小法呀。"	"很感谢您指出了这一点，我们一直在不断改善。我很能理解您的心情，您肯定还有其他（急）事。如果我是您，我也会……"
"您必须把腿平放在夹板上。"	"如果您把腿放在夹板上的话，会更快消肿。"

请您使用以下表述方式，向患者明确说明护理措施的益处：这可以帮助您……，为了改善……，这能让您……，这样您就可以……，这对于您来说意味着……，这能减轻您的……，为了您能更容易……，这样您就能得到……

使用上述表述方式可以向患者及其亲属展示护理人员带来的积极影响，同时，这也能让您体会到自己工作的**成效**，产生满足感。此外，这样的沟通有助于让患者更加信任您所建议的护理或治疗方案，进而对他们的康复产生积极影响。

让自己保持积极情绪

如果您多使用积极词汇，如友好、愉快、轻松、令人愉悦等，这也会对您产生积极影响，提升您的工作表现和职业自豪感。实验表明，由于这种**启动效应**，即在关键词和其他词汇清单的唤醒作用下重新激活记忆内容，使用积极词汇的受试者明显比对照组更有耐心，也能更仔细地执行任务（Fruht，2013）。例如，受试者在使用"友好"等相关词汇后，就能表现出更积极的人际交往行为。我们的语言使用可以反映出我们是否具有专业自信与反思能力。我们有必要强调自己工作的重要性和必要性，这可以增强我们的自信，使我们更轻松、更直观地展示自己的能力（Ciesinger，2011）。

21.5 跨专业交流

2014年，克拉克（Clark）在其关于护理人员和医生语言模式使用差异的国际研究中总结道，不同职业群体使用的语言存在差异。护理人员描述住院患者的情况更为全面，他们从"整体视角"出发，并融入自己的情感。相比之下，医生倾向于以更加客观、简洁和有条理的方式进行交流，简而言之，他们更倾向于理性思维。例如，在跨专业交流中，医生希望护理人员能更"单刀直入"地切入主题，并有逻辑地介绍内容，省去（有时对于他们来说）多余的信息（Dixon等人，2006）。另外，护理人员则希望医生不仅仅讨论患者症状，还要聚焦于各种临床问题，并给予他们更多关注。开展病例讨论、研讨会或为两个专业群体提供联合管理培训都能推动双方的跨行业交流。参与过类似交流的医护专业毕业生表示，他们的确获得了一种不同的视角，看法也发生了一些转变（Teigeler，2017）。SBAR沟通模式（表21-2）就是在此基础上发展出来的（Fliecek，2012）。它的目的是让医护群体在阐述必要信息时选择合适的沟通方式，减少双方的沟通障碍。

表 21-2　SBAR 沟通模式英德对照（资料来源：Fliecek，2012）

沟通模式	英语	德语
S 现状	Situation	Situation
B 背景	Background	Hintergrund
A 评估	Assessment	Einschätzung
R 建议	Recommendation	Vorschlag

SBAR 沟通模式的应用实例

情境 1：护理人员对医生说："菜单上好久都没香肠扁豆汤了，没想到今天又有了。要不我给朗夫人注射一剂胃复安注射液？今天菜单上的菜品让许多患者回忆起过去的时光，是他们最喜欢的一份菜单。但朗夫人的胃已经不舒服两小时了。"

情境 2：护理人员对医生说："我们的患者朗夫人抱怨胃不舒服。两小时前吃午餐的时候，她喝了太多的香肠扁豆汤。如果菜单上有她最爱吃的饭菜，这种情况大概每个月都会发生一次。我给她服用三十滴剂胃复安怎么样？"

如果护理人员希望与其他专业人员顺利合作，就必须准确表达和定义关键术语，以便更好地相互理解，共同开发和探索合作路径（Kolcaba，2014）。

21.6　护理大满贯（Care Slam）和幽默

安格莉卡·策格林并不喜欢以下提及的这些活动，换句话说，她不太在意这些活动。诗歌大满贯（Poetry Slam）是一种文学表演比赛，参赛者需在规定时间内向观众朗诵自己创作的文章或诗歌，再由观众选出优胜者。而科学大满贯（Science Slam）则是一种科学演讲比赛。两者的决定性因素都是以表演形式展现文本内容以及演讲者的自我展示。我们可以把这种比赛理解为"诗人之间的比赛"。**护理大满贯（Care Slam）**是一种结合了诗歌大满贯（Poetry Slam）和科学大满贯（Science Slam）的演讲形式。它由伊冯·福尔克纳（Yvonne Falckner）创立，表演形式各不相同，但并不具有上述两种比赛的竞争性质（Falckner 等人，2017）。参与者和听众也可以通过娱乐和趣味方式形成政治意识、增强沟通能力。护理人员可以借此克服护理工作中语言表达能力欠缺的问题。

除此之外，与人沟通时也别忘了巧用**幽默**！因为凡事都有三面：积极的一面、消极的一面和诙谐的一面。有时，微笑比武器更能帮助我们摆脱困境（Schnabel，2018）。您可以积累些兼具智慧和趣味的故事，时机恰当时，就能运用到您与他人的专业沟通中去。

对此，我讲一个医院里发生的故事：医院里有位患者叫巴茨（Batz）女士，当时的她有些忧郁，她在窗边望着医院公园里的绿地时，对护理人员莱纳·弗尔特（Reiner Furth）说："总有一天，我们都会死。"莱纳·弗尔特回答说："是的，但在其他的所有日子里，我们都活着。"

多年来，人们已经认识到幽默是生活中一种重要的策略，相关书籍和出版物层出不穷——尽管这往往是一种"绞刑架幽默"。医生艾卡特·冯·希施豪森（Eckart von Hirschhausen）的活动已广为人知（图 21-1），许多护理人员参与了"红鼻子小丑活动[1]"，还有许多人支持他的"幽默治愈疾病"基金会。在他的演讲中，他总是会谈到自己接受的医学培训。每当他值夜班时，他关注的不是哪位主治医生在后台值班，而是哪位护理人员在值班。

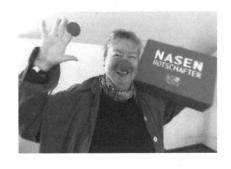

图 21-1　安格莉卡·策格林——艾卡特·冯·希施豪森博士的活动"宣传大使"

（照片来源：安格莉卡·策格林）

1."红鼻子小丑活动"是一个以公益为目的的活动，旨在通过幽默和表演为需要帮助的人带来欢笑和快乐。这些活动通常由经过专门培训的艺术家或志愿者执行，他们在医院、护理机构和难民营等地进行表演，以共情和创意的方式为患者、老人、儿童和难民提供心理支持。

工作日志5　内窥镜检查

桑德拉·彼得斯（Sandra Peters），女，42岁，已在一家中型医院内窥镜部门担任护士多年。几年前，她完成了专业进修，现已晋升为副主管护士。目前，她以兼职形式工作，她每周的工作时间大约为30小时。她说："在过去15年里，内窥镜检查领域发生了巨大变化。我们的手术量增加，病重患者的比例也在上升，工作压力也随之增大。内窥镜检查常常是治疗过程中的关键环节，需要随时召唤外科医生前来，这无疑延长了治疗时间。每次轮班都像是一个未知的'惊喜彩蛋'，但通过内窥镜检查，患者能够避免进行一些复杂手术。我们每天大约接待25名患者，他们有的来自诊所，有的则是来自医院外的门诊患者。门诊患者会提前与医生沟通，并签署同意书。周末，医院也有人值班，四名护士在三个病房工作，一共是六名护理人员轮班，医生也会轮流值班。"

早上7点护理人员开始工作，第一批患者已在候诊室等候就诊，他们等着被叫号。病房管理和后勤工作至关重要。内窥镜室的专业护理人员必须具备多项技能，并不断接受职业培训，以适应不断发展的技术。

护理人员每天工作的第一件事就是打开电脑查看是否有急诊信息或紧急的补充信息。如果昨晚有工作，可能还需要对一些事务进行"整理"。随后，准备好设备和房间，电话通知住院患者，并接待第一批门诊患者。大多数患者已经提前收到了口头或书面通知，他们在空腹的状态下来到医院，为即将进行的检查做好了充分准备。面对检查，许多人都很害怕，总是被问及之前是否做过这种检查。桑德拉总是努力地安抚他们的情绪，获取他们的信任。早上 8 点，其他三位同事准时到达，检查患者的资料是否齐全，为即将接受检查的第一批患者做好准备，引导他们更换衣物并躺在检查床上。患者会被安置在专门的检查区域。不久之后，医生们就到了。几乎所有的检查都要给患者进行短效麻醉（注射异丙酚），现在我们还需为患者建立起静脉通路，并在其相应的身体部位贴上电极片进行心电图检查。此外，还需为患者装上脉搏血氧仪，插上鼻导管进行吸氧。理想的操作过程是一名护理人员协助医生检查，而另一名护理人员负责实施短效麻醉。

第一位患者：经内镜逆行胰胆管造影（ERCP）

迈尔先生（Meier），50 岁，是一名住在郊区的教师。他因腹部剧痛和肝功能指标升高来做检查，胆管也疑似出现了狭窄。桑德拉准备好"无菌台"，摆放好导管、导丝、生理盐水和造影剂，以及各种乳头切开刀和凝血设备。检查结果将在检查结束后口头告知患者。ERCP 在 X 光控制下进行，每个人都穿上射线防护铅衣。整个检查过程大约需要 40 分钟。检查一结束，迈尔先生就已经可以正常与人说话了，并且能够自己移动到担架上。他留观了两个小时，睡得还不错。在此期间，他的妻子一直陪护在他身边。随后，他的妻子开车将他带回家。每位患者检查结束后，护理人员负责为他们填写一份记录表，包括检查时间、所用时长、药物使用情况以及生命体征。这样的记录会一直持续到患者从检查室出来，最后由来接患者的人共同签字。

第二位患者：支气管镜检查

坎普曼女士（Kampmann），30 岁，是一名银行职员，她已经连续数周出现咳血症状，因此前来检查。支气管镜检查同样需要准备一张检查桌，上面摆放着（局部）麻醉剂、导管、刷子、生理盐水和收集容器。桑德拉在候诊区迎接坎普曼女士，并询问她是否空腹，昨晚是否有休息好，同时向她解释检查过程以缓解她的紧张情绪。坎普曼由其母亲陪同前来。她换上病号服，躺在检查床上。桑德拉为她建立静脉通路，佩戴心电监测仪和血压计袖带以及用于吸氧的鼻导管。此外，还为坎普曼女士配备了指夹血氧仪（脉搏血氧仪）。主治医生也和患者打了个招呼。注射异丙酚（麻醉剂）后，坎普曼女士进入了睡眠状态，支气管镜经喉部插入。检查发现支气管发红、肿胀，于是医生用生理盐水进行了冲洗。桑德拉将需要用到的工具都递给了医生，医生将冲洗液收集到无菌试管中，并在试管上标注了取液的准确位置。整个检查过程仅需15分钟，无须取样或制作涂片。另一名同事负责监测坎普曼女士的生命体征并为她清洁。桑德拉完善记录，将设备摆放整齐，并提醒医生在病理报告上签字。坎普曼女士对检查的速度之快感到惊讶，桑德拉取下电极等设备，并告诉她一切看起来都很正常，检查结果将会发送给她的家庭医生。

坎普曼在麻醉恢复室又待了两个小时，像所有门诊患者一样在这里留观。检查结束两小时后可以进食和饮水。随后，坎普曼与母亲一起乘坐出租车回家。

第三位患者：结肠镜检查

桑德拉电话通知患者从病房过来接受检查。梅尔泽先生（Melzer），一位73岁的住院患者，在之前的门诊检查中，梅尔泽先生被诊断出患有息肉，需要进行切除。考虑到术后出血的风险，梅尔泽先生一直躺在病床上。结肠镜检查台上已经准备好了所有必要的工具，包括注入息肉的生理盐水、夹钳和息肉剪。组织学检查准备就绪。梅尔泽先生到达后，桑德拉引导他脱掉衣服并躺下，放好所有常用材料以及一个止血袖带（中性电极）。然后，梅尔泽先生穿上结肠镜检查裤；和大多数患者一样，他觉得这条裤子很滑稽，因为后面有缝。梅尔泽先生长期服用苯丙香豆素（抗凝血药），几天前不得不停药，改为注射克赛（抗凝血药）；桑德拉询问他是否一切顺利，并检查了他的最后一次凝血值。梅尔泽先生有些激动，询问什么时候可以回家——但这取决于检查结果。注射异丙酚（麻醉剂）后，梅尔泽先生入睡了。结肠镜检查过程中，需要经常调整患者的体位。桑德拉和另一位同事共同协助医生，第一个息肉很顺利地被切除了。但必须再次注射异丙酚。一边要注射、递息肉剪，一边要盯着凝血设备并摘除息肉，桑德拉手忙脚乱。然而，当面对一个位置不佳的大息肉时，问题出现了——它总是躲藏在肠道皱襞中。同事不得不借助外力固定肠道。由于息肉体积过大，必须分段切除，该部位开始出血。桑德拉用大量清水迅速冲洗了几次，以便医生能够再次看到手术部位。她迅速递上夹钳，并补上干净的夹钳。已部分切除且出血的息肉再次消失在肠道皱襞里。20分钟后，已经夹上了第四个夹钳，出血终于停止了。后续需将剩余的息肉切除并收集起来进行活检——这并不容易，因为较大的息肉无法放入抽吸导管，必须用结肠镜将其拉出。抽吸泵已满，必须为其更换设备。重新插入结肠镜后，医生再次检查切除部位。梅尔泽先生醒来后，桑德拉向他展示了息肉，梅尔泽先生想知道息肉产生的原因。医生解释说，这有遗传因素和营养原因，但最终结果还得看病理报告结果。其后，护理人员需要给梅尔泽先生做清洁工作，移走所有材料，然后由病房工作人员把他接走，并嘱咐他好好睡一觉，同时注意出血情况。他必须再留院观察两天，六周以后来复诊。整个结肠镜检查耗时一个半小时。检查室看起来就像"战场"，两名护理人员需要20分钟才能为下一次检查做好一切准备。下午晚些时候，会有人来将所有样本取走。

　　每个房间每天要进行4~10次检查，每次检查后都要整理房间并对所有物品进行消毒处理。护理人员会穿戴一次性防护衣来保护自己。值班中有短暂的休息时间，桑德拉会站着享用一杯咖啡。下班前，所有物品都要仔细检查并重新入库。器械则需要清洗并为下一次检查做好准备。如果没有专业护理人员，内窥镜室将无法运转。如果有护理人员因病缺席，医院就会减少当日接待的患者数量。

22 在沉默中发声

《从沉默到发声》（*From Silence to Voice*）一书，由美国《华盛顿邮报》的两位记者伯尼斯·布雷什（Bernice Buresh）和苏珊·戈登（Suzanne Gordon）合著，并在美国出版。我（安格莉卡·策格林）在纽约的一家图书馆碰巧读到了这本书，并促成了 Huber 出版社对这本书的翻译工作。在获得许可后，我以 *Der Pflege eine Stimme geben*（中文意为《为护理发声》）为书名出版了该书的德语版本（**图 22-1**），并在 1997 年德国维滕 / 黑尔德克大学举办的一次会议上荣幸地向与会者介绍了该书作者之一伯尼斯·布雷什。我必须坦言，这本书和这次活动，是我从事护理工作近五十年的职业生涯中最大的激励。该书的两位作者都指出，护理职业在全球范围内是**最被边缘化的职业**之一。护理工作者往往缺乏自信，含糊其词，不会明确表达自己的意见。作者们致力于帮助护理人员清晰地描述他们的工作内容，促使公众对此有更深入的了解。他们揭开了护理意识形态上的"面纱"。护理起源于慈善行为，护理工作的本质是关心和照顾他人。2006 年，伯尼斯·布雷什和苏珊·戈登呼吁护理人员要积极地向外界宣传护理职业的重要性。在美国，护理人员在一些活动上学习利用简明扼要的报告来阐明他们的工作。其中最有效的方式是讲述真实故事和具体案例，同时辅以财务数据、患者反馈和可能出现的困难（经验分享）。

任务 29

请您参照本书中的工作日志，编写一个护理情境，并描述该情境下所需的专业技能。

护理教师和实习导师应定期组织此类练习。上文提到的两位美国记者布雷什和戈登还明确指出，每一位护理人员同时也扮演着公共关系工作者的角色。他们建议护理人员用简短的几句话在自己的社交圈中介绍护理工作的复杂性（请参阅**第 24.2 节**经验分享中的示例）。

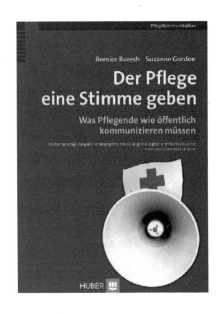

图 22-1 伯尼斯·布雷什和苏珊·戈登的书籍封面（2006 年），出版商为 Hogrefe 出版社，前身为 Hans Huber 出版社

为了满足公众对各类护理信息的需求，我们应该尽可能广泛地传播护理的各大主题内容和技巧。由于公众容易被负面新闻吸引，因此媒体很早就通过正面报道来平衡这种倾向。比尔施曼（Birschmann）在 2019 年指出，相较于医院"保证提供最优护理"的广告或声明，一份关于重症监护室护理团队的简短工作报告显得更为可靠。

您如何看待下面这首由澳大利亚图文巴的护理人员凯特琳·布拉辛顿（Caitlin Brassington）创作的诗歌？这是一位拥有三个孩子的母亲，从事护理工作已近二十年。

只是一名护理人员

我刚结束紧张的工作，正准备回家，穿着工作服在人群中看起来很不起眼。在回家的路上，我顺道去超市买了牛奶，恰好遇到了一位朋友。她第一次看到我穿着工作制服，她说她都没意识到我"只是一名护理人员"。哦！在我 18 年的护理生涯中，这种评价我已经屡见不鲜，但我今天仍然感到意外。我真的只是一名护理人员吗？

我迎接了许多新生儿的降生，其中不少新生儿依赖我的帮助才能呼吸到第一口空气。尽管如此，我只是一名护理人员。

在生命的终章，我陪伴患者走完最后的旅程，守护着他们的尊严。尽管如此，我只是一名护理人员。

在悲痛中，我给予失去孩子的父母慰藉与支持。尽管如此，我只是一名护理人员。

我使许多患者重获新生。尽管如此，我只是一名护理人员。

我拥有像医生一样敏锐的眼睛、耳朵和双手，能够发现、治疗和监测疾病。尽管如此，我只是一名护理人员。

我可以检查新生儿的肺部并判断出他肺部的哪些部位需要更多空气。尽管如此，我仍然只是一名护理人员。

我能够指导患者，教导新人，传授护理的知识与技能。尽管如此，我只是一名护理人员。

在医疗的舞台上，我挺身而出，为患者发声。尽管如此，我只是一名护理人员。

为了照顾你们所爱之人，我错过了孩子的生日与成长。尽管如此，我只是一名护理人员。

我能够抽血，插管，缝合伤口。尽管如此，我只是一名护理人员。

我通晓心脏骤停的急救措施，能让生命重新跳动。尽管如此，我只是一名护理人员。

我熟知药物的使用剂量，能让您的孩子重获生机。尽管如此，我只是一名护理人员。

我拥有拯救生命的知识与经验。

所以，如果我只是一名护理人员就能够帮助这么多人，那么我为身为护理人员而感到无比自豪！

在接下来的章节中，布雷什和戈登合著的这本书能够为您提供更多的启发和动力。

同时，由弗朗兹·瓦格纳出版、埃莉诺·J.苏丽万（Eleanor J.Sullivan）所著的《影响力》（图22-2）一书也是一部值得深入阅读的佳作。

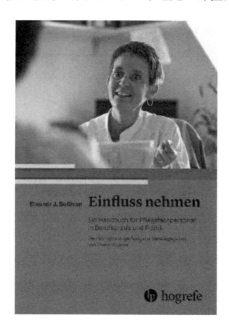

图 22-2　《影响力》书籍封
面（埃莉诺·J.苏
丽万，2016）

23　传播护理之声

23.1　表明立场

请不要让您的工作被紧张的财务状况所左右。保持对人的关注，积极参与其中。打破常规思维，另辟蹊径。在护理工作中，我们倡导合作，而非与他人划清界限。因为每一天都是独一无二的，都充满着新的挑战和机遇，您在护理工作中体验到的这些令人兴奋、奇特、有趣、感动、鼓舞人心、发人深省的经历，不应仅仅停留在您的脑海中，而应与外界分享。您应该勇于公开分享自己的观点，明确表达自己的立场。总之，在这个充满挑战的时代，明确表态并捍卫自己的职业尤为重要。

23.2　经验分享

几乎没有人会讲述有关护理的**成功故事**。布雷什和戈登（请参阅**第22章**）在2006年表示，媒体倾向于报道医疗紧急情况，而且往往把护理人员刻画为医生的得力助手，很少展现她们主动采取有效行动的场面。这种报道如何能在听众和求职者心中树立起正面形象、赢得他们的尊重和认可呢？面对这样的负面报道，护理人员又该如何培养自豪感？布雷什回忆说，德国的护理人员曾问她，谈论自己的工作这件事是否正确。布雷什认为这是个错误的问题，她反问：*患者接受高质量的护理是否正确？* 如果这个问题的答案是肯定的，那么每位护理人员和所有协会、联合会都必须向公众宣传他们的职责和任务。只有当公众认识到护理人员的价值和重要性时，护理行业才能获得社会和政治上的支持。

比尔施曼在2019年指出，人们总是喜欢听好的故事，这也是讲故事的叙事形式再次受到欢迎的原因之一。讲述护理行业中令人印象深刻且真实的故事，能够使人们对护理这个职业群体产生认同感。是什么让您为自己是一名护理人员而感到自豪？是什么激励您从事这份职业？只有**您亲身经历的**故事和工作经历，才是职业故事的**核心**。这样的故事能推动护理行业的高质量发展，不仅我们业内人士对此十分重视，听众也会怀着敬畏之心认真聆听。

除了写故事，您还可以通过视频、诗歌、图片、应用程序、歌曲或其他艺术形式与他人分享您自己的护理经验（无论大小事，都值得自豪）。各地的报社很乐意收到有趣的投稿，社交媒体甚至也会因此变得更加友善。虽然许多护理人员主要在网络上表达意见，但这远远不够。我们应该在社会中更积极地发出我们的声音。我们需要更多人的参与，以展示护理的价值，吸引人们的关注，并展示在良好工作条件下护理所能实现的效果。这样的愿景可以推动政治力量发展，使相关人士成为积极的行动者。作为一个职业群体，我们护理人员应该通过向外界传递一致的**信息**来改变我们在目标群体心中的形象，让公众更加了解我们护理职业。

安格莉卡·策格林的职业经历分享

"为护理发声"会议一结束，我便采纳了布雷什女士的建议，撰写了一篇文章，以便让外界更清楚地了解我们的职业。休假时，有人问我："那么，您是做什么工作的？"我回答："*护理学家*"，对方感到很惊讶："*这不是一门技术活吗？和科学有什么关系？*"我解释说："*生活的所有领域都需要科学来推动，抛开这一事实不谈，现在的护理仍在沿用1900年的概念，所以我们需要做大量工作来推动这一研究领域的发展。*"然后我举例说明了自己的工作，我说我既教授学生，又做研究，例如预防卧床不起、管饲或处理膀胱无力等问题。对方立马质疑："*这不是医生的工作吗？*"我回答说："*不是，医生研究的是其他内容，而不是健康问题的日常处理。*"

我又进一步举例来解释我的工作。我说我的工作内容包括制订患者培训策略，比如培训患者自己使用绷带，或为照顾患者的亲属提供各种支持性技能培训。对方又问："*这不是心理学家的工作吗？*"我再次回答："*不是的，没有心理学家参与其中，即使让他们来做他们也需要具备护理专业知识。*"当我随后反问他们家里是否有人需要照顾时，听到的回答总是一连串的抱怨和困扰他们的问题。这时我回答说："*看，要解决这些问题是需要护理学的。*"我开展过很多次这样的对话，最后所有人都惊讶于中欧国家25年前才开始发展护理学。毕竟在其他生活领域，无论是能源、建筑、食品、娱乐，还是通信和技术，都已经取得了很大的进步。很重要的一点是，只有专业对口才能找到这个专业的问题所在。因此，必须让拥有实践经验的护士有能力进行研究（就如同在医学领域一样）。如果营养学家、社会教育家或心理学家要对护理进行研究，他们使用的是自己学科的视角；这有时可能有用，但并不能促进基础护理知识的发展。

年轻人并不总是清楚自己未来究竟想做什么。因此，他们经常选择看似最理所当然或最简单的道路，选择被周围人了解和称赞的培训或大学课程。在年轻人中，社会服务性职业往往不在他们的择业考虑范围内。这可能是出于以下两点原因：社交网络上还没有从事护理职业的"网红"；12 岁到 16 岁这个人生阶段对于一个人的职业定位至关重要，但这个年龄段的青少年们参与社会和卫生领域活动的比例最低（Dettling，2018）。

任务 30

请规划运营您的 YouTube 频道，成为护理界的网红！

您该怎么介绍自己的工作？需要涵盖哪些关键信息？

所以，我们应该传递护理工作的哪些信息？首先，护理是每个医疗保健系统的基石。在 2015 年西非埃博拉危机期间，瑞士护理专家皮埃尔·安德烈·瓦格纳（Pierre-André Wagner）指出："当其他一切都失败并付诸东流时，护理仍会存在。"拉姆尔（Rahmel）在 2019 年表明，我们护理人员的工作内容远不只提供照护、帮助、安慰和支持。我们提供的是广泛的、现代化、个性化、极其复杂的服务。因此，护理人员必须一再告诉患者及其亲属，患者需要什么样的护理，尽管这可能在当前情况下还无法完全实现。德国护理协会（DBfK）简洁明了地发表了如下护理宣言。

任务 31

请查看任务 29 的回答，下列宣言中的哪些信息与其尤为相关？

请您逐渐改变自己的习惯，将这些宣言内容体现在您的工作和私人谈话中。您可以在储物柜上、汽车里或日记本上贴上便利贴，以便随时提醒自己。但关键在于，您不仅要表达出这些内容，还要注意（用行动）将其展示出来。

护理宣言

- 电视剧《实习医生格蕾》中的所有剧情都不足以概括护理工作的内容。
- 我们致力于为您的未来提供坚实的支持与保障。
- 我们是生命的守护者。
- 护理人员是患者与治疗团队之间的桥梁。
- 护理可以保障护理对象的独立性与生活质量。
- 护理能够拯救生命并节约开支。
- 护理是维系医疗保健系统各部分的纽带。
- 护理为患者提供全面保护。
- 我们护理人员不是成本支出，而是一项投资。
- 优质护理是医学领域的支柱。

将这些内容换成主语为"我"的宣言更有效。

- 我致力于培养下一代专业护理人员——只有这样，护理才有光明的未来。
- 我能够带来收益，而非徒增成本。
- 我全力以赴地投入护理工作。
- 我并非为了赚钱，而是为了运用我所学的知识才投入护理工作。
- 如果可以的话，我会致力于推动护理服务的可持续性。
- 如果可以的话，我会努力维护老年人的尊严。

瓦格纳在 2019 年表示，如果护理行业能够重视并倡导以下几个方面的内容，同时可以激励护理人员和需要护理的人们，那将会是件好事：我们致力于维护您的尊严和提升您的生活质量，努力让您尽可能地保持独立和自理能力。我们随时做好了为您提供服务的准备。世卫组织前总干事陈冯富珍（Margaret Chan）曾说过："如果你挽救了一条生命，那你就是英雄；如果你挽救了一百条生命，那你一定是护理人员，虽然你得到的待遇可能是加班多、工资少。"请看下面这则不寻常的招聘广告，其中的信息对您有什么影响？

寻找患者幸福制造者——
负责情绪疏导工作的护理人员

你热爱护理工作，热爱生活吗？

你能从患者的眼中读懂他们的需求吗？

我们期待着你的加入，等待你的是：

充满激情、意义非凡和可持续的工作任务。无须每日工作，

每周有多个休息日，或连续几天的完整休息时间，以及一个出

色的团队……

您的宣言：我很自豪

不要因为害怕批评而隐藏自己或束手束脚，您要为自己是一名专业护理人员而感到自豪。在英美两国，人们会胸有成竹地说："我为自己是一名护理人员而自豪。"（图 23-1）。

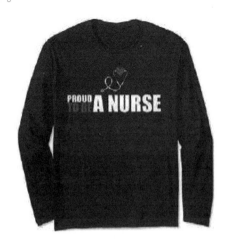

图 23-1　为成为护理人员而自豪

（照片来源：Amazon.de，已获授权）

歌曲 *I Am What I Am*（我就是我）就表达了这种自豪感。这首歌出自 1983 年的音乐剧《一笼傻鸟》（*La Cage aux Folles*），是第一幕的压轴曲目。

这个主题适用于许多类似的职业。正如一百多年前德国专业护理的创始人阿格涅斯·卡尔所言：

"除了我们自己还有谁会努力推动我们的职业发展呢？我们无权要求别人这样做。"

目前，网上有一个名为 story.one 的平台，这个平台致力于记录人们的经历和经验。作者索尼娅·希夫（Sonja Schiff）对这些真实的故事进行了匿名处理，并提炼出故事的核心内容，所有读者都可以免费阅读。并且，每个故事的长度都在 2500 字以内，阅读时间大约只需两分钟。后来，这个网站里还形成了一个读者社区。读者不仅可以在此发表评论，还可以通过聊天功能直接联系对方。平台上的故事可以通过链接或其他形式分享给他人。所有医院、护理机构或学校对这些内容也都有使用权，还能将这些故事定制成小册子。这些小册子会在职业展会上作为"赠品"发放给患者或对护理行业感兴趣的人。这些小册子上也可以印制一些机构的标识、地址和其他信息。

23.3 国际动态

来自荷兰的安妮克·德容（Anneke de Jong）报告说，在如今的荷兰，有时仍能听到"我只是一名护理人员"的说法，即使是获得了学士学位的专业护理人员也会这么说，但这种现象正在减少。她推测，在德国，这种情况可能更普遍。在荷兰，随着执业护士的引入，"职业自豪感"经历了显著的转变：由于护理的学术化，公众现在非常清楚获得学士学位的护士拥有哪些技能。这一变化更凸显出一个问题，即一些管理层和其他学科代表人物对护理知识和技能知之甚少，却还喜欢对护理人员的工作指手画脚。公众对护理工作了解的增加也增强了护理人员的自豪感! 在许多国家, 包括英国、挪威、瑞典、加拿大、澳大利亚等, 也存在类似的情况。患者安全与护理人员的能力紧密相关。为了有效提升护理人员的工作成效, 美国制定了一套评定程序, 要求护理人员在以下三个方面取得明显进步: **护理成果**（如减少患者在医院内出现压疮、跌倒、院内感染的频率）、**患者满意度**以及**护理人员自身的满意度**。通过评定的医院会被授予**"磁性医院"**称号。截至 2019 年, 全球已有 406 家磁性医院, 欧洲首家磁性医院位于**比利时**安特卫普。成为磁性医院的另一个前提是, 80% 以上直接接触患者的护理人员必须拥有学士学位。部门管理层至少需要硕士学位, 但实际上磁性医院的许多护士已经拥有了硕士或博士学位, 这又进一步增强了他们的职业自豪感。海伦·毛彻（Helene Maucher）将 "卓越" 定义为不断追求进步。 "磁性医院" 称号是全球公认的最高荣誉, 它代表着医院在提供护理服务方面的卓越成就。她在题为 "我们的动力是患者至上" 的演讲中指出: "*这些医院的合作氛围平等和谐。许多项目都是跨学科且在护理部门的领导下进行的。根据需要, 医院里还配备了诸如保姆或电梯控梯员等辅助人员。查房护士这一概念深受基层护理人员的欢迎, 他们定期巡视病房, 查看气管切开术和中心静脉置管患者的情况。护理专家 '24 小时待命', 为护理人员答疑解惑并提供切实的帮助。有人系统调查了患者和员工的满意度, 结果显示为优秀。*" 海伦·毛彻在 2015 年表示, 磁性医院的员工满意度高且员工流失率低。未来, 我们应关注奥地利、瑞士和德国的磁性医院是否有进一步的发展, 发展情况如何。

24　公关工作与游说活动

为了保障我们客户的利益，即各年龄段有护理需求的人、残疾人和患者，建立一个专门的护理游说团体显得至关重要。游说团体旨在维护护理职业群体的利益，主张护理人员应在适宜的工作条件下提供护理服务，并致力于构建强大的关系网络，重新进行合理的任务分配。**游说活动**旨在说服决策者采纳其建议，并采取一切必要措施来塑造公众舆论和政治舆论，最好能够影响立法（Hielscher，2017）。与决策者保持定期接触对游说活动的成效至关重要，这种策略常被称为"曝光效应"。因此，许多游说专家选择在政治机构或委员会附近定居，以便更容易接触到决策者。许多联邦协会也选择在柏林设立总部。在德国，几乎每个行业分支都有自己的说客，从园艺师到游戏设计师，从殡葬服务人员到记者，他们都有代表自己利益的专门说客。例如，德国绵羊育种协会和德国山羊育种者协会自 1934 年成立以来就一直致力于为其成员争取利益。

作者短评——安格莉卡·策格林

护理基金协会的创建也是为了加强这方面的工作。然而，要进行有效的游说活动，资金是不可或缺的。这又回到了护理人员组织程度不足的问题上。

几乎所有游说活动都针对两大**关键群体**——政治决策者和社会公众。这是由于最终的成果往往取决于公众的投票，因此游说者必须采取高效的公关策略。与此同时，游说者还要加强与政治家的联系，获取他们更多的信任。为了达成这些目标，游说者们制订了一套**策略**，他们试图借助自己对风险和机遇的敏锐嗅觉，以系统化的方式推进目标的实现。为此朱莉安·希尔谢尔（Juliane Hielscher）提出了一系列关键问题来指导这一过程：

- 我们的目标是什么？（愿景）
- 我们代表着谁？（榜样）

- 我们正在做什么？（使命）

- 外界如何看待我们？（外界看法）

- 我们的现状如何？（业内看法）

- 我们如何实现目标？（策略）

- 我们之间如何进行信息交流？（沟通）

在完成时间规划和资金预算之后，下一步就是执行计划。这需要根据规模和预算来构思一个故事，并通过新闻发布、公关活动、公共事务、广告、市场营销、活动策划以及大量的私下沟通来向社会和大众传播（Hielscher，2017）。事实上，州或联邦卫生部门的每一次政策变动都可能使多年的努力化为乌有。

对游说活动的建议与展望

我们可以让公众了解护理人员的工作任务与可支配资源，以通俗易懂的方式宣传《国际护士协会护理职业道德准则》。每位护理人员可以与自己选定的国会议员联系，并利用政府官员的公众接待时间来传达这些信息。同时，还要充分利用海报、广播、电视、互联网和影院广告这些途径来扩大宣传范围。此外，发起线上签名请愿活动也是一个有效策略——一旦支持者数量超过 5 万人，请愿委员会将不得不处理相关议题。

您现在就可以在自己的工作机构中发起小规模的游说活动。请充分利用您所在机构的信息公告栏。许多医院会在信息公告栏中详细介绍各医疗部门，对护理部的描述却很简短，尽管我们护理人员才是医院中人数最多的职业群体。

您可以在医院的公告栏上写道：

我们为从事护理工作感到自豪！我们积极组织职业培训，培养新一代护理人才（包括 ×× 名学徒，×× 名实习生）。我们的护理团队由 ×× 名专业护理人员组成，护理部由 ×× 名管理者领导。我们的护理人员具备解决患者问题的专业能力，包括但不限于疼痛管理和认知症护理。欢迎咨询！

——管理层

此外，传单、印刷物上的招聘广告和机构网站都应提供更全面、更专业的护理信息。让我们携手宣传专业护理。

我们护理人员必须团结一致，尤其是在公共场合。护理人员应一致支持管理层的工作，管理层也应同样支持员工。在医生群体之间流传着这样一句话："一鸦不啄他鸦眼"，即医生之间应相互支持，团结一致。

作者短评——格尔曼·奎恩海姆

我也注意到，护理人员中存在一些问题，其一是个别同事并不在日常工作中行使护理工作的独立自主权，但这是护理管理层好不容易争取来的权利，他们之中更有甚者还会在其他同事面前诋毁上司。同样需要关注的是，一些护理人员错误地将主任医师称为"他们的上司"，而忽略了护理部领导作为她们直属上级的事实，这是对护理管理层权威的不尊重。

优秀护理案例请参考 YouTube 上的视频《急诊科护理人员伯特》。

任务 32

请您观看视频《大学医院急诊科！连轴转的护理人员伯特》。该视频全长 28 分钟。如果您没有充足的时间，建议您观看 2 分 57 秒至 4 分 45 秒的片段。请问视频中哪些内容引起了您的注意？

我们护理人员是护理专业性的传承者和代言人。我们都有责任学习如何让外界认识和理解护理的专业性。例如，通过肯定护理人员在照护患者及其亲属方面的贡献，就可以促进社会观念的转变，提升社会对护理价值的认可。

24.1 增强职业形象吸引力

施洛瑟（Schlosser）于 2018 年提出，人们对某一事物（人、事物或职业）的整体印象是在交流过程以及与外界交互的经验中形成的。不来梅公共卫生和护理研究所（IPP）的研究表明，要提升护理职业形象，就要**针对特定目标群体开展形象宣传工作**（IPP，2010）。除了学生，家长、教师和就业机构的职业顾问也应参与其中，因为他们对职业选择有显著影响力，他们的建议至关重要。在宣传内容上，应突出职业保障、创新需求、职业多样性、团队合作、人际关系以及进修和专业化发展的机会等方面（Bomball 等人，2010）。

任务 33

　　"卧底调查"：首先，请您向当地职业咨询中心了解您所从事的职业，再将这些信息分享给其他人。请问您对以下视频有何看法？"用心和幽默：这就是护理"

　　如果护理人员真正意识到他们提供的身体护理和心理护理有多全面，那么他们一定会为自己和自己的职业感到自豪。这也许会激发您对日常护理工作的思考。请您仔细观察并记录下您一天中的护理工作及其成果。如果您同时还能鼓励同事们进行类似的自我探索和记录，那么这些好习惯就可以延续下去，效果也会越来越好（Bamberger，2018）。

作者短评——安格莉卡·策格林：

**　关注细节**

　　几年前，我有幸在柏林主持了一次关于护理问题的活动，邀请了100 多名活跃在政坛的人士参加。坐在我前面的是一位年轻的老年护理人员，我之前不认识他。他在活动上仅用一句话概括分享了自己的工作："每天早晨我都要走过很多房间。"随后，他的发言基本就结束了。我紧接着追问他更多细节，让他从照护第一间病房的第一位住院患者开始，详细地解释每一个环节。他细致入微的描述和解释展现了他的专业性和敏锐的洞察力。对于病房里的第二位患者，他需要采用完全不同的护理方法。报告厅的观众专心致志地听他讲述，对他的每一句话都充满着期待。两个小时后，我们跟随着他的讲述来到了第三间病房，观众激动地从座位上站起来，送上了热烈的掌声。在随后的讨论中，人们才意识到，他们对护理工作的理解是多么肤浅，原来护理的内涵如此丰富和复杂。

我们还能如何改善自己的形象呢？2015 年，多萝特·舒尔特（Dorothee Schulte）用了一个生动的比喻来回答这一问题：每天早晨醒来，我们都会照镜子检查自己的仪容仪表。我们希望通过梳头、刮胡子或化妆来打扮自己，提升我们的外表形象。这就是我们在日常生活中提升自身形象的方式。

以此类推，游说团体可以通过新闻媒体和公关活动来提升护理机构的形象。这样，养老院在公众眼中的形象很快就会转变为"专业护理人员之家"。这种策略与普通医疗市场利用折扣进行宣传的策略不同，后者受德国《药品广告法》的限制，该法律旨在保护患者，防止他们受到误导性宣传的影响。因此，医生严禁参与宣传推广活动。舒尔特引述了一位医院新闻发言人的观点，指出媒体往往更倾向于报道医疗领域的创新成果或特殊成就，而非护理行业的正面新闻。护理领域通常只有发生负面事件时才会受到媒体的关注（Schulte，2015）。在塑造职业新形象时，我们必须考虑到这一点，并采取有效的策略。例如，通过提供高质量的护理疗法让护理对象体验到优质护理服务，从而为护理行业建立良好的声誉。

迈克尔·伊斯福特（Michael Isfort）在德国应用护理研究所（DIP）的一项研究表明，机构中开展**良好的公关工作**对于老年护理人员而言至关重要。当护理人员拥有一定的自我价值感时，可能就不那么依赖于通过外界的关注来感受自身的价值了。因为人的自我价值感越低，他对获得外界认可的需求就越强烈。

施洛塞尔（Schlosser）在 2018 年提出，雇主应当有针对性地开展公关工作，促进职业正面形象的内部和外部交流。在这一过程中，专业人士（如沟通顾问或记者）应当提供支持。此外，通过研讨会等方式提高员工对护理沟通重要性的认识也至关重要。简而言之，护理人员应当自豪且积极地向社会介绍自己的职业。

24.2 护理职业的社会声望

医院网络评论论坛上的帖子表明，当护理人员在承受压力和场面混乱的情况下工作时，患者会感到非常不安。他们在网上分享了自己的担忧，例如，护理人员每天超负荷工作可能会导致弄混他们的药物和输液，他们更没有时间说一句鼓励的话，甚至会出现治疗失误。任何读到这些评论的人都能感觉到护理对发帖者来说有多么重要。您知道护理专业在社会上的认可度有多高吗？根据德国民调机构 Allensbach 和 Forsa 的调查结果，护理人员通常位居知名年度职业声望量表的第二至第三名之间，这使得以下新闻更加令人惊讶：

2019 年 4 月，德国 Civey 公司开展了一项关于"护理工作认可度"的调查，共有 500 名护理人员参与。调查结果显示，79% 的受访者感觉他们的工作**很少得到赞赏**，而认为自己的工作获得了足够公众认可的人数仅占 18%。施洛塞尔在 2018 年表示，尽管护理职业在社会上普遍享有高度认可，但仍有研究指出公众对护理工作质量的评价较低。与没有相关经验的人相比，那些在老年护理机构或医院工作过的人对护理工作的评价更为积极。然而，公众讨论往往更倾向于关注负面因素，并用耸人听闻的标题吸引读者注意。在探讨职业形象的塑造时，一个值得关注的现象是，护理人员往往对自己在社会中的形象评价偏低，在他们心目中，外界对护理职业的看法比实际情况更为负面。

护理专业毕业生常被亲朋好友追问，他们为什么不选择学医，成为一名"真正的医生"。这些亲友往往没有意识到护理专业培训的重要性。实际上，专业的护理培训能够不断改善护理工作的质量。德国政治家施万在 2018 年发表的言论值得我们深思："*在过去三十年中，社会几乎完全从经济角度来衡量一份工作的价值。市场上专业护理人才日益稀缺，护理人员的价值自然而然会获得越来越多的认可。*"为了更加准确地塑造我们的职业形象，在后续章节里，我们将对我们的同事、社会、政治家、媒体、医疗同行和雇主提出不同的寄语和要求。

24.3　对护理人员和护理团队的寄语

专业的护理往往依赖于团队合作，由于许多人将团队视为提供支持的重要源泉，这种团队协作模式也被认为是护理的核心优势之一。事实上，自豪感也可以营造出"团结的氛围"。要使一群人真正凝聚成一个团队，共同的目标和价值观至关重要。此外，团队成员的互相尊重也很重要。弗里格（Frieg）在2019年指出，赞赏的作用就像维生素，虽然可以暂时缺乏，但到了一定时候，你的身体和心灵就会因为缺乏它而出现不良症状。还需强调的一点是，如果一个护理理念完全由领导层决定，而没有员工参与，那么它就是"空洞的"。护理团队应定期展开讨论，明确对护理对象来说什么是最重要的，哪些是必须做到的，哪些是实际操作中难以实现的。最终的讨论结果应被细化为各个团队的具体行动计划，并将其明确记录下来。例如，"不能让临终者独自一人，在其出现疼痛时需要立即做出反应，为亲属提供必要的支持等。"团队成员之间的相互尊重和相互依赖也很重要。正如贝尔宾（Belbin）在几十年前所描述的，团队中的不同角色往往能够很好地互补。因此，我们建议您回顾本书第二部分中描述的工作积极面，并让您的团队意识到这些方面。这将增强**自我价值感和团队凝聚力**。

在护理领域，**团队建设**的重要性往往被忽视，导致"讨论文化"的发展也显得不足。由于护理工作的特殊性，从业者需要拥有充分的反思机会，因此，应该经常在工作会议上进行团队交流（可以口头做出一些约定或将其记录下来）。同时，对团队管理人员的监督和培训应成为常态，以维护团队的健康发展。若缺乏有效的团队建设，长期运作的团队有时也会变得"不受欢迎"，导致员工流失率和病假率高。此外，护理行业中，竞争思维导致团队合作减少的情况和小团体问题屡见不鲜，与欺凌、聚众闹事等不当行为相关的术语也层出不穷（Abt-Zegelin，2009）。团队建设并非自然形成，而是一项需要积极管理的任务。遗憾的是，许多管理者未能充分认识这一点。"病房团队"就像一个小型公司或一支足球队，每个成员都有其独特的角色和责任。如今，人员多样性被视为一种巨大的优势，但这种优势必须通过有效的整合才能发挥出来。护理团队有时也因其成员的培训背景、年龄、性别、文化的不同而存在显著差异。您可能还记得《不来梅音乐家》这个童话故事（图24-1）。故事中的四只动物因为年迈无法工作而被各自的主人赶出了家门。它们怀着共同的梦想一同前往不来梅，凭借勇气和团队凝聚力，完成了几乎不可能完成的任务。它们战胜了一伙强盗，并在新的家园里开启了新生活。

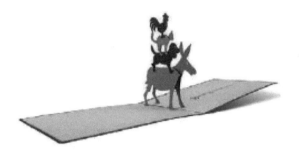

图 24-1 不来梅的音乐家：一个代表勇气和团结的故事

（照片来源：Amazon.de，已获授权）

除价值取向和相互尊重之外，团队成员的发言权也很重要，这包括参与制订值班表、及时获取信息以及拥有足够的工作材料。此外，工作时间以外的社交活动、节日庆典、小礼物以及表扬和认可文化通常都有益于团队建设。

任务 34

请您深入思考上述童话故事所传达的核心思想。这个故事与护理工作有何关联？此外，请您独立或与团队成员一起思考：您可以采取哪些行动来加强团队的集体荣誉感与归属感？

24.4 提升培训质量

此处并非本书唯一一处阐释扎实的护理培训对提升职业自豪感重要性的地方。前面的章节已经明确指出，在许多国家，正确塑造护理人员的职业形象通常需要通过学术化才能实现。因此，我们面临着如何优化护理执业资格认证途径和提升各类培训计划效果的问题。在专业人才短缺的背景下，我们不应仅仅关注参

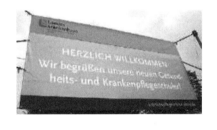

图 24-2　欢迎海报
（莱茵黑森专科医院，已
获授权）

与职业培训的人数，而应更加重视培训的质量，因为这是保证优质护理的关键。在许多机构中，实习指导教师往往只能在完成日常工作的间隙进行指导。为了确保指导的质量和连续性，对于在不同地点工作的实习指导教师，应当强制规定他们每周指导学生的时长。这是因为，一旦人手不足，预定的指导时间很容易受到影响，而且后续往往很难再找出一段时间用于指导（Schmidt，2015）。

莱茵黑森专科医院，坐落于德国阿尔蔡，多年来始终以精心策划的欢迎仪式迎接新生。在每个培训项目启动之际，学院都会挂起大幅横幅，以示对新学员的热烈欢迎（图 24-2）。

不论是接受过大学教育还是职业学校教育的学生，我们都应秉持公平对待所有人的原则，坚决反对任何形式的特权或歧视，确保每位学习者都能获得平等的机会。同时，我们必须不断提醒同事们，对待高校的学生应该像对待职业学校的学生一样，向他们明确解释护理工作在实践中的要求。此外，护理专业大学生的加入也为我们的培训带来了显著的优势。传统护理职业学校的教学往往专注于培训内容本身，缺乏学术理论教育，而（理想情况下）护理专业大学生的参与能够为我们带来新的理论观点，弥补职业教育的不足之处。大学生们会基于他们学到的理论批判性地分析实际操作，并形成个人见解。这种做法不仅促进了学生的成长，而且整个团队和机构也能从学生提出的具有洞察力的问题中受益。正如奎恩海姆在 2019 年所指出的那样，为了提高护理服务质量，许多团队都需要融入一定比例的学术内容，这绝不是想贬低职业培训的价值，而是想增强其价值。与此同时，我们迫切需要建立更多的学位课程，以培养能够应对医疗保健领域复杂挑战的人才。事实上，"未来护理培训工作坊"委员会的成员早在 2000 年就开始探讨这些问题了。

全新的培训模式

2000 年，罗伯特·博世基金会启动了"重新思考护理工作"的计划。为此，基金会精心挑选了十名专家组成一个专门的委员会。经过两年的深入研究和精心设计，该委员会成功构建了一套针对护理工作的分级培训体系。这一体系旨在满足护理领域内不断增长且多样化的需求，通过提供更为精准的培训课程来提升护理人员的专业能力。该体系将护理资格划分为以下五个层级：①接受过两年培训的专业护理人员；②完成了三年课程学习的职业学校毕业生；③完成了三年课程学习的应用技术大学毕业生；④获得护理专业硕士学位者；⑤持有护理专业博士学位者。每个层级的课程都经过精心设计，以确保各级课程之间的顺畅衔接和整体的连贯性。尽管这一培训模式经过了广泛的讨论，但不同利益群体之间的博弈使得其发展进程放缓。

事实上，由于护理需求增加和护理人员短缺，护理行业现状已经发生了变化。遗憾的是，这种变化趋势并不乐观，许多机构降低了对护理人员专业水平的要求。在这种背景下，瑞士为我们提供了一个成功的应对范例。在瑞士，人们计划通过短期培训快速培养出一批"健康护理助理"来缓解护理专业人才短缺的情况。同时，"重新思考护理工作"的计划依然适用，它为护理行业的未来发展提供了宝贵的思路和策略。总体而言，罗伯特·博世基金会在推动护理行业发展方面做出了诸多贡献，例如发布了《护理需要精英》（*Pflege braucht Eliten*）意见书。该意见书于 1992 年发表，标志着护理学术化的第一次浪潮。此后，该基金会资助了德国维滕/黑尔德克大学首个护理学博士项目，设立了奖学金，并在其他许多活动中积极支持护理工作。

重燃护理热情

在职业培训的初期，您可能会发现自己难以适应工作环境，从而开始质疑自己的职业选择。这种经历其实相当普遍，许多同行在开始他们的护理生涯时都曾有过类似的感受。理解这一点，可以帮助您更好地应对初期的挑战。此外，适应医院、养老院或居家护理环境的工作文化本身就是一个不小的挑战。在这个过程中，如果您遇到问题或感到不满，应该主动与您的实习指导教师、病房主管或学校教务人员沟通。他们通常都愿意倾听您的困扰，提供让您满意的解决方案，帮助您克服困难，重新点燃您对护理工作的热情。

其他选择

本施（Bensch）在 2018 年提出，所有具备护理资质的团队和机构均应配备以下工具和资源：

- 同行咨询。
- 护理责任制。
- 培训需求分析，记录团队成员当前具备的知识和技能。
- 科室内部及各科室间的进修培训。
- 邀请行业模范出席的团队管理会议。
- 参与式观察与非参与式观察。
- 内网论坛。
- 工作小组，如实习指导教师和质量管理小组。
- 员工建议制度。
- 入职培训。
- 学习角。

正如一些护理学校已经实施的，将海外实习纳入护理培训已成为国际上的普遍做法。这些实习经历对学生而言极为重要且富有成效。我们不仅应该采取措施吸引更多的申请者，还要确保他们能够留在护理行业。同时，我们也应采取相应措施，以确保他们能够顺利开启自己的职业生涯。

24.5　组合不同资质的护理人员

随着护理和医疗保健领域日益复杂，提供合适且全面的护理培训变得尤为重要。然而，并非所有护理人员都需要拥有学士、硕士或博士学位。但按照德国科学委员会的规定，医疗机构中至少要有 10% 的护理人员拥有大学学位，这确实有助于临床护理质量的持续提高。然而，面对护理需求持续增长的现状，我们有必要通过调整护理助理（和护工）的数量来应对这一挑战。护理工作的复杂性要求从业者具备不同层次的资质和技能，瑞士通过提供多元化的培训课程来满足这一需求。全球许多地区都正在尝试"合理组合不同技能和职级的护理人员"来优化护理服务。护理工作不仅包含各种难度的专业工作，还涉及大量额外工作和辅助性工作。尽管经过三年制培训的专业护理人员是护理职业的重要组成部分，但护理助理也扮演着特定的角色。他们承担的是相对简单的（社会）护理任务，但在德国，这些任务通常仍由专业护理人员负责。在上述组合模式里，接受过三年高等教育和职业培训的专业护理人员往往负责指导和监督，为患者安全和护理的安全性提供保障。护理工作的细化分工能够不断深化社会和法律对护理职责范围的理解，并推动相关规范的完善。通过组合不同资质的护理人员，我们能够更好地满足护理行业在不同工作场景和任务中的需求（Lehmann 等人，2019）。

这就意味着，从重症监护病房到"普通医院护理"、居家护理或疗养院护理，护理人员的组合方式会各有不同。近年来，护理助理得到了越来越多的机会，他们可以在日间护理中心工作，一般从早上开始照顾护理对象，直到晚上为止。

事例 6　日间护理

丽塔·米特莫尔（Rita Mittmer），45 岁，是一名资深的老年护理人员，她曾多次接受进修培训，目前负责管理一家日间护理中心。这家日间护理中心隶属于一家养老院，虽然每周要接待约 30 名客人，但由于中心容纳人数有限，每天仅能容纳 12 位客人。有的客人一周来一次，有的一周来两次。为了确保每位客人的护理需求都能得到满足，护理中心必须精细地组织工作。从每天早上 7 点 30 分起，客人陆续到达，护理中心为他们提供早餐和午餐。午后的咖啡时间成为这一天温馨的收尾。客人们搭乘不同的交通工具来到这里，有些由亲属开车接送，有些乘坐出租车，还有一些则乘坐小型巴士。米特莫尔女士有一支按小时聘请的护工团队协助她，他们共同确保了日间护理中心的高效运作。对她而言，确保客人的舒适和满意是至关重要的。为此，她每天都为客人精心安排多样化的活动，包括音乐欣赏、运动锻炼、智力猜谜、游戏和创意工坊等。一些客人中午会在护理中心休息，有的客人甚至每周接受一次洗浴护理。日间护理还支持直接在护理对象家中提供护理服务，政治决策者十分支持扩大这项服务的范围。在服务期间，家属可以获得"自由"，而专业护理人员也能通过"专业视角"为护理对象提供帮助和支持。在日间护理中，护理人员会关注护理对象药物的摄入，实施疾病预防措施，并做好观察记录，也会鼓励护理对象积极参与社交活动，并给予其尊重和欣赏。在提供咨询和信息方面，日间护理中心给予了充分的重视。此外，日间护理中心还与护理对象的居家护理服务机构保持联系，并已经与这些机构建立了合作关系。米特莫尔女士了解30位护理对象所有的家庭背景，包括他们与父母、子女、配偶、孙辈和兄弟姐妹之间的关系。她经常被家属叫到一旁去倾听他们的忧虑，甚至会安排会面进行更深入的讨论。尽管工作时不可避免地会出现冲突，但米特莫尔女士无法想象有比这里更好的工作环境。她每天都能在这里完成许多有意义的工作，并结交了许多珍贵的友谊。

我们的一些专业人员，尤其是年长的同事，他们长期患病，可能会感到迷茫和失去方向。为了充分发挥这些同事的潜力，我们需要采取积极的措施，合理地调配他们的工作，而不仅仅是让他们在咨询台或档案室做些简单工作。尽管他们的身体会面临一定的活动限制，但他们仍然拥有宝贵的护理专业知识，这在他们为患者及其亲属提供支持或信息时发挥着重要作用。我们完全可以理解，在经历了数十年的轮班工作后，有人可能会考虑离开护理行业。因此，我们应该提供一些培训或进修，以便留住这些经验丰富的同事，或者激励他们重新回到护理行业。值得注意的是，有些人已经转入了监督部门或医疗保险服务中心（MDK）。这可能是因为一些医疗机构提供的就业机会吸引力和创新性不足，以至于留不住这些宝贵的护理人才。

导师制

导师制是护理机构在日常工作实践中实现榜样示范功能的核心策略之一。作为一种有效的人才发展机制，导师制是指经验丰富的人员（导师）指导经验较少的人员（学员），向其传授关键知识和技能。指导不应仅仅被视为一个"入职计划"，而应是职场上任何阶段都至关重要的一种发展策略。已有大量研究表明，职业早期阶段的指导对个人职业认同的形成和发展具有显著影响（Wangensteen 等人，2008）。

因此，我们建议在新员工入职伊始就启动一项指导计划。尽管某些雇主可能对此不太感兴趣，更倾向于招聘能够迅速上手的人才，但护理人员应有权利获得这种支持。尤其是对于那些希望秉持"六 C"原则——关怀（Care）、同情心（Compassion）、责任心（Commitment）、勇气（Courage）、沟通（Communication）和能力（Competency）——的新员工来说，适应职场可能会显得尤为困难。传统的入职培训往往着重于快速熟悉工作流程，而指导则是由经验丰富的导师负责，侧重于模仿学习和分享个人经历。担任导师会被视为一种荣誉。不仅在护理行业，许多其他大型公司也都实施着指导计划，这些计划往往能够给予员工晋升至管理层的机会。指导并不意味着需要一直在一起工作，它更需要双方共同反思和不断交流。在护理领域里，布劳恩基金会（Braun-Stiftung）推行的指导计划十分有名。

另一个相关策略是"**管培生计划**"。"管培生计划"与"指导计划"在不同行业中的实践应用不同，尤其在护理行业中，这两者的界限并不清晰。在银行和保险公司，管培生通常被视作未来领导岗位或专业岗位的潜在候选人。这些计划一般持续一年或两年，旨在让管培生快速了解公司的主要部门和职能，迅速融入公司环境。护理行业也逐步展开了针对大学毕业生的融入计划。无论对于职业学校还是大学毕业的新员工来说，制订此类计划对于他们在培训后巩固职业身份至关重要，这在技术行业中类似于学徒制度。例如，埃森的阿尔弗雷德·克虏伯医院（Alfried-Krupp-Krankenhaus）为新毕业生设计了一项为期一年的"成长陪伴计划"。每个陪伴小组会每个月定期召开会议，讨论日常工作情况，开展小型培训课程并分配新的工作任务。各个科室会指定一名负责人为新入职人员提供支持，还会与他们进行职业发展谈话。此类培训计划应当得到更广泛的推广（Friedhoff 等人，2019）。

相比之下，其他方法在护理行业的应用范围较为有限，如监督或（私人）辅导，尽管许多中层管理人员希望能接受私人辅导，但这类措施并不常见。在护理机构中，引入**同行咨询**也遇到了挑战，且难以取得预期的成功。举行会议时则往往更多地关注上级的指令，而较少涉及技术问题的深入讨论。总的来说，在护理领域，上述这些支持类的计划并不常见，它只在一定程度上发挥了作用。护理人员高患病率和人员流失这些问题仍然存在。只有那些"自豪的专业人员"才会主动寻求并接受这些帮助。

毕业典礼：培训与进修的圆满落幕

毕业典礼是护理培训结束的标志之一，在奥地利和瑞士将其称为文凭典礼或学士学位典礼。在这一天，许多护理专业毕业生不仅会自豪地接过他们的毕业证书，还会佩戴胸针等象征性标志来庆祝他们的成就。此外，过去和现在都有共同宣誓的仪式，类似于某些大学中医学生的宣誓仪式，他们在仪式中承诺会履行自己相应的职责。作为护理专业团体的一员，我们应当共同制定一份护理誓言作为我们专业行为的基石。在护理培训结束时，我们应庄严地进行宣誓，以此表明我们对专业准则的承诺和遵守。这份护理誓言应当作为评判标准，用于判定专业护理人员是否违反了其职业诺言，从而面临失去执业资格等后果。对此，梅耶（Meyer）和鲁德尔（Luderer）在2019年表示，这样通用的誓言不仅有助于形成行业共识，还能帮助专业护理人员识别并反思自己的职业行为，也有利于护理行为的合法化。随着德国护理的学术化，一些大学的护理课程也开始沿袭这种传统仪式。在古罗马时期，获得自由的奴隶会戴上"自由帽"来遮盖剃光的头。自11

世纪起，学术头饰已成为正式学术服饰的一部分，并逐渐演变成今天我们所熟知的学士帽。在美国，这种学士帽不仅是专属于博士生的毕业典礼装饰，其他毕业生也会佩戴。例如，专业杂志《医学博士马布斯》（*Dr. med. Mabuse*）中的一张图片就展示了护理人员们庆祝毕业的喜悦时刻（**图 24-3**）。这个图案在 Mabuse 出版社的明信片和其他纪念品上都可以找到。

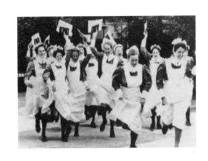

图 24-3　兴高采烈的护士们

（法兰克福 Mabuse 出版社，已获授权）

在一些本土大学和应用技术大学中，学士和硕士毕业生的毕业典礼往往参照美国的模式进行。在这些典礼上，毕业生们除了戴上毕业帽，有时还会穿上毕业服，这是一种特殊的学术长袍。然而，在 20 世纪 60 年代末，学生抗议活动兴起，他们试图摈弃这种传统，不愿意再戴那些象征传统阶级社会的"旧帽子"。他们认为这些帽子代表了精英主义和排他性。如今，这一趋势似乎正在发生新的转变。现在的学生穿毕业服是为了凸显与其他人的区别，展现对母校的认同感。校友会的意义也是如此。

任务 35

请您为您的毕业考试撰写一篇报道。思考一下，您认为这份报道应该向公众传达哪些重要信息？

24.6　尊重与领导

在团队工作中，可以通过提出一些简单的问题来营造既轻松又鼓舞人心的氛围：

- 今天您有没有向团队成员表达过感谢或赞美？
- 今天您是否与同事交流过，或者向他们寻求过意见？

- 今天您是否传达了重要信息，并保持了工作的透明度？

- 今天您是否听从了自己的声音，并给自己留出了休息的时间？（Frieg，2019）

- 想想足球队员的职业自豪感！我们也要像他们一样！

管理者的重要特质之一是**公正**，他们不仅激励和支持员工发展，同时也明确地对员工提出期望和要求。人们渴望得到建设性意见，也应该学习处理冲突的技能。在理想的情况下，寻找解决方案的过程应该是一个双赢的局面，没有任何一方感到挫败。在强调"患者关怀"和"自我关怀"之后，"团队关怀"作为"维滕工具（Wittener Werkzeuge）[1]"概念的一部分得到进一步发展，成了一种备受推崇的沟通方式。此概念提到的"归属感"，包括对工作团队的归属感，对提升人的幸福感至关重要，是人类的一项基本需求。团队凝聚力可以通过诸如团队烹饪或其他集体活动来加强。我们应当认识并尊重彼此的独特性，理解每个人行为背后的动机。为了更深入地了解这些动机，沟通是有必要的。

横向暴力

巴托罗谬（Bartholomew）在 2009 年指出，缺乏自主性且处于较低地位的专业人士往往会相互为难，这种现象被称作横向暴力。通常在团队成员感到自己无力改变现状时，他们可能会对同事施加压力。这种情况常会影响到新手（如学徒、实习生、新员工），有时也会影响到他们的上级。同级别的团队成员可能会通过侮辱、控制、相互攻击或暗中诽谤等方式，对彼此表现出攻击性。

24.7　有效的工具

病例讨论

在学校的伦理课程和进修培训中，"死亡与临终"固然是重要的主题，但其

---

1. 维滕工具（Wittener Werkzeuge）是一种专为护理专业设计的综合沟通策略，从 2008 年左右起由本书作者之一安格莉卡·策格林（Angelika Zegelin）、心理学家班贝格（G.G. Bamberger）以及一个学生团队共同在维滕/黑尔德克大学护理科学研究所研发。

他日常护理中常见的问题也应该涉及。例如，面对患者拒绝洗澡或服药的情况，我们应如何应对？要培养职业自豪感，就要深入反思护理实践中值得肯定或需要改进的地方。例如，为了系统地开展病例讨论，我们需要掌握一系列技能，并在讨论中交流针对护理问题切实可行的解决办法。会议讨论不必冗长，但必须有条理，同时应做好讨论记录。此外，病例讨论也为护理人员提供了一个解决价值观冲突的绝佳机会，因为在讨论中，与会者们会阐述各自行为的背后动机，并通过探讨确定护理工作中的优先事项，区分出重要和相对不太重要的内容。所有专业人员心中都有着自己的职业理想和道德准则，这反映在他们的工作表现里或对工作环境的认可程度上。当护理人员认为他和患者的需求在病例讨论后都得到了满足时，他们的职业自豪感就会更强。

作为护理人员，认识到自己潜在的动机十分重要。如果您总是寻求来自家人、朋友、邻居、患者、团队成员或医护同事的认可，那么在某些情况下，您可能是出于"恐惧"而行动。这种恐惧可能源于害怕失去他们的尊重，或者担心自己的表现不够好，甚至担心表现不佳可能导致法律纠纷。然而，这种基于"恐惧"的动机并不是推动您安全、称职地完成工作的有效动力。在当今社会，护理人员进入或留在业内的动机已经发生了变化。了解这些动机对于您的个人发展和职业生涯至关重要。

任务 36

请您根据在学校学到的内容进行病例讨论。

同行咨询

近年来，护理领域开始采用同行咨询的方法，已经有许多信息资料可供我们参考（Kocks 等人，2019）。这种咨询模式有助于护理人员相互学习，并且开展同行咨询只需要进行简单的准备，学习一些咨询技巧，以及投入少量的时间（Abt-Zegelin 等人，2012）。通过这种方法，我们能够在有限的时间内实现有效的知识和经验交流。

任务37

　　请您关注团队中一位您不太了解甚至可能不太喜欢的同事，并试着与她交流。在合适的时机，比如轮班结束时，向她表达您的感激之情。您可以说："今晚我们团队的表现真是太棒了，我觉得你们的工作能力特别出色。"您还可以提及她在值班期间展现出的专业技能、团队合作精神或其他积极的方面。

24.8　我们向社会传达的信息

　　让我们进一步探讨一个令人担忧的现象：德国联邦医疗保险基金协会（MDS）在2017年称，德国医疗保险服务中心（MDK）发现，在接受调查的9万名疗养院患者中，由于护理人员短缺，有11%（近1万人）接受了错误的药物治疗。此外，有20%的人没有得到充分帮助，他们的疼痛并未得到应有的关注和认可。2016年，在德国柏林的布赖特沙伊德广场发生了一起恐怖袭击事件，12人在该事件中死亡。2017年和2018年则没有任何恐怖袭击死亡案例。尽管如此，成为恐怖袭击的受害者仍然是德国人最恐惧的事情之一。而2018年德国联邦卫生报告显示，这一年德国医院手术总量高达1600万台，相比之下，德国人对恐怖袭击的恐惧似乎显得有些荒谬，因为每年约有15000人死于院内感染，按这样计算，在2016—2018年，约有45000人因此丧生，这意味着因医院治疗而死亡的风险比恐怖袭击高出93倍。根据德国医院卫生协会（DGKH）的数据，我们推测每年人约发生100万起医院内感染事件，而许多感染问题原本完全可以通过适当的护理预防措施来避免。

　　要想向社会传达一定的信息，我们应当从公众对健康和安全的认知着手。例如，一架飞机必须满足最低配备人员数量才能起飞。以空客A320型飞机为例，该机型能够搭载180名乘客，其最低机组人员配置要求是一名机长、一名副驾驶和四名乘务员。这样的规定在廉价航空公司同样适用。然而，假设出于节约成本的考虑，驾驶舱内仅有一名飞行员和两名乘务员，您还会选择乘坐这样的飞机吗？这无疑会引发乘客对安全的担忧。同样地，目前，在住院护理的某些领域，人手严重不足。难怪护理人员会选择离职，因为他们无法保证患者的安全。如果是您，会不会也这么做？我们必须让公众了解这些内容！这样，或许就会有居民走上街头，为他们所依赖的护理人员争取更好的工作条件，或者至少给予他们更多的支持。然而，社会并未出于护理职业的复杂性和它对生命的重要性给予其应有的认可，而是因护理人员经常接触呕吐物、痰液和血液的工作环境对其工作一概而论，低估其工作价值。因此，一些患者更倾向于同情护理人员，而非尊重他们的专业、社会、工作和人员管理能力。

　　未来，如果患者不再仅仅关注精美华丽的医院宣传册和院内最低手术量，而是开始深入询问护理人员配置和服务质量的问题，那将是一个巨大的进步。例如，他们可能会问：目前专业人员的比例是多少？有哪些护理专家参与其中？夜间的人员配置情况又如何？德国护理界的知名人士雷娜特·莱曼（Renate Reimann）对此进行了深刻的自我批评与反思，她问道："为什么我们没有更早发现护理机构可能面临破产的迹象？"她强调，我们必须让公众参与进来，与他们共同建立一个长期利益共同体，以支持护理行业的发展（Rahmel，2019）。

　　雷娜特·莱曼是德国护理学界的先驱，她不仅在瑞典读过社会学，在那里担任过护士一职，还致力于推动护理教育的发展。她成立了埃森教育中心［隶属于德国护理协会（DBfK）］，并在20世纪70年代时就公开倡议开设护理学学位课程。她带头开设了第一批护理研究课程，并用少量的奖金成立了阿格涅斯·卡尔（Agnes Karll）护理研究基金会。这些举措不仅体现了她对护理领域发展的坚定信念和承诺，也使她成了护理行业的楷模。

　　公民动议在德国和奥地利作为直接民主的重要组成部分，为公民们提供了直接参与政治决策的途径。而瑞士则实行了类似的"公民倡议"制度。这些机制允许公民将政治问题或法律草案提交给议会审议。为了使公民动议成功，让联邦议院或州议会考虑这些提议，倡议者必须在规定的时间内收集到足够数量的合法选民签名。尽管议会有权自由决定是否通过这些提议，但如果提议被否决，公民有权要求举行全民公投。因此，在德国，公民动议通常是民众发起公投流程前的最后一步（Wikipedia，2019）。

最近几个月，德国的几个联邦州就举行了这样的一系列公投。签名支持者们呼吁采取行动应对日益严峻的护理危机。社会必须意识到，如果没有足够数量的专业护理人员，任何改进医疗保健系统（包括护理和医疗保险）的措施都将是无效的。

24.9 我们向媒体传达的信息

我们当前面临的一项挑战是，未能成功地向媒体传达当前的护理人员短缺问题及其对未来可能产生的影响。这一状况亟须改变。医疗行业是就业市场的重要支柱，已经为德国 560 万人提供了工作机会，这意味着大约每八名就业人员中就有一人在这个行业工作。而医疗保健领域从业者中有三分之一是护理人员，如果不加强对这一关键群体的支持，无疑是巨大的资源浪费。这些护理人员的潜力还远未得到充分利用。不幸的是，媒体往往倾向于将护理工作描绘成亏损的领域，有时甚至将其作为丑闻来报道，频繁地将护理人员刻画成医疗系统成本上升的罪魁祸首。许多媒体人士只倾向于报道那些戏剧性的故事，避免深入探讨护理危机的根源。2006 年，布雷什和戈登在他们的书中详细讨论了如何与媒体建立并保持联系的重要性。媒体中需要有我们的行业代表来讲述故事，他们需要不时地在镜头前"露脸"。但是，我们希望他们不仅仅是抱怨护理工作条件，还要能向公众传达护理工作的背景信息。几十年来，我们的行业代表不停地指出工作大环境的问题；毕竟，人口结构的变化并非突如其来。然而，如果访谈节目或特别节目仅仅止步于报道问题，而不探讨解决方案，那么这些都是徒劳的；媒体也必须关注变革。"坏消息最吸引眼球"是新闻界的一句老话，但我们也要邀请记者报道好消息。我们不断听到"我们应该……"或"护理需要……"之类的说法，但通常也就止步于此。护理人员希望看到的是，新闻、报刊、电影和连续剧中能够展现出护理行业的多样性，传递出真实而鼓舞人心的护理形象，在与同行交流时能够探讨专业话题。因此，让我们摒弃电视上那些整天只与医生调情的护理人员刻板印象吧。

为了避免延续这种刻板印象，我们可以利用媒体的力量进行反击。记者们每天会从两个维度对各种话题进行筛选，并从中提取出报道内容：①它们是否可以与更宏大的叙事相结合；②它们能在何种程度上反映当前的社会现实。在这个过程中，记者会受到新闻价值要素的影响，包括时效性、重要性、显著性、趣味性等（Birschmann，2019）。我们应当明确地向媒体和公众传达护理工作的范围，积极参与社会讨论。对社会来说，我们护理人员是不可或缺的！

> 尊敬的媒体代表们，
>
> 　各位应该关注到世界卫生组织总干事谭德塞的声明："没有护理人员就没有健康！"（o.V.，2017）

请提醒您所在机构的媒体发言人注意这一情况。如果我们不采取行动，而任由社会工作者、经济学家和律师等其他专业团体在媒体上自称"护理专家"，我们将无法捍卫护理行业的尊严和自豪感。每当有人错误或片面地宣传护理工作，或是毫无相关宣传时，我们护理人员应立即通过电子邮件和电话联系报社编辑、电视台和广播电台，与他们沟通。假设有 10% 的专业人员会采取行动，那么立法者、编辑部、电台或电视台至少也能收到成百上千封同一主题的电子邮件和短信，他们很可能会因此开始重视这一问题（Buresh 等人，2006）。因此：*我们应该自信、自豪且公开地交流工作，应该更清晰、更大胆地谈论我们的专业工作。*

例如，当某一知名人士生病时，媒体可以报道他们所接受的护理服务。在流感高发期等与社会健康相关的事件中，媒体也可以通过引人入胜的方式介绍护理工作。现有的机构和协会可以在这种情境下加大公关工作的力度，发布新闻稿，以提升公众对护理行业的认识。为此，我们需要懂得新闻专业且与护理行业保持密切联系的护理人员，还需要为新闻工作者提供相关的学习培训课程。

24.10　我们向医生传达的信息

那些曾在护理地位较高的国家工作过的医生，在回到德国后，对护理工作的理解会有所不同。他们可能会感到惊讶，为何德国的护理人员很少能独立行动。通常来说，这些国外的实习经历会让医生意识到**护理工作与医生工作的本质区别**。然而，一些思想老派的医学界同行可能尚未领会到这一点，他们用以下观点来反对护理专业的学术化："汉莎航空的乘务员们不会进入驾驶舱去玩弄飞行员的按钮，但他们也很满足了。"（Prölß, 2018）以下内容是我们想要传达给医生们的话：

亲爱的医生们，

请认清护理专业同事们的能力和责任，并与他们共同努力，提供卓越、可持续的医疗保健服务。

如果护理工作无法进步，任何医学上的发展都是无效的。2017年，雨果·范·阿肯（Hugo van Aken）在杂志《护理人员》（*Die Schwester / Der Pfleger*）上强调，优质的护理是医学的基础。护理人员希望得到医生的认可和尊重。然而，医生通常只会依据护理同事拥有的医学知识和辅助其工作的能力来评价他们。这种刻板印象对许多护理人员产生了影响，许多护理人员至今还总是从医生对他们的评价里寻找满足感。在德国，许多医生希望能由护理人员来帮助他们进行游说工作，而一些"简单"的任务则由受过培训的医疗助理来分担。然而，护理人员的责任权利却受到限制，他们无法为患者提供更优质的护理，这难道不是一种矛盾吗？护理人员的参与感和决策权对他们的职业满意度和自我价值感至关重要。当他们感到自己在医疗和护理决策中有更大的发言权时，他们就愈发能够认识到自己的价值，产生更强烈的自豪感。因此，提升护理人员的自我价值感，就像是给他们穿上了一层"心理防护服"（Quernheim, 2018）。这样当他们面对可能来自医生、同事、患者或亲属的忽视或贬低时，就能够保护自己不受伤害。

任务 38

您认为医生有职业自豪感吗？为什么？

护理行业的内部公关工作

医院医生的短期培训计划

值得注意的是，即便是医院医生，他们对护理人员的工作内容也知之甚少。他们可能会看到护士们匆忙的身影，但有些人错误地将护理工作的交接环节视为休息时间。此外，一些医生仍然持有这样的观念：护理人员的主要职责是协助医生解决问题。许多医学生也持有类似看法，认为护理工作地位较低，且工作内容枯燥乏味。一些医学生在正式开始大学学习之前，可能在缺乏适当指导的情况下进行了短暂而不可靠的"护理实习"。因此，他们中的一些人会错误地认为自己现在也能成为护理人员。这种现象导致了一种普遍观念："是的，我曾经也做过护理工作。"按照规定，医学生需要进行护理实习（那为什么不进行医学实习呢？），这并非一个好的习惯。同样的，我们也应该禁止医学专业新生担任临时护理助理。我们建议所有护理团队为医生组织一次15分钟的培训来介绍护理理念，这最好在轻松的氛围中进行——但需要充分准备！邀请他们来吧。

任务 39

与您的团队共同制订计划，针对医院或机构内部的其他职业群体开展公关工作。其他职业群体对我们还有哪些误解？我们可以在哪些工作方面找到与他们的交集并展开合作，以此促进双方的共同进步？

幸运的是，最近出现了一些积极的变化：自2019年以来，医生对护理工作的看法已经发生了明显的转变。他们已经意识到，拥有一个令人满意且高效的护理团队是多么重要。如果有护理人员离职或生病，由于人手短缺科室往往会停摆，使得医生难以完成既定的治疗任务数量。

24.11　我们向雇主传达的信息

最后，很重要的一点是，我们还有信息想要传达给雇主。德国护理协会主席克里斯蒂·贝恩斯坦（Christel Bienstein）教授对此进行了简要总结："法律已经为增加护理人员数量打好了基础，现在只需要雇主和管理层提出有吸引力的（工作和）薪酬方案了。面对这些方案，护理人员可以自行决定是否重返工作岗位或加班。医院不应试图绕开现行的最低护理人员配备标准，而应从过去的错误中吸取教训，采取积极的措施。养老院经营者也必须认识到，对员工的投入是确保公司生存的关键，并不是为了追求高回报率。"（DBfK Care-Klima，2019a）

工作日志 6　重症监护室

加布里埃尔·诺伊斯特（Gabriele Neust），女，34 岁，专业护理人员，接受过重症监护进修培训，具备实习导师资格，目前还在工作之余攻读学士学位。

现在是早上 6 点 18 分，春日的晨光透过神经外科重症监护室的窗户，为病房带来了温暖的光亮。我和我的护理团队正准备与值班医生进行工作交接。5 号病床来了一位新的患者，路德维希（Ludwig）先生，62 岁，因腹主动脉瘤破裂而接受了急诊手术。他在昨晚凌晨 1 点手术后转到我们这里，目前处于人工昏迷状态，正在接受压力控制通气和镇痛治疗，在儿茶酚胺的作用下病情保持稳定。与他相邻的 6 号病床上是劳拉·施奈德（Laura Schneider），已住院 32 天，她患有吉兰-巴雷综合征（一种急性发作、可能导致上行性瘫痪但可逆的疾病），已经接受了气管切开术，现在由机器辅助呼吸（持续气道正压通气）。劳拉的情绪非常低落，因为她昨天目睹了隔壁床 40 岁的福斯特先生去世。两张床之间仅有一帘之隔，这样近的距离让她承受了巨大的心理压力。为了帮助她缓解情绪，我们给她服用了一些镇静剂，她才得以长时间以来第一次好好地睡了一觉。

昨天，我也负责这个房间，那是充满挑战的一天。"照顾家人，尤其是我8岁的儿子，让我感到格外疲惫。福斯特先生去世的场景在我脑海中挥之不去。"我一边回忆昨天的值班情况，一边与其他同事进行了交接，然后我们划分了各自的任务。我今天仍然负责5号和6号床的患者。在我身边，有一位年轻的同事正等待我的指导和帮助。"我们开始工作吧，如果你在工作中遇到问题，随时可以问我，我很乐意解答。祝你今天过得愉快！"与同事道别后，我拿到了昨天晚上值班团队做的详细工作记录，然后来到了5号和6号患者的病床边。

首先，我向患者自我介绍："早上好，劳拉，今天我又来陪您了；我是您的护理人员，您可以叫我盖比（Gaby）。我会先熟悉一下病房的情况，然后我们再来规划今天的安排，好吗？"在交接班的过程中，我会对患者的状况、可用资源、护理需求和关键的预防措施有全面的了解。接下来，我迅速检查了两位患者的监测数据，包括呼吸机的设置和数值、心电图节律、心率、血氧饱和度、有创血压和呼吸频率。我将路德维希先生的血压警报值设置得更低一些，这样方便及时调整治疗方案。随后，我听了患者的肺部，检查了胃管的位置，听了肠鸣音，并观察了患者尿量——留置导尿管后尿量不多。我将所有这些观察细节记录下来，以便能够准确地更新病历。目前我们还在使用纸质记录，但很快就会切换到电子版本。

在检查路德维希先生的身体情况时，我注意到他腹部的引流情况不太正常。分泌物过多且沾满了血，血流动力学监测显示血容量不足。尽管如此，我能够感受到他的脚和手臂都有脉搏，这让我觉得目前的情况还在可控范围内。我随即从引流管中抽取了一些分泌物，以检查其中的血液含量，并进行了全身血气分析（BGA）。医生的办公室就设在我们的血气分析（BGA）设备旁边，这为快速诊断患者病情提供了便利。"路德维希先生的血红蛋白水平在下降，下午4点时还比现在高出两个点。引流液中的血红蛋白含量偏高，可能存在一些问题，请你来看看他的情况。"我与经验丰富的值班医生进行了讨论，托马斯医生也表示担忧。我们决定优化体液平衡，并给予患者两种储存的红细胞浓缩液。我通过中心静脉导管为患者输注了1 L林格氏液，并更换了新抽取的异丙酚。胰岛素、舒芬太尼和咪达唑仑的剂量足够用到10点，所有的药物都通过输液泵定量地注入患者体内。

托马斯医生为路德维希先生做进一步的检查，而我则去检查劳拉的状况。首先，我确认了她的呼吸状况，查看了监护仪上的各项数据，检查了她的伤口敷料和意识情况。随后，我迅速观察了她的肤色、出汗情况、肌肉紧张度以及声音等方面的变化。在这个过程中，我没有使用测量设备。

劳拉今年18岁，所以她更希望别人称呼她的名字。"早上好，劳拉，你睡得好吗？"我轻声问道。她睁开眼睛，微笑着点点头。因为她最近接受了气管切开术，目前仍然需要借助呼吸机辅助呼吸，所以她现在还不能说话。"你现在生命体征保持稳定，我打算把呼吸机拿下来了，让你坐在椅子上待一会儿，怎么样？你今天看起来休息得很好。而且，我看你的手臂已经能够活动了——这是个好兆头，说明瘫痪的症状正在逐渐消失。"我高兴地向她说道。"下一次血浆置换时间在下午，所以我们可以好好规划这个上午的时间。"我接着检查了静脉导管，这是一种用于血浆置换术的特殊静脉通路。这个过程类似于透析，旨在交换血浆，通常需要几个小时才能完成。根据劳拉的具体情况，我们计划每隔一天或两天进行一次。劳拉听到这个计划后笑了——她知道我们已经为这一天做好了安排。

而针对路德维希先生，在检查过他的身体状况后，我向他解释说："我们正在稳定凝血功能，一切都进行得很顺利。一旦我们给你使用凝血药物，你轻微出血的问题就会很快得到控制。我们也会按照计划给你输液。"完成一系列的检查后，我通过中心静脉导管为患者注射了必要的凝血药物，并把他的体位从侧躺调整为平躺，以降低他得压疮的风险。我心里想，"确实需要为路德维希先生采取些措施来预防压疮，我还需要再次检查他的手臂和腿部的血液循环情况——触摸到了，很好，没什么问题！"虽然路德维希先生自己不能动，但我需要定期轻轻地帮他变换体位。不过，由于他的血液循环不稳定，这样做就有一定的难度，所以他需要躺在一种特殊的防压疮床垫上。在整个治疗过程中，我都会与路德维希先生保持沟通，尽管他可能无法回应我。早上7点45分，我通过胃管给他喂了其他必要的药物，并且继续通过中心静脉导管给他输液。我还准备好了儿茶酚胺为路德维希先生输注——这样可以确保升压药物安全交叉地使用。另外，我还要记得经常洗手消毒！

我负责劳拉的基础护理工作，包括口腔护理、眼鼻护理、私密部位护理、更换敷料以及气管切开术后护理。在给她擦洗身体时，我会使用含有滋润成分的湿巾，并把它先放在微波炉中微微加热一下。对于所有患者来说，身体的触摸都很重要，对于重症患者来说，这还有助于他们更好地感知自己的身体，安抚他们的情绪，让他们感受到关怀。目前，劳拉身上包扎的绷带看起来不错，没有发炎的迹象。每当理疗师来到病房时，我都会与她讨论我们的护理计划，以确保劳拉得到全面的康复治疗。就在我为劳拉更换防血栓袜的时候，查房人员到了。我暂时中断了护理工作，专心地听取他们的意见。"我想让劳拉尝试直接坐在椅子上，如果她的情况良好，我们可以试着让她逐渐脱离对呼吸机的依赖"，我向医生同事们建议道："她昨天使用人工鼻呼吸了一小时，表现得非常好。""好的，我们计划下午进行血浆置换术，路德维希先生可能还需要接受CT扫描，我们会及时通知你的。"赫伯斯迈尔医生（Dr. Herbstmeier）向我介绍了这一天患者的治疗计划。

工作继续进行。路德维希先生的监护仪发出警报，显示其血氧饱和度下降，潮气量也比早上略低。我立即对他进行了无菌抽吸，结果证明这一决定是正确的，他的血氧饱和度回升了，潮气量也恢复了正常。现在，我通过输液泵给他补充儿茶酚胺。一切都按计划进行——我们的理疗师萨宾（Sabine）和我有相同的计划，她已经推着轮椅来到病房——现在是为劳拉穿长筒袜的时候了。我和理疗师一起，第一次将劳拉放在椅子上，她仍戴着呼吸机——一次性断掉所有连接太多了，但我们可以将一部分连接线断开（如关闭警报器）。我们小心翼翼地操作这一切，并向劳拉解释每一步操作。

让重症监护患者站起来可能要花费较多的时间和精力，但这也是件好事，在患者站起来的过程中同时也能开展许多预防疾病、维护健康的措施。比如患者的肌肉可以得到锻炼，重力可以帮助他恢复对空间和方向的感知，直立的姿势对他的心理状态也有积极影响。在使用了腹带之后，劳拉坐得非常好，她能很好地抬起头，对躯干的控制能力也大大增强了——我们都非常高兴，也大力表扬了她！之前劳拉的气色很不好，但现在她坐在这里，阳光洒在她的脸上。我正在图表上记录患者每小时的生命体征时，门铃响了；劳拉的父母来探望她了——我觉得他们来得正是时候！劳拉父母简直不敢相信他们所看到的一切。现在，我要让劳拉暂时脱离呼吸机："劳拉，我就在房间里——保持呼吸，如果呼吸困难，我会注意到的，或者你敲敲床边我就能听到了——试试看。"——嗯，可以听得到。

30分钟后，我的肚子开始咕咕叫了，已经是上午11点20分了。我问同事是否有空留意下劳拉和路德维希先生，确认清楚后，我就可以休息半小时了。再检查一下所有的药物是否还能再用30分钟——够用了，我可以安心休息了。劳拉和她的父母都知道这件事，如果他们需要帮助，会去找我的同事。

中午12点，我再次检查了患者的情况。我看了下正在为临床患者护理的同事，她做得很好，不需要帮助。路德维希先生的状况趋于稳定，血容量正常，今天不需要进行CT扫描，所以我可以再次减少儿茶酚胺的用量。现在，他的病情已经稳定，可以进行基本护理了，我为他做了所有必要的预防性措施，更换了中心静脉导管和伤口敷料，还换了引流袋。这期间，我一直在留意劳拉的情况。下午1点30分了，晚班护士开始上班。路德维希先生的家人将在下午首次前来探望，他们住在50千米以外的地方。现在，我记录下我的观察结果、护理措施和患者的生命体征，然后和晚班同事一起帮劳拉躺回床上，重新用上呼吸机。之后，我把她交给了我的同事保罗·桑迪（Paul Sunday）。最后洗了一次手，我就准备下班了。

今天的春色美不胜收！

25 项目计划与宣传活动

在接下来的内容中，我们将介绍各种护理宣传活动，包括奖励竞赛以及内部宣传。

项目计划

在表达和维护自身利益时，护理人员必须学会根据不同的场合运用不同的方式。想要为自身争取利益，我们可以采取两种主要策略。第一种是通过立法和集体谈判等方式，制订有利于护理人员的总体框架条件。但这种情况下，只有采取**全国性的、长期的合作性行动**才可能达成目标，例如通过有效的公共宣传活动等。但在德国、奥地利和瑞士，这种策略尚未得到充分实施。我们认为，地方联盟的影响力有限。**小型活动**只能引起**短暂的关注**，有时甚至可能遭到其他专业团体的嘲笑。如果我们能像医生、火车司机、幼儿园教师和空乘人员那样成功地组织罢工，我们就能获得更多的尊重。第二种策略是加强**地方层面的合作**。如果护理人员能意识到他们可以通过与**委员会、市议会、市长、协会等达成合作**，在当地展示自己的价值，那么我们就能取得更大的进步。这样做能够提升公众对护理行业的认识，让人们了解护理的重要性。护理人员可以在当地报纸上**发表文章或致信报社编辑**，可以**邀请记者或当地政治家**参与活动等，总之，我们应当作为自豪的护理人员积极参与行动。这样才能更好地向公众传达"处处都需要护理"等信息，以提高公众对护理重要性的认识。

2019 年，记者兼医生维尔纳·巴滕斯（Werner Bartens）在一份日报上发表了一篇关于精神病学的文章，其中描述道："*1795 年，法国医生菲利普·皮内尔（Philippe Pinel）让巴黎的精神病患者摆脱了枷锁。*"这篇文章引起了护理学家安德烈·尼恩阿伯（André Nienaber）的注意。他在几天后给编辑写了一封信，表达了对巴滕斯文章的敬意，并补充了一些关键内容。尼恩阿伯指出，解放患者的倡议并非出自这位法国医生，而是由护士长普辛（Pousin）提出。对此他提供了相关资料来支持这一观点："*即使在那个时期，护理人员也在避免患者遭受束缚和推动精神病护理变革方面发挥了重要作用。*"尼恩阿伯的信件不仅是对巴滕斯文章的补充，也是护理公关工作中的一块重要"拼图"，为专业人士提供了值得骄傲的资本。

护理日宣传活动

2020 年是弗洛伦斯·南丁格尔诞辰 200 周年，这是一个难得的机遇，我们应该好好利用这个机会为护理做宣传！正如花商通过巧妙的游说成功地将情人节打造成一个全球性的庆祝日，全球 2800 万名护理人员也有能力将庆祝护理职业的节日推向新的高度。我们不应将庆祝护理职业的活动仅限于每年的 5 月 12 日（国际护士节），而应该努力在其他时间举办更多引人注目的活动。这样的契机其实已经出现。例如，在国际护士节期间，亚琛举行了首次"护理之行"活动，约有 120 名参与者聚集在一起，旨在提升护理职业在社会中的形象。他们沿途经过了多家护理机构，并在集市广场举行了集会。德国护理协会西北地区青年分会（DBfK AG Junge Pflege Nordwest）的成员戴安娜·科塞（Diana Kosse）分享了她对护理工作的热爱之情，并强调："*我们认为，护理行业每年只进行一次表彰和庆祝是不够的，每天都应该是护理日。*"

任务 40

请您在课堂上或团队中思考一下，您想要举办哪些具有公众影响力的活动。可供选择的活动类型很多，包括但不限于护理大满贯、戏剧表演和制作 YouTube 短视频等。请您从这些活动中选择一个，并制订一个详细的计划。

每年仅在 5 月 12 日"国际护士节"庆祝是不够的，我们必须抓住每一个机会来提高护理职业的公众形象。

我们两位作者都认为，尽管发起线上快闪活动、即兴艺术表演或**其他地方性的小型活动**有一定的价值，但它们更多被视作一种娱乐活动。我们必须采取**更有力的行动**来引起公众的关注。讽刺行为是另一种可以有效吸引人们关注事实的方式。但我们推测，一旦护理行业致力于这些活动，其他人并不会对此有什么表示。

医生们只会一笑置之。因此我们的观点是：只有大规模、有组织的活动才能真正吸引公众的注意力。此外，资金投入对于活动的成效至关重要。专家甚至认为，耗资不足一百万欧元的活动几乎不可能产生任何显著影响（Hielscher，2017）。

大规模集会

让我们回忆一下 1989 年德国护理人员最大规模的示威游行。为了争取更好的工作条件，当时有 2.5 万名专业人员在多特蒙德的威斯特法伦体育馆举行了集会，令人印象深刻。您可以在各种日报上看到以下标题和副标题：

护理人员已处在崩溃边缘

"工作超负荷，工资却少得可怜！"

极限挑战——75 分钟内完成 6 位患者的清洁护理工作

夜班后无缝衔接大型集会

护理行业陷入困境

这次大规模集会成功引起了政治家们的关注，并催生了 1993 年《护理人员条例》（PPR）的颁布。这一举措在短短几年内创造了 13000 个新工作岗位，彰显了宣传护理职业的重要性。公众的街头抗议不仅表达了民众的担忧，也震慑到了政治家们。1989 年，德国的人民通过"我们是人民！"的口号为自己发声，而现在，"未来星期五"活动中的年轻一代也在表达他们的诉求。这些行动正是推动变革的力量，促使政治家们开始觉醒并变得更加敏感。**国际护士理事会（ICN）发起的全球性运动"护理在行动（Nursing Now）"**已经在 103 个国家展开，旨在充分发挥护理领域的巨大潜力。全球 375 个"护理在行动"地方团队正在提出创新的想法和概念，为活动注入动力。他们不仅积极推动宣传活动，更重要的是，他们致力于以此改善医疗保健系统。

小故事 25-1

在 2017 年 11 月的斑比奖（Bambi Awards）颁奖典礼上，斑比奖颁发给了一位默默无闻的英雄——来自汉堡的护士"瓦尔特劳德（Waltraud）"。据《焦点》杂志报道，弗洛里安·席尔贝瑞森（Florian Silbereisen）的颁奖词让阿诺德·施瓦辛格（Arnold Schwarzenegger）流下了感动的眼泪：全场观众起立鼓掌，对这位获奖者的谦逊和无私奉献的精神表示敬意。然而，安格莉卡·策格林于 2018 年指出了颁奖词中的一些不妥之处。首先，颁奖词中使用"Schwester"一词（在德语中既可指"修女"，也可指"护理人员"）来介绍护士瓦尔特劳德，不够准确和正式。在这种正式场合中，应该使用明确体现其专业性的职业名称"专业护理人员"（德语："Pflegefachfrau" "Krankenschwester"等）。其次，颁奖词中应该像称呼其他所有获奖者那样，称呼瓦尔特劳德的全名"瓦尔特劳德·×××（Waltraud Hubert）"，然而颁奖人员并没有这么做。很遗憾，在颁奖典礼上，护理工作的真正价值其实并未得到充分的认可。

小故事 25-2

这是一则来自汉诺威医学院的事例：在医院主任的倡议下，医学院为护理人员举办了一次听证会。这次活动邀请了所有护理人员参与，每位与会者都有五分钟的时间来分享个人观点，包括指出护理服务中存在的不足和需要改进之处。所有收集到的意见和建议都被记录下来，以便后续分析（Meyenburg-Altwarg,

2019）。医院也会采纳和实施护理人员提出的相关建议。听证会吸引了约100名参与者，涉及多个团队，经过讨论，每个护理团队决定派一名代表来陈述团队观点。报道显示，最终每个团队都在规定时间内出色地展示了自己的工作内容与想法。更重要的是，整个过程中大家都在积极解决问题，没有人一味抱怨。

25.1 内部公关工作

护理部主任可以提议在医院入口处设置一个信息板，以便向患者和访客介绍护理团队。尽管管理层最初可能对此表示反对，但只要通过持续的沟通和积极的倡导，我们有可能转变高层管理人员的看法。而实现这一目标的关键在于护理团队成员要团结一致，坚定地表明自己的立场。在您的机构内部，是否会有定期介绍护理团队的电子邮件简报？

与所有同事进行交流

另一个讨论护理问题的机会是在员工大会时进行内部交流。因为员工大会一般会组织开展跨部门的讨论，所有员工都可以提问或表达自己关切的议题。

办公室短会

为了优化床位管理，护士长、急诊科主任和护理部主任每天都会召开短会，共同了解以下情况：住院患者类型和数量；病房的使用率是否均衡；如何解决某些病房护理人员短缺的问题。许多病房都会在交接班时召开办公室短会，护士长和主治医师（有时也有其他医生）参与其中。会议旨在明确尚未完成的任务、确定查房的最佳时机以及其他交接班注意事项。

25.2　应急计划与员工缺勤管理

在其他许多行业里都存在应急计划，它主要用来应对企业员工因故缺勤时的状况。例如，在航空领域，如果飞行员因病无法执行任务，航空公司会启动明确的替补程序，确保航班正常起飞。在护理行业，由于人手紧张，护理人员在休息日被召回工作已成为常态。这种频繁的紧急召回情况已成为员工不满的主要原因，因为每个人都期望能有一个明确的工作计划，知道何时需要工作，何时能够享受自己的休闲时间与私人生活。近年来，护理人员缺勤次数越来越多。通常护理人员只能在团队协作良好且人员充足的情况下完成全部任务，如果有太多员工缺席，即使护理人员尽最大努力，也可能无法完成全部任务。在这种情况下，高负荷的护理人员可能会带着愧疚感下班回家，因为他们意识到自己当天没有为患者、同事或实习生提供充分的服务或帮助。这种持续的压力可能导致他们沮丧且积极性下降，长期这样下去，职业倦怠的风险将增加。为了改善工作条件，员工不应隐瞒工作中的疏漏和潜在风险，而应与团队成员公开讨论这些问题，寻求解决方案。总之，制订应急计划可能是减轻负担和有效应对紧急情况的策略。

应急计划有助于减轻护理人员的压力，因为它明确了在面对人手不足时哪些护理任务可以暂缓执行（请参阅**第 14.4 节**中克佩里提出的护理配给）。应急计划一般由整个团队共同制订，并需得到部门或机构领导的同意。在设置应急计划时，应先确定表示人员充足的标准值（满员为 100%）。这样在实际工作中，就可以根据人员的减少情况和优先级顺序，合理地安排护理服务内容。例如，如果一名全职专业护理人员缺席，根据应急计划，其他护理人员可以减少其他服务，以确保原定护理任务能够完成，从而确保患者的安全和满意度。一些护理部门通过劳务派遣或特殊的人员短缺管理制度来补充人手，并设立所谓的临时职位。在一些机构中，这些职位被称为"护理增援小组"，它们能够有效地帮助机构应对人员短缺的情况。在当前局势下，我们必须积极采取行动来培养和扩大这样的"候补队伍"。

小故事 25-3

一些养老院已经认识到了应急计划的重要性并率先采用了灵活的排班应用程序。通过这些应用程序，护理人员可以远程查看自己的工作时间与工作任务。例如，科隆大学医院推出了一款名为 MyShift 的应用程序，当地的护理人员可以通过这个软件得到在其他护理部门工作的机会。这个试点项目于 2019 年在科隆大学医院启动，其中排班人员负责在应用程序中输入需要填补的空缺班次及其所需的资格，管理人员审核完这些信息后会将其发布。只要提交申请的员工符合岗位资格要求，且工作时长符合德国劳动法对于工作时长的规定时，他们就能够分配到任务。该提案旨在改善护理人手不足的情况，并为内部护理人员提供额外的工作机会。积极的一面是，护理人员可以通过这种方式熟悉新的护理领域，可以将这种经验视作"带薪学习"。

25.3 减少床位

对十人员短缺的医院，或者因为招聘困难而无法增加员工的医院，必须设定**人员配置最低数量**以确保患者安全。遗憾的是，目前尚未明确规定出哪些科室应该遵守此要求：是否包括重症监护室？卒中单元？新生儿科？许多方面都缺乏明确的指导，按专家的话说，这一切似乎都过于仓促和草率（Roeder，2019）。我们认为，医院的每个科室显然都亟须护理人手！我们计划采用全院统筹的方式来制订人员配置要求，并开发人员配置评估工具。如果我们不这么做，可能会导致医院内人员结构的变化（请参阅**第 14.5.1 节**关于弹性员工池的讨论）。如果医院无法满足最低人员配置的要求，就必须面对患者减少以及收入降低的现实。如果真的没有足够的护理人员，最终可能不得不减少部分床位。这无疑会影响医院的经济效益，但无论如何护理人员与患者安全必须放在首位。

下面补充一个积极的公关工作案例——尽管它向人们传达的核心信息引人担忧。汉诺威医学院新生儿科减少了部分床位，这引起了媒体的极大关注。67病区的护理团队以高度的专业精神和镇定自若的态度回应了媒体的关注，护理部主任因此为她的护理团队感到自豪。在这种情况下，科护士长能坦诚地指出科室的不足之处十分重要："是的，我们人手不足，不仅仅是儿科，整个医院都是如此。"她总结道："凭借这种坦诚的态度，我们正视了德国的护理危机，并表明了护理人员是一个团结一致、能够克服困难的职业群体。"（Meyenburg-Altwarg，2019）

关闭医院并不总是质量问题所致，有时也可能是由于病例组合指数（Case-Mix Index，CMI）低带来的盈利不够等原因。员工人数越少，就越难维持人才库的储备。如果未来许多小型医院（特别是农村地区的医院）将要关闭，可能会带来很多后果。一些观点认为，医院减少床位的做法可能在有意迫使小型医院退出市场。目前，人们正在讨论是否要拆除或关闭小型医院，以便让患者在交通便利的医疗中心和大型医院接受治疗。这样的转变可能促使护理人员更加集中在这些大型医院中，从而提高护理服务的质量。

作者短评——格尔曼·奎恩海姆

我对此持怀疑态度，关闭一些地区的小型医院可能会导致患者交通往返时间更长。我认为，研究中提出的"家属接送服务"这一解决方案实际上难以大规模实施。此外，这种方案还要求患者和工作人员具备较高的流动性，这可能是一个巨大的挑战。

正如开头所述，许多护理人员内心无法认同医院对患者进行"过度"治疗和手术的做法。她们对于医疗体系向经济利益倾斜的趋势感到担忧。因此，将一些小型医院转变为**初级护理中心**也有一定的好处。根据贝塔斯曼基金会

（Bertelsmann-Stiftung）2019 年一份备受争议的医院规划报告，全国范围内仅需保留 300—400 家医院即可，且并不是每家医院都必须拥有所有科室。我们可以借鉴其他国家的普遍做法，在现有小型医院的基础上建立初级护理中心，这对于农村地区尤为重要。那里的老年人和慢性病患者通常无法像城市患者那样轻松前往 50 千米或更远的地方寻求医疗服务。他们并**不都患有急性疾病（如中风、心脏病或股骨颈骨折）**，而是患有慢性疾病或者在家跌倒受伤，无法很好地照顾自己。因此，他们需要的是**全面的医疗服务**，这并不一定与医院的规模或床位数有关。在埃森、科隆、莱比锡、柏林或杜塞尔多夫等大城市里，情况则不同，那里的居民通常只需步行 10 到 20 分钟就能到达医院。

看看我们的邻国丹麦，曾关闭了许多医院，其中包括一些小型医院。如今，在人口约 600 万的丹麦，仅有 41 家医院在运营。不仅如此，丹麦还计划进一步关闭医院，到 2021 年仅保留 18 家超级医院。此外，他们还建立了初级护理中心，其中一些中心仅配备了少量床位。2018 年的医院报告显示，每位丹麦公民都能在 30 分钟内到达医院。

相比之下，根据 2020 年德国联邦统计局的数据，截至 2017 年 12 月 31 日，德国共有 1942 家医院。显然，地方上的政客们（如市长或区议会议员）正在阻止医院的关闭和转型。但当前的情况表明，很少会有急诊患者去当地小型医院就诊，他们更倾向于前往拥有专业科室的大型医院。此外，我国拥有过多的病床，这意味着医院会安排更多的手术，加剧了滥用手术过度治疗的问题。然而，公众和政界人士对国外运行良好的初级保健中心**知之甚少**。尽管一些医生对这些中心有所了解，但医生游说团体却并不希望护理人员参与到诊疗活动中来（在国外已有成功例子），因此也不会为此发声。如果能够关闭或重组那些被认为是"多余"的医院，我们将能够有效缓解人员短缺的问题。实际上，德国的医疗系统需要进行重大改革，我们应当积极参与这一过程！

26　团结起来！

护理人员需要明白，改善工作环境并非易事，我们必须主动出击。我们有责任为自己创造良好的护理条件，这不仅关乎我们自己的权益，**也是保障患者利益的关键**。世界卫生组织前总干事陈冯富珍曾将护理界比喻为一位"沉睡的巨人"（Wagner，2019），这意味着护理领域拥有巨大的潜力等待被唤醒。专业护理人员应当**积极参与政治**，作为公民，我们应当共同倡导合法的、高质量的护理体系；作为业内人士，我们应该为患者的利益而努力。实现专业态度转变的关键在于教育培训和职场的社会化过程，为此，我们需要树立职业榜样和护理领导文化。我们期望能够激励那些已经离开护理行业的人重新考虑回归护理工作，重燃他们对护理的热情，并在这一既充满挑战又十分有意义的领域内再次探索机遇。

权力带来自豪感

如果护理人员能够与患者及其家属联合起来，那么我们将获得成千上万公民的关注！这将形成一股强大力量，我们甚至可能组建自己的政党。

更具建设性的做法是，激励其他政党关注并参与有关护理领域的议题，但这并不容易。回顾上次联邦选举前的几个月，我（安格莉卡·策格林）曾与绿党成员会面，当时他们是这样说的："护理并不是我们绿党的议题。"护理话题通常只有在**选举前**和一些政治演讲中被提及，相关措施实际上很难真正实施。这也难怪，毕竟许多护理机构的雇主参与了政治，他们在委员会里拥有决策权。但为了切实保障自身权益，迫切需要护理人员亲身参与其中。

美国哲学家和商人尼克·哈瑙尔（Nick Hanauer）指出，关系网和联盟所带来的力量不容小觑："*永远不要怀疑，一小群坚定的人能够改变世界。事实上，这是改变世界的唯一途径。我坚信这一点。一个人或许难以成事，但五个人几乎可以做任何事情。当你将一个人与其他四五人聚集在一起，你们就会凝聚成一股强大的力量。*"（Weidner，2019）最新的研究表明，成功推行新的社会规范至少需要团体中 25% 的成员参与（Centola 等人，2018）。例如，一个小小的火车司机工会就能让德国铁路交通瘫痪数周——那么，广大的护理人员又能做些什么来改变护理行业现状呢？护理行业的弱点在于不够团结。无论是在长期护理还是麻醉领域，团结意识都显得不足。许多护理人员不愿意支付行业协会或工会的会费。他们是真的不关心政治，还是过于吝啬、不愿为自己的职业进行游说呢？我们必须明确指出：抱怨和呻吟无济于事，只有那些愿意为自己的职业挺身而出的人，才能取得实质性的成就。

护理人员经常抱怨工会未能有效提高他们的工资水平。以威尔第工会（Ver.di）为例，他们为机场乘客安检员成功争取到了每小时 19.01 欧元的工资，而为老年护理人员所争取的时薪却只有 16 欧元。这种差异在很大程度上与工会的组织程度有关：高达 90% 的安保人员都加入了相应组织，而护理人员的参与比例却低至个位数。工会主席弗兰克·布尔斯克（Frank Bsirske）将护理人员工会的组织状况形容为"隐秘的"，他认为护理人员虽然充满了助人和服务的精神，却在组织文化方面存在明显不足（Esslinger，2019）。工会的力量在于成员的积极参与，当越多专业人士成为积极的工会成员时，工会就越能够有效地为其成员争取权益。相较于其他"为人民服务的职业"，如警察，由于其强烈的团队精神，组织性要比护理人员强得多。

26.1　工会

作为雇主协会的集体谈判对象，工会是唯一能就工资、加薪和改善工作条件进行谈判的组织。没有工会，加薪和集体谈判就无从谈起。因此，组织良好的工会成员更有可能获得更高的工资。换句话说，会费是对自己未来的投资，因为工会能更有效地争取到合理和更高的薪酬。

齐格（Zieger）在 2019 年指出，追求专业化显然也不是工会工作的重点，这与职业协会和护理行业协会的目标相反。归根结底，将职业协会和工会联合起来是一件好事，也许还可以吸引更多照护患者的亲属加入。当然，这需要我们做出许多调整，但最终我们将拥有一个更高效的利益代表体系。

26.2　职业协会

职业协会通常不开展集体谈判行动，除非他拥有许多成员，他更像是从业者的一个利益代表团体。比如在护理行业，成为协会会员通常意味着自动加入国际护士理事会（ICN），与之前提到的德国护理协会（DBfK）、瑞士护理协会（SBK）和奥地利护理协会（ÖGKV）的成员一样。与工会相似，加入这些协会的会员需要每月缴纳会费。

欧洲护理职业协会联合会（EFN）通过各国职业协会将 36 个成员国的护理人员联合起来，形成了一个超过 300 万护理人员的庞大组织。这种联合使得专业护理人员在地方、国家和国际政治舞台上能够拥有更加一致的立场。他们的联合影响力能够干预政策的走向，并对整个欧洲产生广泛影响。因此，欧洲整体政策的制定至关重要，因为一旦该政策得到批准，欧洲各国政府往往会在国内予以实施。

26.3　护理行业协会

近年来，德国一些联邦州首次成立了护理行业协会。这些协会负责制订护理培训和护理实践的行为标准，以确保护理人员能在整个职业生涯中持续提供高质量的护理服务。他们会不断促成护理人员的知识和技能更新，并确保他们遵守职业规范和道德准则。所有护理行业协会都将保护公众的健康与福祉作为首要任务。

为了成功实现这一目标，护理行业协会采取了一系列措施：制订职业规范、提供新的指导方针、就具体护理问题提供专业咨询、就职业法律问题提供建议、制订进修培训标准、与其他医疗保健行业合作、通过仲裁委员会帮忙调解纠纷等等。行业协会还为护理人员提供了高达 500 万欧元的免费赔偿保障。在其他国家，护理行业协会已经成立了较长时间，如法国、爱尔兰、西班牙、葡萄牙、加拿大、澳大利亚、美国和英国。在这些国家，任何公民或护理人员均可随时向护理行业协会举报涉嫌不当或失职行为。根据调查结果，护理人员可能会受到纪律处分或不同程度的制裁，包括被开除出护理行业。

护理行业协会并非护理人员自愿选择是否加入的协会，每位护理人员都是其所属联邦州护理行业协会的**强制性成员**。自我管理始终是行业自我规范的一部分。因此，作为合法民主机构的一员，每位护理人员都可以在协会内部发挥其影响力。所有这些行为都有助于提高护理行业在民众中的声誉和地位，从而增强行业协会成员的职业自豪感。在拥有护理行业协会且能够自我管理的国家，护理职业的声誉显然更高（Schröck，2019）。

自从一些州成立护理行业协会后，过去政治家们讨论护理问题却不让护理人员参与的时代就过去了。在这些联邦州，护理行业协会能够为即将展开的护理立法工作贡献其专业知识。但在联邦制的政治制度下，这也存在一些问题：如果每个州的护理行业协会都各自发展其立法内容，可能会导致局面的混乱，最终可能还是需要成立一个联邦护理行业协会，由它来统一制定和修改标准（Kirchhoff，2019）。尽管行业协会和进修培训是各州的事务，但现在应由联邦护理行业协会作为最高组织来协调和统一工作，以便德国能够制定出一个受到全部护理专业团体支持的职业规范，而不是有 16 个不同的职业规范，毕竟德国目前也只有一部适用于所有联邦州的护理法。这种情况类似于 19 世纪由许多小君主国组成的德国：规则越统一，其能够发挥的价值就越大。自 2019 年以来，成立联邦护理行业协会的初步提议一直在讨论中。

26.4 职业注册

在许多国家，例如奥地利（自 2018 年 7 月起）、英国（自 1919 年起）、荷兰和加拿大，**职业注册**是从事专业活动的前提，包括定期的进修培训和重新注册。然而，在德国，大多数联邦州还没有设立护理行业协会。因此，德国引入了"护理人员职业注册"项目，来为所有专业护理人员提供在独立的注册机构进行集中注册的机会。护理人员职业注册服务提供者建议将这一注册视为职业发展的一个质量标志。护理人员参与进修培训可以获得学分，在不断累积学分的过程中，他们也持续更新了自己的专业知识和技能。

在国外，专业护理人员若未经有效注册，就无法从事护理职业。这被视作护理人员的一项自我承诺，旨在确保为患者提供专业和安全的护理服务。在英国和加拿大，护理人员职业注册由护理行业协会负责监督。荷兰则为多个医疗保健职业设立了一个由国家组织的统一注册系统（Lehmann 等人，2019）。国际上广泛认可的**注册护士（RN）**称号象征着护理行业的专业性和资格水平。德国护理行业协会的所有正式注册成员都有权自称为注册护士。自 2016 年起，欧盟成员国和欧洲经济区的（儿童病患）护理人员如果希望在其他成员国工作，可以申请欧洲专业卡（EPC）。这是一种电子证书，简化了不同国家之间的专业人员认证程序。有意申请者可以通过欧盟委员会的"Your Europe"网页进行申请。

27　展现和培养公民勇气

任何时代都需要有人勇于对抗不公，否则如今不公正的现象可能会更加严重。以百年前的护理行业为例，那时的护理人员们从早到晚辛勤工作，夜宿病房，每月仅有一天可以休息。

弗里克（Frick）在 2019 年指出，勇气是自信的核心要素。人类的学习能力超乎想象，只要得到适当的指导和帮助，他们能够取得的成就往往超出自己的预期，也超出周围人的想象，关键在于他们是否相信自己的能力。因此，护理实习导师的一项重要职责就是鼓励学员。如果我们渴望变得更加勇敢，可以从自我做起，对自己的能力充满信心。勇气是可以通过学习和实践培养的（Hänssler，2017）。您可以观察您的同事是如何展示他们的勇气的，您会发现那些自豪的人往往也是勇敢的人，他们勇于"挺身而出"。尽管护理人员具有团结精神，但他们往往缺乏在逆境中发声的勇气。在德国北部，护理人员尼尔斯·霍格尔（Niels Högel）涉嫌谋杀患者一案再次清楚地表明了这一点。尽管有同事早就有所怀疑，却没有人及时公开发声，也没有人向媒体或检察院举报，以阻止这一谋杀行为。尽管有目击者曾经内部报告过他们的怀疑，但这些报告并未引起重视，或者他们被迫保持沉默（DBfK，2019）。在最近一次的审判中，一名护理人员作证说"我们经常开这样的玩笑"，而其他人则说"不记得了"。显然，只有极少数人能够真正遵从国际护士理事会（ICN）职业道德准则第四点的内容。例如，护理人员**比尔吉特·斯托沃思**（Birgit Stövers）曾试图将自己的疑虑告诉警察，却遭到了同事的嘲笑。法官布尔曼（Bührmann）在她出庭陈述后称赞这位护理人员说："她真是一位英雄！"他还表示："我希望有更多的比尔吉特·斯托沃思出现。"（Burghardt 等人，2019）

27.1　拒绝履行义务的权利

勇气不仅体现在面对不公正时的发声，还体现在敢于表达个人观点，能够"创造性地"提出异议。指出问题总会让人感到不适，但它是必要的。为此，我们必须洞察全局，避免受到欺骗。正如瓦格纳在2015年所言："好护士就是坏女孩"，这表明优秀的护理人员不应总是顺从，她们也有权利去拒绝不当的要求。在以下几种情况下，护理人员有权拒绝履行义务：

- 当前命令违反了刑法，是非法的。
- 相关知识掌握不充分，（目前）无法履行这一任务。
- 任务不属于合同中规定的义务。
- 不合理的任务。

27.2 照章办事

有些护理人员甚至持有这样的观点："如果明天起全国的护理人员都做出决定，我们今天只按照规章制度工作，只完成有工资拿的任务，那就已经完全足够了。"然而，这样的决定在24小时内就会导致全国性的灾难。灾难的后果将迫使人们迅速认识到护理人员职业群体的重要性，并开始认真听取他们的声音。

任务41

　　如果明天早上所有护理人员都待在家里，将会如何？您所在的机构会发生什么？

27.3 风险举报

"风险举报""过劳举报""危险举报"等近义术语经常被交替使用，这些术语都基于德国《劳动保护法》与德国劳动合同法有关的规定（DBfK，2019）。我们引用了格罗斯科普夫教授（Prof. Großkopf）关于风险举报的采访发言："具体来说，举报义务源于《德国民法典》（BGB）第611a条和第242条。这些条款规定，如果潜在的损害是可预见的，员工有责任告知并警告雇主这些内容。同时，员工也有必要指出所在工作机构组织管理上的问题。此外，员工必须确保自己在工作中的健康和安全，同时也需要对患者的健康和安全负责（Großkopf，2018）。根据劳动合同的相关规定，护理人员的义务不仅有责任保护患者，还要保护雇主免受损害（《德国民法典》第241条第2款）。风险举报的目的是告知雇主可能导致患者和员工产生危险的具体工作条件。书面陈述只是为了在真正出现法律纠纷的情况下提供安全保障。"

有些雇主甚至不愿意接受这类报告，或者禁止员工提交这类报告，然而这种行为是非法的！有些雇主试图将责任推给相关护理人员，指责他们"抗压能力差"。对此职业协会建议使用"**风险**"举报这一更为恰当的术语。当员工基于**主观感受**，认为客观上存在影响患者或同事的潜在风险时，他们应该对此进行举报。尽管进行了举报，护理人员在处理紧急的严重问题时仍需承担自己应承担的责任（Großkopf，2018）。此外，每位员工都应意识到，确保工作场所拥有充足的人员配备和合格的员工是雇主的责任。如果雇主未能履行这一责任，他将会因违反雇主义务而受到处罚。

在紧急情况下，员工可以进行口头举报（在有证人的情况下），并在当班结束后尽快以书面方式将事件详细记录下来，以备需要时使用。这样的举报可以由一个团队共同发起，或者由个别员工自行提交。如果不这么做，可能会导致护理人员在后续的损害赔偿诉讼中受到质疑。例如，检察官可能会质问："既然您知道在当前的人员配备水平下无法提供充分的护理服务，为何还要继续履行职责而不向雇主指出这一问题？"

德国护理协会（DBfK）明确指出，在某些情况下，未能举报已知风险可能被视为失职行为。因为不举报风险会剥夺雇主及时采取补救措施的机会，从而让潜在危险发生。

风险举报的内容

- 必须客观地说明为什么个人无法为这种情况负责（需要准确描述风险情况，因为法律上需要提供详细的事实陈述）。
- 说明当前和实际应有的人员配置。

- 说明无法完成的任务。

- 概述迄今为止为缓解这种情况而采取的措施。

- 要求雇主采取补救措施或对任务进行优先排序（即应该做什么？按什么顺序做？）。

提交此类举报并不会免除值班护理人员当时需要履行的责任。根据德国护理协会（DBfK）的记录，某检察官在一次调查案子的过程中，曾收走了含有风险举报的一整个文件夹。这些文件对于法庭上必须澄清的责任问题非常重要，它们可能成为关键证据（DBfK，2019）。在本书**第14.1节**中我们也提到过，护理人员有责任对不合理的指示提出异议或向上级报告不合理的医嘱。

27.4 "吹哨人"

如果护理人员多次向雇主警告存在人力不足的情况或者提交了（书面）风险举报，雇主却未采取措施消除这些风险的情况下，护理人员也没有或不被允许采取行动，这是让人无法接受的。幸运的是，政治家们在这个问题上站在我们这一边，这无疑是一种鼓舞。回想2010年的G20峰会，包括德国总理在内的领导人将保护"吹哨人"共同确立为一项关键议题。"吹哨人"可以采取匿名或部分匿名的方式揭露侵犯患者权利、腐败、滥用数据以及违反工作时间法等的多种违规行为。

"吹哨人"**内部**举报是指员工在直接上级未能做出有效回应时，向组织内更高层级的管理人员报告上述不当行为。这种情况下，举报的信息不会外泄。相对地，**外部**举报则是指个人将所掌握的信息向外部组织披露，这些外部组织可能包括护理协会、职业协会、工会、媒体、医疗保险服务中心、工商监管机构或检察机关等。此外，诸如重大事故报告系统（CIRS：Critical Incident Reporting System）等平台也为工作人员提供了匿名举报渠道。我们建议员工首先尝试与内部直属上司沟通解决问题。如果直属上级未采取任何行动，员工可以考虑联系工会或更高级别的管理层。如果这些努力仍未能带来改变，员工可以选择向其他机构寻求帮助，例如"明爱（Caritas）"慈善机构、员工福利组织（AWO）或德国红十字会等机构。

甚至有些社会事务部门也开通了专门的质量投诉热线。自从 G20 峰会将保护"吹哨人"作为优先事项以来，已经过去了九年。2019 年 3 月 12 日，欧盟达成了一项协议，该协议在某些情况下允许雇员绕过强制性的内部举报程序，直接选择外部举报途径。这一程序尚需得到欧盟成员国和欧盟议会的正式确认。德国护理协会（DBfK）指出，根据现行的德国法律，提供线索的员工会受到保护。这绝不是在鼓励告密行为，但每份劳动合同都应包含相关的法律条款、道德准则以及双方相应的权利和义务。关于风险报告的合法性，下萨克森州劳动法院曾经开出过一份具有指导性意义的判决书，该判决收录在德国医疗保健行业法律杂志《2019 年医疗保健系统法律简报》第 128 和第 129 页，您可自行查阅参考。

28 企业影响因素

人的一生，很大一部分时间都在工作场所中度过。因此，世界卫生组织认为，工作场所对于维持健康至关重要，尤其是在工作压力很大的情况下。尽管包括护理行业在内的许多雇主都推行了**企业健康促进计划**，但这些计划常常未能得到充分利用。造成这种情况的原因多种多样，包括计划内容与工作节奏的不匹配，或者未能有效解决实际的工作问题。小型护理机构由于规模较小，提供的健康促进计划往往不如大型医院或协会那么多样化。就连德国联邦卫生部也建议企业提供吸引人的健康计划，有些计划甚至得到了税收减免政策的支持。了解这些优惠措施的使用条件，例如是否可以将参与活动计入工作时间，对于员工来说至关重要。员工也可以向雇主提出新的建设性建议。除了直接的课程，企业还可以提供其他服务，如健身房的优惠券或奖金、营养建议、冥想训练等。在护理行业，健康促进计划的经典主题包括运动、放松、冲突管理、戒烟、预防倦怠、沟通训练以及提升挫折容忍度。然而，护理领域特定的精神压力和自我护理措施却常常被忽视，这些往往涉及道德问题、与其他专业团队的摩擦以及团队内部的冲突。

职业健康与社会福利保障协会（BGW）提供的一些进修培训课程也特别值得推荐。访问其网站并搜索关键词"2019年11月企业健康促进计划"，您会发现超过一百项旨在强化个人资源和增强职业自豪感的课程及相关信息。此外，职业协会、行业协会和工会也提供了类似的课程项目。这些课程的重要性在于帮助员工掌握技巧，提升个人与社交能力，从而更有效地应对工作中的挑战。员工能力的增强不仅有益于他们产生健康的自我认知，还能激发其更大的工作动力，最终促使其工作满意度和整体健康水平的提高。

好的领导令人自豪

鲍曼（Baumann）和库格勒（Kugler）在2019年指出，在现代职场环境中，没有人愿意在一个忽视员工发展的企业中工作。因此，每个企业都需要一种创新且结构合理的员工发展理念。可以预见，那些已经建立起以员工为本、以患者为本理念的医疗机构，在未来的人才招聘中将会遇到更少的问题。对于在这些机构工作的员工而言，他们可以享受**休假**，并且在**住房**方面得到支持。雇主还能为员工的子女提供**日托服务**，许多医院甚至还在管理层培训课程中强调要对员工工作表示认可和赞赏。这些都是优秀领导者可以采取的最经济、最有效的措施。团队中的管理者也应该及时识别员工职业倦怠的迹象，并采取有效的应对策略。对这类培训课程进行投资是值得的，而且这些信息若在互联网上发布，可以再次彰显雇主所承担的社会关怀责任。

防止一味抱怨的小窍门

如果团队会议总是被抱怨声淹没，可以尝试一个简单的方法：在会议开始前留出 15 分钟的"抱怨时间"。在这个时间段内，团队成员可以不受限制地表达他们的不满，无拘无束地"尽情抱怨"。这一环节的目的是为员工提供一个情绪宣泄的出口，而非解决实际问题。一旦团队成员宣泄完情绪，他们往往会意识到，尽管他们借此**暂时缓解了**压力，但并未提出能够长效解决问题的具体方案。这样，在 15 分钟的抱怨时间结束后，团队就可以自然而然地转向讨论"我们具体应该怎么做"的问题了，所有人也能以更建设性的方式继续对话（Quernheim，2018）。令人意外的是，允许抱怨似乎有助于舒缓情绪。因为在此过程中，团队成员可以互相理解，也可以彼此肯定。通过这种方式，他们能够在彼此之间找到之前缺失的温暖和认可（Hertlein，2013）。

小故事 28-1

招聘广告水平仍停留在 50 年前

最近，我（安格莉卡·策格林）细致观察了发布在各类专业报刊和互联网平台的护理人员招聘广告。我发现，这些广告普遍缺乏新意，有时甚至让人望而生畏。它们对求职者的身心适应能力提出了极高的要求，特别是在提及人员空缺问题时——由此我们可以预见到实际工作的挑战性。此外，广告中使用"寻求多名护理人员"的表述也存在问题。这给人一种护理人员是"批量劳动力"的错觉，削弱了护理人员的独立性和个人价值。相比之下，如今的年轻人更看重个性和成长机会。当他们得到鼓励和晋升机会时，就会更愿意投入工作中。晋升并不总是意味着走向管理层，他们同样也可以直接在护理工作中、在与患者互动中找到新的工作动力。

　　未来几年，专业护理人员的数量不太可能出现大幅增长。我们的主要任务是利用有吸引力的工作机会来吸引 20~30 岁接受过护理职业培训的求职人群。然而，目前招聘广告的内容大多局限于对机构本身的详细介绍，只提供了少数护理工作基本信息，如薪资标准、合同期限和退休保险等信息。虽然一些广告提到了入职培训计划，但这似乎并不普遍。此外，由于如今房租价格高昂，在 20 世纪 60 年代就十分重要的"员工宿舍"再次成了具有吸引力的员工福利。总的来说，年轻的护理人员希望在职业发展和家庭生活之间找到平衡。全天候的托育服务、可靠的值班计划和灵活的工作时间都应该是标配。除了追求"工作与生活的平衡"，他们还寻求承担更多责任和个人成长的机会。遗憾的是，能够体现这一点的招聘广告寥寥无几。教育的重要性也日益凸显。仅仅提供参加进修的"机会"（意味着往往无法实现）已不再足够。为了促进员工的持续发展，机构应该提供人才发展计划、职业规划、管培生项目和交流项目、在线学习平台、兼职学习信息等。我曾多次听到护理部主任们说，他们无权改变招聘广告的内容，因为机构有一个固定的企业形象，而公关部门也不愿意接受新的想法。这实在太遗憾了，机会就这样被浪费了。我很希望看到招聘广告的内容变得更加多样化和有吸引力。

29　雇主品牌

在当今的职场环境中，受欢迎的雇主们成了真正的"品牌"。这种品牌效应体现在员工的好评之中，他们表达对雇主的喜爱，并表明愿意在这里工作。这种现象被称为**"雇主品牌"**效应，医院也可以在一定程度上塑造自己的品牌形象。在医疗保健行业，如果一个机构中能有 70% 的员工对其持有正面且一致的印象，而竞争对手得到的评价却截然不同，那么该机构就被认为是一个有吸引力的雇主品牌（Prölß，2017）。例如，如果一家医院在沟通和组织上很少出现失误，那它就会在专业候诊管理方面备受好评，并从一众医院中脱颖而出。在这样的机构之中，护理人员、医生和其他从业人员工作起来会更有动力、更令人信服。近年来，诸如 Glassdoor、Jobvoting、Meinchef.de 以及行业领先的 Kununu.com 等雇主点评平台已经发展起来。员工可以匿名分享他们对工作环境的主观感受。雇主也有机会对这些"帖子"发表评论或进行有利于自己的"更正"。潜在求职者有时可以通过查看这些帖子对公司的管理和工作文化建立初步了解。这对机构利用**社交媒体招聘**产生了一定影响，即雇主通过塑造网络形象来吸引人才。在 Facebook、LinkedIn、Xing 和 Twitter 等平台上，也有许多针对企业工作环境以及员工是否感到自豪的讨论内容。

雇主认证

许多公司将此类比较和排名作为其商业理念，并对"认证"进行收费。"杰出雇主（Top Employer）""最佳职场（Great Place to Work）""职业与家庭（Berufundfamilie）"和"卓越工作（Top Job）"是最知名的一些认证。虽然这些认证证书可以为求职者选择工作地点提供初步的指导，但也有报告指出，某些公司的认证是用钱购买的。当我们将这些获得认证的"杰出企业"与在线雇主点评平台上实际的员工评价进行比较时，经常会发现公司自我标榜的形象与外界的看法存在显著差异。《法兰克福汇报》（FAZ）揭露了这样一个事实：获得这些雇主认证的成本非常高昂。例如，一家拥有约 250 名员工的公司可能需要给认证机构支付 4 万多欧元，以完成包含多次审查的认证过程。此外，公司还可能需要为专门的评估、培训和研讨会等额外服务支付费用（Brühl，2016）。

当应聘者因某公司更优越的工作条件（如急诊室的安全水平更高）毫不犹豫地选择此公司而拒绝竞争对手提供的高薪职位时，这无疑是雇主品牌塑造成功的明证。在这种情况下，求职者内心深处坚信他们每天都将开心自豪地去上班。同样地，如果一些优秀员工能够抵御"猎头"的各种诱惑留在原公司，那么这种忠诚度将产生尤为持久的影响，因为他们对公司的深厚感情远比任何竞争对手提供的物质条件更有利。但近年来，求职者市场已经发生了显著变化：越来越多的员工愿意考虑跳槽，他们希望找到一份更具有挑战性的工作。他们深思熟虑，仔细评估潜在雇主。职业发展机会已成为求职面试中的一个关键考量因素。求职者会在面试时询问试用期等情况，并希望深入了解公司的实际工作环境和氛围。

高质量的岗位推荐

专业护理人才正变得越来越稀缺。所谓的"猎头"在寻找优秀人才方面变得更加积极，未来可能还会成立更多的劳务派遣公司。这些公司不仅能够提供短期的辅助护理人员，还能派遣为期数月的优秀管理人才等。如果经验丰富的护理人员能够自主建立和发展这样的职场关系网络，而不是将其留给没有护理专业背景的商业人士，那就再好不过了。此外，学习企业管理、媒体设计、信息学等对于护理人员来说是非常有帮助的——这并不是为了离开这个行业，而是为了今后能够更好地在护理领域内发展。

小故事 29-1

这是一个鼓舞人心的故事：在我（安格莉卡·策格林）的家乡，有一位同事让我印象深刻，她提前退休后在马略卡岛上建了一栋房子。我曾在20世纪70年代对她进行过培训，她后来在医院开始了自己的职业生涯，并在20世纪80年代末从事居家护理工作。在过去的二十年里，她成了一名独立护理顾问，开始从事"病例管理"工作，时薪高达 100 欧元。她对每个城区的所有服务了如指掌，并能够独立地根据客户需求为其制订护理计划，组合不同机构的服务内容。因为常见的问题是，一旦人们决定加入某个特定的福利协会，他们能够享受的服务范围就被限定在该协会所提供的选择之内。但我的同事玛丽亚可以帮助客户避免这个问题。她了解所有的相关护理机构，能够从患者角度对其进行全面评估，并与家属保持沟通，帮助其了解不同机构的报价之后再签署合同。通常几天之内她就能为客户制订出一个既合理又周到的护理计划。与一般咨询中心不同，玛丽亚不仅仅能提供信息，她的行动也很可靠，她还会亲自检验护理服务的可靠性和质量。我见过许多家庭写给她的感谢信，尤其是那些不在父母身边的子女。她的公关工作和广告策略也堪称典范，其联系方式在客户中广为流传。我希望未来能有更多像玛丽亚这样有勇气的专业护理人员，为护理行业树立新的标杆。

如果我们认为这一切最终无法带来改变，那么本章所介绍的内容也将无济于事，一切都会维持原状。为了取得成功，所有护理人员都必须拥有实现重大变革的愿望，并将其付诸行动。如果您能在团队中找到 位持有相似观点、真正渴望变革的同事，那么就可以开始行动了。

客座文章

汉娜·梅尔博士（Dr. Hanna Mayer），大学教授，维也纳大学社会科学学院护理科学研究所系主任

职业自豪感——必须把控好分寸

不久前，我遇到了一位来自德语国家的朋友，他是一名护理人员。他提到了苏珊·戈登提出的口号："为成为一名护理人员而自豪。"我的朋友觉得这个口号很奇怪，也并不认同。他不明白为什么要以身为护理人员为荣。这次谈话让我陷入了沉思，因为我经常在毕业典礼上向年轻同事们介绍苏珊·戈登的这一口号及其背后的含义。这让我意识到职业自豪感这个话题是多么复杂，必须谨慎对待。

自豪感是一种情绪。一方面，它是培养自信的动力，但另一方面也蕴藏着危险。自豪可能会导致傲慢，从而成为一种负面特质。因此，培养和保持自豪犹如走钢绳一样，必须保持平衡，每一步都要小心翼翼，以避免偏向某一方。

尤其是在奥地利，护理人员的职业自豪感并不强。一方面，出于公众和政界对护理专业本身的看法，护理在奥地利医疗保健系统中仅占有次要地位。另一方面，虽然护理职业受到尊重（但主要是因为护理是公认的艰苦且压力大的职业），但从职业意义上讲，它并不一定受到尊重或享有高度评价。任何四肢健全并且善于社交的人都可以提供护理——这仍然是社会和政界的普遍观点。护理工作与高等教育之间并非必然紧密相关，这在关于高等教育的持续争论中可见一斑（尽管奥地利在 2016 年已经修订了相关法律，但这并不代表所有人都意识到从事健康和患者护理工作需要大学学历）。此外，从奥地利的普遍社会观念中也可以看出这一点，即护理职业的晋升往往被看作是远离患者、脱离实际的护理工作，转而走向管理岗位，而不是在护理技能或专业知识上的提升。在这种情况下，护理人员往往会产生自我贬低与无力感。这也是我们缺乏职业自豪感的第二个原因：自我贬低（"*我只是一名护理人员*"）、与之相关的无力感（"*反正我什么也做不了*""*我只是系统中的一个小齿轮*"）以及由此产生的逆来顺受。苏珊·戈登对同事们的这种态度感到恼火，于是就从这一点入手写了一首诗。她以"*我只是一名护理人员……*"巧妙地开头——修辞手法非常高明，然后总是以"*但是……*"继续下文，展开对职业某一部分内容的描述，她的作品至今仍可用作护理宣传活动的材料。等到全文结束时，人们有理由相信这是一个要求极高的职业，正如她所说，它是医疗保健之本。没有它，一切都无从谈起。因此，她要传达的信息是："*同事们，不要妄自菲薄，要为自己'只是'一名护理人员而感到自豪，并为此做些什么。*"

经过一番探讨，我们可以得出以下结论：职业自豪感不应仅仅源于职业身份本身。简单地说，成为护理人员并不足以激发这种自豪感。真正的职业自豪感应当建立在我们的工作实践和成就之上。在对刚毕业的同事们发表的演讲中，我总是强调："*你们必须警醒，仅有护理人员的头衔是不够的。这意味着，仅仅完成学业或获得执业资格远未达到终点。唯有将苏珊·戈登所阐述的理念转化为日常工作的实际行动，不断地在每一种情境中实践和验证，你的职业自豪感才会真正地生根发芽，茁壮成长。*"

在深化这一认识的过程中，我们意识到职业自豪感并非单独存在：它与"责任"和"谦逊"这两个概念紧密相扣。作为专业护理人员，我们必须培养对自己职业的自豪感，因为我们的工作做出了诸多贡献——我们能够提供援助，改变现状，还能带来变革。我们的职业极为重要，它赋予我们力量，因此，我们也必须学会如何正确地运用这股力量。这就要求我们不仅要对工作负责，更要对那些依赖我们患者负责。同时，职业自豪感必须与谦逊并存，这一点并不矛盾。考虑到我们的工作任务既艰巨又充满责任，如果我们对待工作时缺乏谦逊的态度，职业自豪感很容易演变为自满和傲慢。

因此，职业自豪感极为关键。有了职业自豪感，医疗保健行业才得以蓬勃发展，医疗保健系统得以充分发挥其潜力；有了职业自豪感，我们才能让他人相信投身这一行业是值得的（尽管环境并非始终理想）；有了职业自豪感，护理专业人员才能最大限度地发挥自己的潜力，确保那些需要护理的人能够得到既专业又充满人文关怀的服务。毕竟，唯有在成就斐然的基础上，我们的自豪感才有坚实的支撑。

第四部分参考文献（第 20—29 章）

Abt-Zegelin, A. (2009). Oft macht man sich gegenseitig fertig. *Die Schwester /Der Pfleger*, 48(11), 1056-1058.

Abt-Zegelin, A. & Schieron, M. (2012). Von Kollege zu Kollegin. *DieSchwester/DerPfleger*, 51(1), 22-25.

Abt-Zegelin, A. & Schnell, W. M. (Hrsg.). (2005). *Sprache und Pflege*(2. Aufl.). Bern: Verlag Hans Huber.

Abt-Zegelin, A. & Schnell, W. M. (Hrsg.). (2006). *Die Sprachen der Pflege*. Ha-nnover: Schlütersche.

Andratsch, F. & Osterbrink, J. (2015). Was Pflegende wütend macht. *Die Schwester/Der Pfleger*, 54(6), 10-15.

Bamberger, G. (2018). Psychische Pflege: Was Pflegende alles leisten. *Die Sch-wester/Der Pfleger* 57(3), 32.

Bartens, W. (2019, 28. März). Ganz am Rand. *Süddeutsche Zeitung*.

Bartholomew, K. (2009). *Feindseligkeit unter Pflegenden beenden. Wie sich dasPflegepersonal gegenseitig das Leben schwer macht und den Nachwuchs ver-grault-Analysen undLösungen*. Bern: Verlag Hans Huber.

Baumann, A-L. & Kugler, C. (2019). Berufsperspektiven von Absolventinnenun-dAbsolventen grundständig qualifizierender Pflegestudiengänge-Ergebnisse einerbundesweiten Verbleibstudie. *Pflege*, 32(1), 7-16.

Behrens, J. (2008). Abhören ersetzt nicht Zuhören. Fürsorge nicht Respekt. Sozio-logie der Pflege als Profession der Unterscheidung zwischen interner und externer Evidenz. In H. Bollinger, A. Gerlach & M. Pfadenhauer (Hrsg.), *Gesundheitsberufe im Wandel* (2. Aufl., S. 103-146). Frankfurt am Main: Mabuse Verlag.

Belbin, R. M. (2010). *Team roles at work* (2nd ed.). London: Routledge.

Bensch, S. (2018). Dafür haben wir doch keine Zeit"-Wissenszirkulation wi-der die Umstände. *PADUA*, 13(5), 321-327.

Birschmann, N. (2019). Patientenkommunikation. In J. Prölß, V. Lux & P. Bechtel (Hrsg.), *Pflegemanagement: Strategien, Konzepte, Methoden*. Berlin: Medizinisch Wissenschaftliche Verlagsgesellschaft.

Bomball, J., Schwanke, A., Stöver, M., Schmitt, S. & Görres, S. (2010). *Image-kampagne für Pflegeberufe auf der Grundlage empirisch gesicherter Daten"-Einstellungen von Schüler/innen zur möglichen Ergreifung eines Pflegeberufes-Ergebnisbericht*. Zugriff am 25. September 2019 unter https: //www. pflege-ndz. de/files/content-asset/ pdf-downloads/projekte/imagekampagne-pfle geberufe/Image_Abschlussbericht-Endfassung. pdf.

Brühl, M. (2016). *Arbeitgebersiegel: Geschäfte mit dem schönen Schein*. Zugriffam 20. Juni 2019 unter https: //www. faz. net/aktuell/beruf-chance/beruf/arbeitge-bersiegel-geschaefte-mit-dem-schoenen-schein-14131557. html.

Brünner, G. & Fiehler, R. (1997). Thesen zur Entwick-lung des Pflegeberufes. In A. Zegelin (Hrsg.), *Sprache und Pflege*. Berlin, Wiesbaden: Ullstein Mosby.

Buresh, B. & Gordon, S. (2006). *Der Pflege eine Stimme geben. Was Pflegendewie öffentlich kommunizieren müssen*. Bern: Huber.

Burghardt, P. & Ramelsberger, A. (2019, 7. Juni). Über das Töten: Die Taten von Niels Högel sind auch am Ende des Prozesses nicht zu fassen. *Süddeu-tsche Zeitung*, S. 3.

Centola, D., Becker, J., Brackbill, D. & Baronchelli, A. (2018). Experimental evidence for tipping points in social convention. *Science*, 360(6393), 1116-1119.

Ciesinger, K.–G., Fischbach, A., Klatt, R. & Neuen-dorff, H. (Hrsg.). (2011). *Berufe im Schatten. Wertschätzung von Dienstleistungsberufen*. Berlin: Lit Verlag.

Civey. (2019). *Meinungsforschungsunternehmen im Auftrag des Verbands der Privaten Krankenversicherer*. Köln: PKV.

Clark, P. G. (2014). Narrative in interprofessional education and practice: implica-tions for professional identity, provider-patient communication and teamwork. *Journal of Interprofessional Care*, 28(1), 34-39. http: //dx. doi. org/10. 3109/13561820. 2013853652.

DBfK. (2018). Nursing now: Mein Beruf: Pflegen. *Die Schwester/DerPfleger*, 57(11), 57.

DBfK. (2019). *Care Klima Index: Kein Optimismus in der Pflege*! Zugriff am 25. Juni 2019 unter https: // www. dbfk. de/de/presse/meldungen/2019/care-klima. php.

DBfK. (Hrsg.). (2019). *Achtung-Risiko! Gefährdungs-anzeige, CIRS, Whistleblowing-ein Plädoyer für mehr Patientensicherheit*. Berlin: DBfK.

Destatis. de (2020). *Einrichtungen, Betten undPatien-tenbewegung*. Verfügbar un-ter https: //www. desta-tis. de/DE/Home/_inhalt. html

Dettling, D. (2014). *Wie wollen wir in Zukunft leben? Wie wir mehr Freiheit, mehr Leistung und mehr Ge-rechtigkeit schaffen*. Köln: Lingen Verlag.

Dettling, D. (2018, 13. September). Soziale Berufe-wer kümmert sich, wenn die „Kümmerer" feh-len? *Neue Zürcher Zeitung*. Verfügbar unter https: // www. nzz. ch/meinung/ soziale-berufe-wer-kuem mert-sich-wenn-die-kuemmerer-fehlen-ld. 140 9741?reduced=true

Die Schwester / DerPfleger (o. V.). (2017). Pflegestolz. *Die Schwester/DerPfleger*, 56(11), 5.

Dixon, J. F., Larison, K. & Zabari, M. (2006). Skilled communication: making it real. *AACN Advanced Critical Care*, 17(4), 376-382.

Dogs, C. P. & Poelchau, N. (2017). *Gefühle sind keine Krankheit. Warum wir siebrauchen und wie sie uns zufrieden machen*(3. Aufl.). Berlin: Ullstein.

Esslinger, D. (2019, 25. Januar). Dienen statt verdie-nen. *Süddeutsche Zeitung*. Verfügbar unter https: // www. sueddeutsche. de/politik/arbeitsbedingungen dienen-statt-verdienen-1. 4302876

Falckner, Y. & Strasas, T. (2017). CareSlam: Der Pflege eine Stimme geben. *Dr. med. Mabuse*, 42(229).

Flicek, C. L. (2012). Communication: a dynamic between nurses and physicians. *Medsurg Nursing*, 21(6), 385-387.

Frick, J. (2019). *Die Kraft der Ermutigung*(3. Aufl.). Bern: Hogrefe.

Friedhoff, M. & Zegelin, A. (2019). Wegweiser für die ersten Tage auf Station: Trainee-Programm für „Berufsstarter". *Die Schwester/Der Pfleger*, 58(3), 64-66.

Frieg, S. (2019). Gesund führen: Der Königsweg heißt Wertschätzung. *Die Sch-wester/Der Pfleger*, 58(5), 17-20.

Fruht, C. (2013). Sprechen Sie patientisch? *Die Schwester/DerPfleger*, 52(7), 626-649.

Gesundheitsberichterstattung des Bundes(2018). Das Informationssystem der Ge-sundheitsberichter-stattung des Bundes. Zugriff am 26. September 2019 unterhttp: //www. gbe-bund. de/oowa921-in stall/servlet/oowa/aw92/dboowasys92 1. xw devkit/xwd_init?gbe. isgbetol/xs_start_neu/&p_ aid=i&p_aid=832 1460&nummer=662&p_spra che=D&p_ indsp=99999999&p_aid=2460364

Großkopf, V. (2018). *Gefährdungsanzeige wegen Über-lastung-als Pflegekraftauf der sicheren Seite?* Zu-griff am 4. Oktober 2019 unter https: //www. rechtsdepesche. de/ gefaehrdungsanzeige-wegen-ueberlastung-ein-haftungsschutz-fuer-pflege-kraefte/

Hacke, A. (2017). *Über den Anstand in schwierigenZeiten und die Frage, wie wir miteinander umgehen.* (4. Aufl.). München: Kunst-mann.

Hänssler, B. (2017). *Über Mut. Psychologie Heute*, 48(12), 44.

Hertlein, M. (2013). Raus aus dem Jammersumpf. *Die Schwester/ Der Pfleger*, 52(1), 50-52.

Hielscher, J. (2017). *Lobbyarbeit: Praxis, RegelnundAkteure-Politik mitgestalten.* Rheinbreitbach: NDV.

IPP Institut für Public Health und Pflegeforschung. (2010). *Imagekampagne fürPflegeberufe auf der Grundlage empirisch gesicherter Daten"-Einstellungenvon Schüler/innen zur möglichen Ergreifung eines Pflegeberufes-Ergebnisbericht.* Zugriff am 09. September 2019 unter https: // www. pflegendz. de/ files/content-asset/pdf-downloads/projekte/ imagekampagne-pflegeberufe/ Image_Abschluss-bericht-Endfassung. pdf

Kirchhoff, K. (2019). Die Pflegekammer-lästiges Übel oder Professionalisierungder Pflege? *Rechtsdepesche*, 16(1), 1-54.

Kitz, V. (2018). *Meinungsfreiheit-Demokratiefür Fort-geschrittene.* Frankfurt: Fischer.

Knüppel, J. (2019). Gesundheit für Alle: Auszüge aus dem Handbuch des ICN. *Die Schwester/Der Pfle-ger*, 58(5), 84.

Kocks, A. & Segmüller, T. (2019). *Kollegiale Beratung imPflegeteam. Implemen-tieren-Durchführen-Qua-lität sichern.* Berlin: Springer.

Lehmann, Y., Schaepe, S., Wulff, I., Ewers, M. & Stif-tung Münch (Hrsg.). (2019). *Pflegein anderenLän-dern: Vom Ausland lernen?* Heidelberg: medhoch-zwei Verlag.

Mantz, S. (2015). Ein gutes Wort schenken. *Die Schwester/DerPfleger*, 54(6), 36-39.

Maucher, H. (2015). Wir wollen für das Konzept begeistern. *Die Schwester/DerPfleger*, 54(3), 80-81.

Maucher, H. (2019). Magnetkrankenhaus-ein Mo-dell für Deutschland. In J. Prölß, V. Lux & P. Bechtel (Hrsg.), *Pflegemanagement: Strategien, Konzepte, Methoden*. Berlin: Medizinisch Wissen-schaftliche Verlagsgesellschaft.

Medizinischer Dienst des Spitzenverbandes Bund der Krankenkassen (MDS). (2017). *Qualitätin der ambulanten und stationären Pflege*. Essen: MDS. Zugriff am 25. September 2019 unter https: // www. mds-ev. de/fileadmin/dokumente/Publika tionen/SPV/MDS-Qualitaetsberichte/_5. _Pflege Qualita tsbericht_des_MDS_Lesezeichen. pdf

Metcalfe, D., Chowdhury, R. & Salim, A. (2015). What are the consequences when doctors strike? *British Medical Journal*, 351, h6231. Verfügbar unter https: //www. ncbi. nlm. nih. gov/ pubmed/26608938

Meyenburg-Altwarg, I. (2019). Personalmangel: Wir haben dem Pflegenotstand ein Gesicht gegeben. *Die Schwester/DerPfleger*, 58(5), 30.

Meyer, G. & Luderer, C. (2019). Definitionen: Pflege. In J. Prölß, V. Lux & P. Bechtel (Hrsg.), *Pflegemanagement: Strategien, Konzepte, Methoden*(S. 17-19). Berlin: Medizinisch Wissenschaftliche Ver-lagsgesellschaft.

Millich, N. (2018). Streiks in der Pflege. *Die Schwes-ter/DerPfleger*, 57(6).

Nienaber, A. (2019, 5. April). Die Rolle der Pfleger. *Süddeutsche Zeitung*.

Prölß, J. (2018). Führung in bewegten Zeiten: Perso-nalmanagement als Treiber der Fachkräftesiche-rung. *Pflegezeitschrift*, 71(12).

Prölß, J. & van Loo, M. (Hrsg.). (2017). *Attraktiver Arbeitgeber Krankenhaus. Employer Branding-Personalgewinnung-Mitarbeiterbindung*. Berlin: Medi-zinisch Wissenschaftliche Verlagsgesell-schaft.

Quernheim, G. (2018). *Nicht ärgern-ändern! Gelas-senheit statt Burnout*(2. Aufl.). Berlin: Springer.

第五部分
您自己能做些什么？

　　本书第一部分阐述了职业自豪感的含义、内容以及作用。第二部分展示了护理所需的技能，以及护理人员在同事、其他职业群体和社会中的地位。第三部分则介绍了护理人员在工作中可能遇到的困难和挑战。在第四部分中，我们为您提供了一系列提示与建议，比如作为护理人员，您如何积极表达个人观点与立场，如何更好地与他人建立联系，如何获得他人支持等。这些内容也有助于您向患者、同事、媒体、政界和社会清晰地传达有关护理的信息，积极地去改变护理在公众心目中的形象，并以此唤醒您的职业自豪感。约翰·沃尔夫冈·冯·歌德曾说："任何伟大事业的第一步，都是拥有勇气。"当然，我们也可以鼓励其他人去做这件事，但更有效的方式是让自己勇敢地行动起来——这些内容，我们将在本书最后几章中讨论。重要的是，您在本书最后再次去回顾之前的内容，能够真正认识到护理是一门艺术，并在这个过程中激发对工作的勇气与热情，提升自我价值感。为此，您需要考虑以下问题：**应该如何培养健康且专业的职业态度？如何对外展示您的工作能力？**下面是我们为您提供的一些建议，这些建议可能与您的工作并不直接相关，因为我们想尽可能地避免对您的工作"指手画脚"。

30　分析自我价值与自我形象

本书第 3.1 节阐述了一个人的自我价值在童年、青春期和后续人生中的形成过程。自我价值基于个体对自身能力的认可、对责任的体悟，还有外界对自身能力的评价。有趣的是，自我价值并非产生于客观事实，而是建立在个体**主观信念**的基础上。关于"个人生活经历如何影响自我价值感的形成"这一问题，学界存在多种假设，下文将针对其中的部分影响因素进行简要对比。

如果一个人的父母、老师和同学在其成长过程中留给他**独立解决问题**的机会，那么他就会比那些已经被安排好一切的人拥有更多的自我价值感。这些**热衷于"鸡娃"的父母**对子女生活的控制欲极强，他们决定孩子的娱乐活动，逼迫孩子完成作业，干涉孩子的朋友圈，不愿意让孩子离开自己的视线。当孩子与同学或老师发生矛盾时，他们从不考虑成长中的孩子逐渐会有自己的想法，而是强行替他们解决问题。

对青少年来说，当意识到父母对自己的看法与他们在学校、职场或伴侣关系中收到的反馈之间存在巨大差距时，他们可能会感到不愉快（Dogs 等人，2017）。事实上，这样的成长环境会削弱青少年的独立性和自我价值感。一方面，在这种环境下成长的人，往往会严重依赖外界的赞美和认可；另一方面，**过少的关注和关爱**也会对个人的自我价值感产生影响。人们常说，童年时期的经历会反馈给长大后的自己——那些在幼年时期没有获得过十足安全感的人，他们更渴望得到外界的认可。他们会试图通过外部手段来提升自我价值感，比如一直充当"开心果"的角色，在人群中主动承担起活跃气氛的责任（Dogs 等人，2017）。如果您在之前过得不太理想，那么请想象一下，假设当时您能拥有一位十分理解您的朋友或老师，情况会是什么样的？他又会对现在的您提出什么建议呢？没错，如果您能经常在大脑中重复这样的场景，久而久之，您就会习惯用更加友善的语言和态度对待自己，保持内心的平静，并对自己的需求和感受给予充分的尊重和关注。

30.1 接受批评

一个人的自我价值感越强，就越有勇气承认自己的错误，也越能平和地接受他人的意见和建议。"我不一定要完全实现我对护理目标或工作安排的所有想法。我知道自己可以提供良好的护理，（工作）沉着冷静是我情商高的体现。"——拥有这种想法的人往往内心安宁，待人友善，不仅会认真对待自己的需求，还能果断拒绝不合理的请求。此外，护理人员也需要训练如何去表达批评。在日本的"改善文化"[1]中，人们会为发现错误而感到高兴。如果在医院里，科室主任还会为"本周发现错误"的护理人员颁奖，因为这说明他意识到了这个问题并采取了相应的解决措施。长此以往，护理人员就可以更容易地对护理工作提出批评意见。即使这样的批评是出于善意，也并不严厉，但仍能帮助护理团队持续改善护理工作。

能够正确培养自我价值感的人非常了解自己，并能实事求是地评估自己。他们清楚自己的道德价值观，并且可以准确地说出想要什么和不想要什么。他们会建设性地对待他人的批评，并不急于全盘接受，而是首先审视他人的评价，再有选择性地采纳好的建议，最后加以落实。他们不会把所有批评意见都放在心上，在面对不公正的意见时，他们会结合自己的实际能力以及与批评者的关系来采取不同的行动。对于那些聪明人的建议，他们欣然接受；对于其他人的建议，则更倾向于"左耳进右耳出"，这些批评并不会对他们造成什么影响。在此，我们还会提到良性自恋者和恶性自恋者。他们都十分敏感和脆弱，但通过观察他们对批评的反应便可以分辨出二者的身份。"恶性自恋者"在面对批评时，通常态度恶劣，且十分具有攻击性；而"良性自恋者"可能会努力改变自己，也可能直接选择退缩（Dogs 等人，2017）。当一个人拥有**成熟的心态**时，才更容易接受批评。因此，我们要摆脱对父母或其他有影响力的人的依赖，形成自己判断是非的能力，发展属于自己的价值观。如果一个人对自己有足够的信心，他才更有能力对过分的要求说"不"，才可以更好地保护自己！

1.改善文化，Kaizen Culture，"Kaizen"是日语的词根，意思是"不断改进"。

30.2　回顾履历

想培养一种积极、自豪的职业意识，可以从**解析**自我个性开始。而要做到这一点，您应首先回顾一下自己的经历：哪些社交体验给您留下过深刻的印象？要知道，您曾经的护理对象对您展现出的态度，和您童年、青年时期对正义、疾病、护理、死亡、优质与劣质的观念等记忆，在很大程度上影响着您个人在职业生涯中的评估标准。这一标准决定着您对"优质护理"的判断，包括您日后希望自己或亲人得到怎样的照顾和护理。同时，一个人的家庭背景对其日后的职业态度也有着巨大影响（Harmsen, 2004）。因此，如果您的个人经历与职业价值观背道而驰，可能就会产生问题。

小故事 30-1

在莎拉（Sarah）还是个孩子的时候，她便亲身经历了家人应对"死亡"的方式。她的祖母临终前希望在家里度过最后的时光，为了满足祖母的愿望，家人从医疗机构聘请了一位护理人员。莎拉注意到，在护理过程中，这名护理人员时常与家庭医生有着不同意见，她毫不吝啬于表达自己的想法，这给莎拉留下了深刻印象。如今，莎拉意识到，这可能是她始终致力于代表患者表达诉求、维护患者利益的原因之一。

本书第 2.1 节表明，父母的职业往往会影响子女的职业选择。您也是如此吗？

任务 42

请调查一下您的小组成员，他们的家人/家庭成员是否曾是或现在是专业护理人员？作为一名"学徒"，当您的职业规划与现在的职业培训步调一致时，您有什么感受？

"信念"承载着一个人对自己和世界的看法，一定程度上也是自信的体现。有时，这些信念是消极的："无论如何我都做不到！"有时，又是对自己的积极暗示："我必须靠自己！""我不能示弱！"但随着时间的推移，人们会意识到，有些信念并非源于自身，而是来自父母、兄弟姐妹、老师、朋友或其他人。但渐渐地，人们会得出这样的结论：这些"陈旧的教条"并没有促进我们朝着积极的方向发展，而是形成了阻碍。在培训时，学生们往往也抱有类似的想法："我必须忍受一切，因为我只是个学生。"正如人们常说的："学生是来学习的，不是来享乐的！"尽管如此，学生也有权表达自己的意见，有资格积极参与决策。因为长到一定年纪之后，人就必须主宰自己的信念。要想建立坚定的自我信念，我们可以尝试以下几种表达：

我是有价值的。

我可以做我自己。

我可以反击。

我是受欢迎的。

我能做到。

究竟何为"自我"？

人这一辈子都在不停地改变着自己，会产生许多新的生活体验，会以独特的方式诠释和演绎自己的生活。如今，有许多概念试图通过描述一个人的生理或心理去定义他的身份。在心理学中，"自我"这一概念多年来广为流传，它指的是人的身体中一种从情绪上控制行为的系统。"自我"是一个流行概念，它涉及自我决定、自我管理、自我优化等各种内容。过去，人们总是将其与"心灵"联系在一起，但如今看来，这更像是一个宗教哲学概念。现代脑科学研究证明：我们所有的人生经历，乃至出生之前的经历，都储存在大脑的边缘系统中！表观遗传学表明，很久以前发生的事情或家族世代相传的经历，也都会传递下去。除边缘系统外，脑干和大脑皮层也始终影响着我们的自我意识和思维。每个人生来就由截然不同的基因组成，在婴幼儿、兄弟姐妹或是双胞胎身上，我们就能观察到极为不同的性格特征。这些基因不光来自我们的父母，还来自我们的祖先。在此基础上，每个人又通过各自的经历逐渐形成了自己的"本质"。这种多样性和个体差异性使人类这个复杂的物种得以生存，并以千姿百态的方式成长与生活。因此，以往关于主观遗传和客观经验的讨论表明，这两者都很重要，它们相互对应、相辅相成。

另外，感觉和记忆也对个体的行为和反应起着重要作用。"感觉"储存在神经元网络中，它们会被终身保留，并可以随时被激活。因此，我们每个人都是独一无二的，会以特定的方式对事情做出反应。很多时候我们是"无意识"地在处理自己经历过的事情，比如在清晨的睡梦中。有时，我们会记住在清晨浅睡眠时做的梦，但它们通常都是杂乱无章的。在个人主义者的世界里，"自我"常常是一种上位概念，具有不同的研究方向，比如人们时常强调的"社会性"——人类是群居动物，离不开与他人的互动。

本书着重强调的是"自我认知"，即我们应该了解自己的个性。在与他人打交道时，重要的是认识到，每个人的行为都是基于其不同的个人经历，若想理解某人的某种行为，了解其背景至关重要。归根结底，每个人都希望得到理解和认可。以上就是我们想探讨的一些内容。

任务 43

"自我"一词变幻万千，非常值得探索。请查阅相关文献，仔细研究这个词！

工作日志 7　护理咨询及危机干预

我叫米里亚姆·雷斯克（Miriam Reske），今年 58 岁。40年前，我如愿开始接受护士培训。如今，我是一间大型心身治疗中心的经理。我自认为是幸运的，但同时也时刻面临着挑战。我在工作中常常要承担起两份责任：一方面，要做好身为经理的本职工作；另一方面，我要兼顾心理咨询的任务，咨询对象主要是患者的家属们，他们在照顾病患的过程中往往承受着巨大的身心压力。接下来，我想向大家介绍一下这项工作。

咨询谈话："与哥哥告别"

肿瘤科的同事通过电话告知我，一位身患重病的年轻人已时日无多。这位患者的弟弟保罗先生（Herr Paul）现在来探望他，但保罗先生看起来非常焦躁，压力很大。他在走廊里不停地踱步，几欲落泪。不过今天，保罗先生并没有走进患者的房间。

当被问及此事时，他说不知道该如何面对他的哥哥，他感觉这一切都糟透了。当被问到他是否想要找人倾诉一番时，他答应了。我迅速协调好手头的工作，赶到肿瘤病房。我向这位年轻人做了自我介绍，并向他解释我是专门负责患者亲属咨询的，有充足的时间陪伴他。进入谈话间后，我请保罗先生谈谈自己的情况，他便逐渐敞开心扉，缓缓叙述。自两年前哥哥患上肿瘤以来，保罗先生一直对他照顾有加，也相信他能够战胜病魔。抱着这一信念，他才放下心和朋友们一起去度假。然而，直到两天前回家时他才从父母那里得知，哥哥由于身体情况恶化又住进了医院。但因为不想破坏他的心情，哥哥和父母都选择了暂时隐瞒这一事实。昨天，哥哥有些冷漠地告诉他，医生已经没有治疗的办法，他没剩多少时间了。说到这儿，保罗先生开始放声大哭——他对哥哥"淡漠"的态度感到震惊，他仿佛在谈论一件与自己根本无关的事。随后，保罗先生自发地回忆起他们童年在一起玩闹的情景。他描述了他哥哥在过去两年里的勇敢和幽默，总说他会战胜病魔，他们还一起为未来制订了计划。在说这番话时，保罗先生的脸色又好了许多。他补充说，他感到非常内疚，因为在哥哥生病期间，他却一直在享乐，他今天甚至不敢走进病房。同样，他也不忍心再坐在病床边，看着哥哥日渐衰退的身体，忍受他的寡言与缄默。

在此之前，除了偶尔打断他询问一些问题，我把时间都全权留给保罗先生，倾听他分享所有痛苦的想法和感受。而当他越发难以自持，不断哭诉着自己的痛苦，不知该如何面对奄奄一息的哥哥时，我决定改变干预方式——我问保罗先生，既然知道哥哥要离世了，是否有话想对他说；随后我追问他，如果他哥哥真的死了，而他仍有未尽之事或未说之话，又是否会自责。他表现出震惊的神色："我不能和我哥哥谈论他的死亡。"但我仍谨慎地追问，鼓励他勇敢面对这一切。在思考片刻后，他说："我想告诉他，他是我最好的哥哥。我认为他非常聪明，我为他感到骄傲——在我心里，他永远是我最好的哥哥。我真的很想告诉他，因为度假没能陪在他身边，我感到非常自责与懊悔。我想问他，他是否记恨我，又是否能原谅我。"在一段沉默后，他补充说："我想拥抱他，告诉他我爱他，不知道没有他我们这个家怎么继续下去。"接着，保罗先生疑惑地问我，是否允许他在哥哥面前哭泣："在那种情况下我不可能不流泪。"于是我们共同决定，那就顺其自然，也顺便考虑到了可能出现的情况："我那濒死的哥哥还要安慰哭泣的我。"我们又沉默着坐了一会儿，此时此刻已经没有什么需要再谈的了。我问保罗先生，他是否可以现在走进病房，和哥哥以刚才所想的方式交谈。保罗先生非常真诚和镇定地说"可以"，他认为这是正确的做法，对他和他哥哥来说也十分重要。保罗先生向我道谢，于是我们就此道别。在回去的路上，我在心里复盘着刚才的谈话，不由得产生许多共鸣。随后，我在休息室喝了杯咖啡补充能量，然后回到岗位并全身心投入手头的工作。

咨询谈话：探望祖母的孩子

肿瘤病房的负责人需要我与患者家属进行一场谈话，于是我协调出当天下午的一个时间段，赶往病房。同事介绍说这是一个姑息治疗的病例，患者已时日不多。他们说，患者的丈夫一直都陪在身边，看起来非常悲伤，一直不言不语。先前我们并未与这位男士直接交流过，但一经联系他便立即接受了开展谈话的建议。应家属要求，谈话是在患者房间里进行的，而谈话进行时，他的妻子正昏昏欲睡。经过仔细询问，我得知患者有4个孙子，都不超过12岁。由于病房规定"14岁以下访客谢绝入内"，他们才没有带着这些孩子来向祖母道别。当我进一步询问时，才知道他们一家来自乌克兰，孩子们与祖母的感情非常深厚。入院前，孩子们目睹了祖母病重的过程，祖父知道他们很沮丧，也知道他们因为无法探望祖母而感到难过。就此我向患者及其家属解释，我们的工作人员目前正在重新考虑这一规定，也许会有例外情况。当我问患者，如果允许她的孙辈来探望她，她是否会高兴时，她笑着点头，并回答说"会的"。随后，我与两名护理人员、病房医生和主治医师进行了简短讨论，他们也都同意孩子们前来探视。当我告诉患者一家这个消息时，他们非常感激。如今，孩子们的母亲已经帮他们准备好一切，他们将要来探望祖母。离开病房后，我感到身心无比舒畅。

咨询谈话：伴侣关系的支持

伯特伦女士（Frau Bertram）是由神经科病房的医生转介给我的，医生说她急需和一位专业护理人员聊聊自己的情况。

谈话过程中，这位女士非常沮丧地告诉我，她的伴侣被诊断出患有无法切除的脑肿瘤，可能会在未来几个月甚至几周内去世。但此时他们的婚姻岌岌可危，她丈夫脾气暴躁，咄咄逼人，且性格越发难以捉摸，有时还会说出侮辱性的话语，令人不快。她对此感到绝望，但由于对自己的经历羞于启齿，也无法找人倾诉。如今，她已决定与丈夫分居，内心却时常陷于愤怒与怜悯的矛盾境地。很多时候，她甚至不忍心多看他一眼，只想就这样甩手离开，可转眼又会产生难受和内疚的情绪。目前最令伯特伦女士担心的是，由于自身压力过大，缺乏睡眠，其身心状态或许已经无法支撑自己陪伴丈夫走完这一程。根据"心理 - 社会评估"可以看出，伯特伦夫人的确承受着巨大的压力。这样的人往往存在精神超负荷和过度疲劳的风险，日后最直接的行为表现就是与他人断绝关系。这样一来，他们将会受到复杂、悲痛情绪的折磨，他们身边的患者也将孤身一人，无所依靠。因此，在谈话之后，我决定帮助她渡过危机。在接下来的四次交流中，她渐渐卸下了包袱，将自己矛盾的想法和感受一一表达，而我也不断地给予她赞赏、鼓励和建议。伯特伦夫人有时会哭得很伤心，但有时也能用"绞刑架幽默"的方式看待自己的生活状况。谈话期间，我们反复提及伯特伦女士内心愤怒、羞愧和内疚等复杂情绪，她也越来越有勇气直面丈夫施加的语言侮辱和伤害，并找到慰藉自己的方式。这样一来，她一方面可以满足自己与丈夫保持一定距离的渴望，另一方面也能够实现对旧爱的责任感。她采纳了我的建议，写了一本题为《我陪在你身边》的日记；还克服了羞耻感，把自己目前的情况告诉了两个朋友。伯特伦先生的生命还剩数月，在此期间，伯特伦女士给自己放了两次短假，以便为自己的身心"充充电"。在最后一次谈话结束后的几天，我收到了患者的死亡通知，以及伯特伦女士的几行字："……很高兴在诊所遇到你,是你帮助我坚持了下来。"

咨询谈话:缓和患者家属和医疗团队之间的紧张关系

一间重症监护室的护理人员联系我说,有一位患者家属似乎承受着很大压力,她经常大声喧哗,还总是对医疗团队批评指责。现在整个团队已经被她烦透了,成员们也表示不堪其扰。平日里大家都对她避而远之,但今天她实在是给患者的护理工作添了太多麻烦,工作人员不得不将她赶出病房。然而我们每个人都知道,作为一位母亲,这位女士看着自己的儿子只能进行姑息治疗,她会承受多么大的痛苦。后来,这位母亲听从了病房医生的建议,同意与我们开展一次谈话。

病房的工作一闲下来,我便找到这位维泽女士(Frau Wiese)。她神色悲痛且不悦,对我们这场谈话的目的和意义抱有怀疑、批判的态度。但随后,她激动地向我描述了儿子的病情和他长期以来遭受的折磨。几天前,医生对她的儿子进行了深度麻醉。从那时起,她就觉得医生已经放弃了她的儿子。她无法理解医生的行为,也不再信任医院。她清楚地意识到病房里的每个人都在躲着她,视她为眼中钉,她觉得自己被人们误解了,十分孤立无援。在这次长达两个小时的沟通过程中,维泽女士表达了她积压已久的愤怒和控诉,以及心中巨大的恐惧和绝望。对于孩子的遭遇,她感到无比内疚和挫败:"孩子怎么能死在母亲的面前……我站在病床前,却无能为力。"至此,根据"心理-社会评估"我们可以稍作总结:这位母亲面临着多重心理问题。首先,她经历了孩子濒临死亡的过程,这使她陷入了绝望,也看不到生活的意义。其次,她对医生存在信任危机,这可能是由于过去的经历或感受到的不公正对待所致。最后,她还面临着被治疗团队拒绝带来的自尊心受损问题。这种拒绝,使她对自己作为一位母亲的价值和能力产生了怀疑。

通过我有针对性的提问和反馈，维泽女士重拾自尊，内心也逐渐振作起来："这些年来，我一直陪在儿子身边帮助他、照顾他。"随后，她开始反思自己对医院的信任问题，并最终承认她的儿子在这里很安全，也受到了很不错的照顾。并且她提到，她在很久之前就与教授私下沟通过停止治疗的事情。出于对儿子的爱与尊重，维泽女士决定接受教授的建议，她说"为了我的儿子，我愿意这样做……"维泽女士表示自己想回到病房，用更加温和与宽容的态度对待医护人员。送走她后，我打电话给病房主任，简要汇报谈话内容和家属的最终决定。我希望他们能重新参与到照顾这位患者的工作中去，并尽可能放松地看待患者家属的严苛要求。几天后，患者去世。

我精疲力竭地回到自己的岗位，幸好，同事们都很愿意倾听我的故事，缓解我的疲劳。我马上就下班了，打算骑自行车穿过森林回家，这样的通勤路程对我来说其实是一种享受。我知道我的职位很特殊，但也很清楚，像这样的职位其实是每家医院必需的。硕士期间，我攻读的是社会心理咨询专业，在完成主题为"针对患者家属展开沟通咨询"的硕士论文后，我主动申请加入了这一岗位。当我去开展咨询工作时，团队的同事们会帮忙分担我的其他工作。每次谈话的时长会被记入患者档案，在这段时间内，我只需要为我的咨询工作负责。医疗团队的同事们都十分尊重我的这份工作。

31　增强自我价值感

如果您在过去的生活中没有得到足够的爱、关心或理解，那么从现在开始，您可以用一种更加细腻的方式来对待自己，想象自己内心住着一位仁慈而富有爱心的朋友（Lemper-Pychlau，2015）。一个人的自我价值感越强，就越能抵御压力并保护自己免受助人综合症等问题的影响。而为了拥有稳定的自我价值感，首先要**建立自信**，从小处着手，让自己拥有成功的体验，减少对新事物的恐惧。对此，您可以根据如下建议尝试改变日常生活习惯，比如在通勤时选择不常用的交通工具，或改变休闲活动的时间。

打造强大自我价值感的小技巧

- 在餐厅点一道您从未尝试过的菜品。
- 尝试与那些看起来特别冷漠的人交谈。
- 请要求一位外国人向您介绍去往火车站的路线。
- 对陌生人表达赞美。
- 在餐厅里或火车上，找一个您未预订的座位就座。

我们鼓励您在日常生活的小事里做出改变，这些事情并不需要您耗费太多精力，却能带给您勇气和力量。

不出意外，您会变得更豁达开朗，也更能认识到**自己的价值**。

要记住，很多事情都存在主观性，并不是每个人都喜欢所有的东西。如果您能按照现有的工作要求认真细致地完成工作，那您的自我价值感就会得到提升。这样的话，当您的工作得到他人肯定时，您会感到欣慰，但不会依赖这样的赞美；当别人提出合理的批评时，您能够欣然接受；而当面对无理的批评时，您也不会感到惶惶不可终日。

您的自信心越强，就越不需要别人的赞赏！要做到这一点，您必须清楚自己能做什么，擅长做什么，以及什么对您来说易如反掌。在一天之内，您可以多次回想这些内容，并试着观察自己是否受到了积极情绪的感染。而如果事情不尽如人意，要学着进行改善，尝试自我鼓励与自我安慰，考虑今后遇到类似的情况该如何做得更好，而非一味地逃避和颓废。

任务 44

　　重点关注自己的专业能力。请在表 31-1 中写下您在工作中的积极表现，并在第二栏中举例说明。

表 31-1　工作中的积极表现

积极表现	范例
有责任感	即使会遭到家属的反对，我也始终代表患者的利益
	我确保学员能够（在我的监督下）对一名或多名患者负责
	我会为医生就诊做好准备，比如提前汇总医生可能问到的问题，包括护理过程中要着重注意的方面
保护尊严	我既注意保护患者的隐私，也注重患者的外在形象

31.1　寻找榜样

　　请您回想从前接受过的培训，或想想目前的工作情况，哪些护理人员是您的榜样？换句话说，您在生活中遇到的哪些人给您留下了深刻印象，以至于您会将其作为榜样呢？向榜样学习是人类社会学习的基本方法。许多艺术家、科学家及其他各行各业的杰出人士都由此起步，以自己的前辈或同事为榜样，向他们学习许多优秀的品质——比如他们有与患者或家属沟通的天赋；或是同样作为初学者，他们能够用清晰明了的语言阐述所学知识；抑或是他们拥有无比优秀的专业能力，能够在护理领域游刃有余地工作，从而成为您的"引路人"。

任务 45

　　请列出对您产生过影响的护理人员，并用简要的关键词写出他们给您留下深刻印象的思维方式和工作方式。

在护理领域，榜样展示出的工作行为或个人特征往往就是这一职业所期望的行业典范，他们不断影响着其他护理人员（Schlegel 等人，2019）。人们通常希望榜样能够站在一线，能够熟练地应对困难局面，并通过实际行动向他人传递明确的价值观。榜样们也正是如此，他们自信又正直，对自己的工作充满热情，因而也能鼓舞到他人。当然，每个人都有自己的标准去选择榜样（Schlegel 等人，2019）。榜样之所以令人印象深刻，是因为他们十分真实诚恳、兢兢业业、乐于奉献，或者尽管年轻却已自立自强。不仅如此，他们还恪守规则和约定，值得信赖，勇于承担责任。榜样身上所体现出的种种价值观，着实令人着迷。

榜样力量对职业认同感的培养有着巨大影响。在护理讲师培训课程中，授课人清楚地知道，他们现在要承担起榜样的角色，帮助学员提升护理专业素养，真正对他们负责。

作者短评——安格莉卡·策格林、格尔曼·奎恩海姆

在我们担任护理讲师期间，也有这样一个"模范护理小组"对新学员产生了巨大影响。病房操作结束后，学员们逐渐对"以患者为本"这一理念有了充分的认识。然而，也有一些团队恰恰相反，他们做不到尽力满足护理对象的需求，这种消极的工作习惯和态度往往会延续到以后的工作中。

任务46

请回想一下，您曾经在哪些团队中见识过积极、优秀的护理表现，反之，在哪些团队中，您几乎感受不到这种表现？其间让您印象最深的事情又是什么？

团队领导，乃至整个护理领域的管理层都应承担起榜样的责任，以确保护理

中的**师徒关系**达到最佳状态。实际上，"榜样原则"不仅适用于培训、学习或入职，也同样适用于日常工作。"成功人士"的发展并非一蹴而就，而是需要倾注心血与时间——只有团队管理层发现、关注并鼓励那些"有能力"的人，他们才能逐步成长为"有经验"的人，并最终发展为"专家"（Benner，2017）。

榜样的力量还会影响其他人的行为。因为榜样能够表现出护理行业所期望的专业能力或个人素质（Flaiz，2018），其他人则会效仿和学习这些特质。工作榜样可以提供支持和导向，因为榜样的示范作用对于职业社会化和职业身份的发展尤为重要。有时，想象您已经具备了某个榜样的某些特征，并假设您将如何以这种方式行事，也会对您的职业生涯有所帮助。因为这样做可以对您的潜意识产生影响，在潜移默化中增强您的自尊和自信（Lemper-Pychlau，2015）。这就是为什么人们需要观察榜样的所作所为，随后以最适合自己的方式采取行动，实现目标。

31.2 个人价值观与职业生涯

与榜样建立良好的关系有助于我们延续和传递他们的**价值观**。在观察和模仿的过程中，他们的价值观会逐渐内化成为我们自己的。如果我们的价值观与《国际护士协会护士职业道德准则》或自己所属机构的集体价值观存在较多相同之处的话，那就更好了。如果一个人积极主动、工作可靠、信守承诺，并遵守法律法规、道德规范和行业标准，那么他在整个职业生涯中将会真正充满自豪感。

而职场新人也不必担心，因为发展道路上始终伴随着收获。如果您还不知道该往哪个方向发展，可以先斟酌当前的形势，并筛选出自己的个人优势。在此，有各种职业规划建议可以为您提供帮助（Quernheim，2018a）。从市场营销的角度来看，以下这点值得注意：在护理行业，当某一领域人手相对稀缺时，其平均薪资往往会较高。相反，当人手充足时，平均薪资可能会较低。因此，您可能需要在护理领域寻找一个可以充分发挥自身优势的细分领域。在这之中，从事一些对您来说"易如反掌"的工作，才可以使您获得最大收益。因为我们要知道，再怎么得心应手的工作，也与"娱乐"有着天壤之别。众所周知，工作不过是做别人希望您做的事；而娱乐才是做您自己想做的事，是充满激情又轻松自如地做自己喜欢的事。

任务 47

请思考，您最擅长什么？它是否可以与您新的职业目标结合起来？

32　积极参与活动

心理治疗相关研究显示，深刻的痛苦体验往往是驱使人们做出改变的主要因素之一。心理学家还将另一种不舒服的感觉描述为："*我过的生活与我想要的生活大相径庭*"——差距越大，痛苦越深。然而，忍受痛苦比做出行动更容易（Dogs 等人，2017）。要改变这种状况，唯有动员大家为自己而"奋斗"。本书多次提及，国外的护理人员组织化程度较高。这种高度的组织性使护理人员在团结协作中培养了更强烈的自信心和更显著的自豪感——这种积极的氛围在组织化程度较低的环境中是难以培育出来的。因此，无论是专业协会还是工会，请您至少加入一个，并尽可能多地参与他们的活动，支持他们的工作。特别是处在学徒阶段的护理人士，您可以在享受各项优惠政策的同时利用协会提供的各种服务，包括但不限于职业法律保护和职业责任保险——其他任何护理职业法律保险或责任保险都没有协会提供的划算！

任务 48

请访问您所属的护理专业团体和工会的网站，并查看相关信息。同时，请您支持护理协会发出的倡议，并参与填写调查问卷。

33 坚持 "与时俱进"

"终身学习"（Longlife-Learning）这一概念，指的是人们在受教育期间以及之后的人生中都能保持学习习惯。这种习惯恰恰能够体现出一个人的能力。为了保持思想和能力的与时俱进，请您定期阅读新的专业期刊和专业书籍。如今，科学研究方式多种多样，成果瞬息万变。如果我们**故步自封**，或在被问及相关问题时无法给出任何切实的解释，而只能回答"我就是这么学的"，那将是非常致命的。以下是您可以阅读的一些期刊：《护理人员》（*Die Schwester/ Der Pfleger*）、《护理杂志》（*Pflegezeitschrift*）、奥地利护理协会期刊和瑞士护理协会期刊，科学杂志《护理》（*Pflege*）在德语国家也有非常重要的地位。除此之外，重症监护、儿科、手术室护理、透析、护理教育 / 实践指导、护理科学等工作领域的专业期刊也值得关注。其中一些期刊和健康与福利雇主责任保险协会（BGW）还会定期免费发送邮件，您可以借此快速获取最新信息。

学术研讨会

请您制订计划，不断扩展自己的知识面；与同事分享您从专业期刊上获得的新知识，并请您的单位批量购买专业期刊，以供工作人员阅读学习；在定期的**学术研讨会**上，和与会者们共同阅读和分析期刊内容，分享研究成果，并深入探讨。这些都是护理工作过程中高质量的进修方式，是许多医学专业团体的必修课。如果您所在的机构尚未成立研讨会小组，请尽快**将其提上日程**，以便寻得志同道合的同事。如果您能借此带来更多创新的护理手段，您的雇主也一定十分愿意为您提供更广阔的发展空间。您还可以参加各种学术会议，将会议内容介绍给您的团队，或是借助便捷的线上学习或线下线上相结合的学习模式，让自己在舒适的家中也能获得最新知识——您的职业自豪感能在这些过程中得到极大提升。

年终总结或目标规划会议

在年终总结或目标规划会议上与雇主探讨您未来的职业走向，是**个人发展**的一部分，这样的对话往往能为您勾勒出更为清晰的职业目标前景。您应向雇主主动要求开展此类谈话，并参照上述任务 46 或任务 49 所列内容做好充分准备。如果雇主不想对此投入更多时间或资金，那您也有其他选择：教育券制度或奖学金等都能为您提供继续发展的机会。要记住，条条大路通罗马。

寻求资助

护理人员可以由雇主资助去进修学习，也可以自己申请教育金或借助其他来源获得资金支持，如申请"推进人才职业培训"基金。如今，许多培训课程可以提供远程学习的形式，护理人员足不出户便可以完成学习任务，这样既节省了出行开支，又节约了时间成本。许多专业人士在维滕/黑尔德克大学学习时，都获得了各党派基金会的奖学金。这些基金会包括康拉德·阿登纳基金会、艾伯特基金会、海因里希·伯尔基金会和汉斯·贝克勒基金会。另外，诸如德国国家学术基金会、妇女支持组织或与教会有关的组织机构也能为护理人员培训提供奖学金；对国际范围内的护理人员来说，申请哈克尼斯医疗奖学金也是一项常见的经济来源。以上奖学金信息均可在互联网上查询，在申请奖学金时，申请者需要给出充分的申请理由。此外，资助机构还可以为奖学金获得者们提供进一步的支持，帮助其建立人脉网络。

撰写工作记录

定期阅读专业杂志或参与学术研讨会也应该写在工作记录中，有创意或思维活跃的领导还会在记录中列出期刊名称或重点内容。当然，工作记录的重点应放在护理工作内容上。您也可以为如何撰写工作记录提出建议。这么做不仅可以提升护理人员的职业自豪感，而且对机构形象也有着积极的影响。

选择进修课程与大学专业课程的建议

我们建议您查询和比较进修机构、高校和远程教育课程的提供情况，检查您是否符合入学要求。如有必要，还要了解是否存在针对没有高中文凭人群的特殊规定——许多学位课程不需要（专科）高中的毕业证明。您也可以查询，您在哪些相关领域的专业知识和实践经验，可以帮助您获得相应的学分。除此之外，我们建议您比较学费、学习地点的生活成本和差旅费等方面，并尝试与雇主讨论在学习进修时您是否能够获得额外休假时间或由雇主承担部分费用（Quernheim，2018a）。

同时，许多职业协会也为其会员提供相关的咨询服务。但如果我们没有明确自己职业发展的愿景，就无法开始制订职业规划。在许多联邦州，地方法律规定了法定的教育休假权利。雇主和雇员之间有时也会就进修时可能产生的费用问题展开谈判。

任务 49

创建您自己的"作品集"，简要描述您已经十分擅长的工作内容 / 领域并写出您希望参加哪些培训进修或学术课程。请与其他人讨论您的答案。

34　观点、态度与价值观

34.1　换位思考

著名心理学家和畅销书作家玛雅·斯多赫（Maja Storch）于 2016 年提出了"蠕虫"这一隐喻。她用简单的话语概括了两种不同的信息处理系统：一是慢速思维，即能够使用准确、清晰和具体的语言来表达自己的思想；二是无意识系统，即通过身体信号传达信息，也可以称之为直觉。"蠕虫"的行为由内在本能驱使，并非出于恐惧、压力等内心情感，也无须自我控制。斯多赫建议，人们在激活一些资源来应对问题或困境时，应同时利用上述两个系统。在日常活动中，也要随时注意利用"蠕虫"这一特性，即尝试激发内在动机来增强自身的积极性（**图 34-1**）。

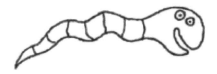

图 34-1　无意识的蠕虫会在 200 毫秒内发出信号

（来源：Storch, M. *Machen Sie doch，was Sie wollen. Wie ein Strudelwurm den Weg zu Zufriedenheit und Freiheit zeigt.*（2. Aufl.）2016，Bern：Hogrefe）

玛雅·斯多赫将自我管理定义为一种能够同时驾驭理性思维和非理性思维的能力。拥有这种能力的人，才能更游刃有余地做自己想做的事情。无论一个人想要做什么，他总会面临两种处理方式：一是像"蠕虫"一样，自发地去做让他感到愉快和有趣的事情，并主动避开令其不悦的事物；二是通过自我控制去完成某事，这需要利用更发达的脑区和理智思维（**图 34-2、图 34-3**）。

由"蠕虫"系统产生的评价决定了我们对某一事物的个人态度。我们是否感到自豪，完全取决于"蠕虫"产生的情感。自豪是一种由内而外的情感，而不是凭空而来的想法！玛雅·斯多赫与弗兰克·克劳斯（Frank Krause）共同开发了苏黎世资源模型（Zurich Resource Model，ZRM）。该模型包括一种新的目标类型，即 **"座右铭目标"**，通过这些目标，可以激发 "蠕虫" 的积极态度。而有些常见的心态会损害我们的职业自豪感，例如："*反正我也改变不了任何事情*" "*让其他人去做吧，我没什么可说的*"。长期以这种态度工作的人，最终总会落得两个下场——对工作倦怠，或被直接请离岗位。然而，这种情况是可以改变的。通过学习，我们可以培养和加强 "蠕虫" 的内在动机，当其内在动机不断提升时，我们的工作和生活也会变得更愉快，自信心也能得到增强。在整个过程中，关键词是 "神经可塑性"，我们可以随时利用这种可塑性进行学习。

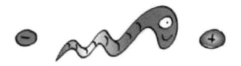

图 34-2　蠕虫想要做一件事前，它会先进行自我调节

（来源：Storch, M. *Machen Sie doch, was Sie wollen. Wie ein Strudelwurm den Weg zu Zufriedenheit und Freiheit zeigt.*（2. Aufl.）2016, Bern: Hogrefe）

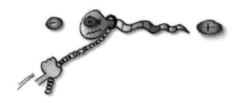

图 34-3　通过更发达的脑区和思维来实现自我控制

（来源：Storch, M. *Machen Sie doch, was Sie wollen. Wie ein Strudelwurm den Weg zu Zufriedenheit und Freiheit zeigt.*（2. Aufl.）2016, Bern: Hogrefe）

任务 50

请您在网上搜索苏黎世资源模型，找到适合您的材料，并使用在线工具设定一个新的座右铭目标。另外，您还可以阅读丹尼尔·奥斯特（Daniel Oster）的著作《资源激活类护理》（*Ressourcenaktivierend pflegen*），该书介绍了苏黎世资源模型在护理领域的应用。

34.2　挫折承受力

　　把工作想象成如天堂般的极乐之地，每个人都能和睦相处，患者会手捧鲜花前来就诊——这种想法是不现实的，但在医疗行业如果真能形成如此局面，行业前景将会一片大好。不过，您是否也了解过其他行业的情况呢？在工作中，我们要面对的不仅是那些友好善良的人，还会遇到来自社会各个阶层性格、脾气各异的人。如何应对这些情况几乎成了一项需要终身学习的课题（Kitz，2017）。除此之外，我们在职业生涯中也难免经历高度繁忙但却没有多余人手能帮忙的时候。在这种情况下，我们应该学会如何坦然接受现状，并寻找减缓压力的方法（请参阅**第25.2节**）。在实际工作场所中，想要像算法一般精确地安排一切是不可能的。在工作过程中，那些心态良好，更容易接受千变万化的事实的人往往不会承受过多压力。但这也并不意味着我们要全盘接受现实中发生的一切。在本书第四部分的章节中，我们提出了一系列系统性的对策。不过，我们更希望您能意识到，所有事情都按计划进行是不可能的。面临变化时，要尽量**避免过激**的**情绪波动**。我们虽然无法改变既定的事实，但我们仍能够改变我们对待事实的心态。在受到伤害后，我们尤其需要具备**挫折承受力**，因为这些难过的经历会给人带来挫败感，而挫败感的累积最终会使人在面对挑战时难以坚持，产生失落、委屈乃至抑郁等情绪，对人的身心健康产生不良影响（Dogs等人，2017）。认识到生活中并非事事顺意这一点，对我们来说是有好处的。如果一个人每时每刻都在关注事情的走向会不会按他所期待的发展，那最终被消耗殆尽的只能是他自己。当人们知道自己对职业相关的期望并不会立即实现，甚至有的压根不会实现时，也就不至于产生极大的情绪落差（Hertlein，2013）。当然，失望也并非一无是处，说到底，它标志着一场欺骗的结束。与其关注消极的一面，我们不如将注意力放在那些积极方面。比如，您的护理对象如果对您的工作很满意，他们就会对您表示赞扬和感激，这一定能让您感到十分幸福。

　　除此之外，学会识别不合逻辑的"信念"可以减少您对他人的依赖。那些在情感上依赖他人的人总是会说"只有当……时我才能感到满意"，若我们长期被这样的想法"洗脑",那我们也会变得依赖他人。因此,我们要培养出良好的自我价值感和优秀的个人能力,这样才不至于总被外界的看法所影响。但就算这些**问题变成现实**,也不必感到困扰。我们要学会接受这些问题,并采取积极措施来解决它们。

小贴士:收集您或您的护理团队收到的感谢卡片、礼物等,并将它们拍下来,摆在护士站里显眼的位置上。当遇到不理想的情况时,您可以看看这些照片,从中获取积极情绪和能量,这种方式可以起到鼓励自己的作用。

护理培训

当一个人从中学步入大学或开始接受护理培训时,许多事物对于他来说都是新鲜和陌生的。比如,突然拥有了一个有权发布指令、会给予反馈并时不时批评您的上级——谁会喜欢被批评呢?这些年轻人可能是有生以来第一次体会到,领导并不会考虑他们的个人需求。不仅如此,医疗保健作为一项同样需要盈利的行业,学员往往只能领取微薄的培训薪酬,大学学习期间甚至什么都没有。仅有的回报就是学生们掌握的技能与能力,这些将在日后帮助他们成功地在该行业立足。医疗保健行业的员工在受训期间就应了解到,在整个职业生涯中,没人能**总是**成功,能一直**收获他人的感激**,也**并不总**能得到所有患者和同事的认可。玛雅·斯多赫这样描述那些年轻的学生:"……他们处于一种过度自由的状态。他们体内的'蠕虫'掌握着主导地位,使他们完全按照享乐主义的原则生活,从不会延迟满足自己的需求。如果他们想实现自己的生活目标,需要锻炼毅力并培养良好的纪律性。"(Storch,2016)。另外,接受职业培训也并非一劳永逸。对丁一个人的职业选择是否正确,只有一个衡量标准:未来。只有到了那时,我们才能回顾自己当初的决定是否正确。然而,这一评判标准并不是非黑即白,而是取决于自己的满意度。因此,比起"哪个决定是正确的?","哪个决定会让我满意?"才是一个人在困惑和迷茫时更应该询问自己的问题。

提示:助您理性思考

在这方面,您可以试着将绝对性的词汇如"是"或"肯定"替换为更加灵活的表达,如"看起来"或"似乎"。例如,与其认为您的同事或患者"是自私的",

不如改为"他们似乎是自私的"。这样的替代方式保留了一定的余地，可以让您获得"自我安慰"，或者更残忍点说，方便您"自欺欺人"。我们也赞成您将这一点应用到批判性信念中——与其说"我就是不熟练"，不如说"我会时不时表现得不熟练"，这样便可以留给自己进一步发展和锻炼个人能力的空间。其实，我们每时每刻都在与新出现的问题"作斗争"，这些问题就像是我们的免费学习材料，学会处理和解决它们，我们便会逐渐成长为专家（Quernheim，2018b）。

我们要知道，护理工作和其他工作是一样的，都是每月领取工资并享受着不错的工作保障。但身边总是存在着一些令人恼火的同事，他们会觉得护理工作低人一等，也因而改变了自己对这一职业的态度。态度会影响一个人的行为：如果一名护士在诊所里被患者当作"托盘搬运工"，那么她的工作态度和身体姿态就可能存在问题。或者，当她对患者和家属提出的每一个问题或意见都兴致缺缺，并以"*这不是我的责任*"来回应，那么情况似乎就远远不止"有问题"这么简单了。在下一章中，我们将解释如何通过肢体语言来判断这种态度。

35　肢体语言——仪态与举止

不论是骄傲、羞愧还是尴尬，这些情感态度都可以通过肢体语言展现出来。在这一章节中，我们将给出一些建议，即如何用肢体语言"宏观"地**表现我们的立场**，反映我们对某个人、某件事、某个想法的态度或**对自己职业的看法**等。

任务 51

请您观看视频 "*Elevator Pitch Expertise Pflege Selbstdarstellung*" 至第 50 秒处，描述第一部分中"护士"的身体姿态与行为举止。

当一个人的外在表现与内在态度一致时，便更容易使他人信服。因此，尤其是在重要的对话之中，若一个人能够清楚地认识到其扮演的角色、所承担的责任以及与对话对象的关系，就会摆脱紧张情绪的约束，变得更加从容自信。

任务 52

想象一位**您认识的**专业护理人士，作为护理行业的典范，他平日里的站姿如何？说话方式如何？整个人散发着什么样的气质？

在谈话过程中，一个人无意识的身体动作常常传达出他的真实想法：可以是彼此间的亲密和喜爱，也可以是截然相反的情感。此外，身体语言也可以揭示谈话者的地位或权力。在任务 51 的视频中，通过观察护士的肢体语言，我们可以清楚地发现她在与科室医生交谈时表现出一种讨好、顺从的姿态。她不停地摆弄自己的头发，显得有些局促不安。这种表现给观众留下了不够专业的印象，很多观众都会说："*护理人员这样的做法着实让人感到尴尬。*"**空间距离**和身体姿态之间存在密切的联系。无论是转身背对某人、对另一个人直接示以冷淡的态度，还是像上述视频中那样做出一些小动作，其背后都有着特定的含义。因此，通过观察人与人之间的"距离"，我们便可以了解他们的意图。

"具身认知"

在本书中，我们并不去深入探讨"具身认知"这一最新的科学观点，我们只为您提供一些简单的建议，教您如何轻松地培养出自信的姿态。目前，已经有许多励志书籍和培训师专注于培养人的积极思维，并使用诸如"*一切都会好起来*"或"*你能做到*"的口号，鼓励参与者去尝试克服困难。但这些身体语言技巧与"**具身化**"无关。在"**具身化**"这一概念里，我们认为心智和其器官——也就是大脑与整个身体之间有着紧密的联系（Storch 等人，2017）。

在这里，我们将再次引用玛雅·斯多赫和其他作者的观点：通过有意识地运用骨骼肌肉或面部表情，我们就能够控制那些通常只受心理波动影响的情绪。

如果您已经阅读了之前的章节并完成了相关任务，那么您就能够对护理的作用以及自身的护理能力有较为清晰的认知。学会运用合适的肢体表达将提高您对身体姿态的敏感度，为您的专业能力锦上添花，使您得到进一步发展。了解"具身认知"这一概念不仅可以帮助您从认知层面掌握有关职业自豪感的知识，还能帮助您培养专业态度。护理人员需要有意识地训练肢体表达，以便展示自己的心理状况和专业态度，更全面地传达对患者的关心和支持。

实践练习

为了运用"具身认知"，您首先需要深入思考并明确您想要达到的目标，并制订与自身条件相符合的计划。至此，您已经完成了诸如序号 9、16、17、27、44、47 以及 49 等任务，并且拥有了一系列经过研究、探讨的知识基础。接下来，您只需要培养出一种独具个人特色的方式，让您的身体姿态恰好体现出您的态度。蹒跚或自负的步伐会给人留下浮夸、傲慢的印象，同样，如果护理人员通过肢体表现出消极的态度，也会给患者一种难以信任的感觉。由此可见，通过肢体语言来感受和展现职业自豪感也体现出了护理人员的专业素质与个人特性。

深入理解"具身认知"

斯多赫等人在 2017 年提出，就像演员需要在表演前进行准备和排练一样，护理人员也需要根据确切的目标，精心设计自身的行动方案。这种"具身认知"对您来说可能是全新的体验，是更加有意识的态度，也是从内心驱使您展开行动的方式。因此，对不同的个体来说，一味地模仿可能收效甚微，每个人都有必要根据亲身经历和回忆来构思和塑造自己期望的职业形象。基于此，我们将这一重点内容放到本书的末尾来介绍。

案例

莉娜·施塔克（Lina Stark），19岁，正在接受护理专业的培训。

（1）莉娜·施塔克会在工作结束后**对自己的工作成果进行总结**，并记录、整合在笔记本中以集中展示她的专业能力。虽然作为一名学徒，她在工作中很难做到面面俱到，但她和她的实习导师都发现，她有一种与患者建立良好关系的特殊天赋。

（2）莉娜·施塔克时常思考，作为一名拥有职业自豪感的护士，自己应该塑造何种**职业形象**，并根据自己的感受以及工作记录来设定自己的目标。

（3）莉娜·施塔克花了几天的时间来打磨、完善自己的**笔记**，让它更加清晰地展现出自己独特的个人风格。当莉娜成功完成了一项具有挑战性的护理工作回到护士站时，她会以什么样的肢体语言来表达自己的自豪感呢？她想象自己面带微笑，感受着成功带来的轻松和愉悦，挺直腰板，缓缓朝着同事们走去，充满激情地分享她的经历。

您一定已经注意到：莉娜不是简单地通过肢体来表达自豪感，而是以自己独特的、符合其个人特征的方式展现的。每个人都有独一无二的方式来展现自己的情感：在第一种情况里，莉娜表达得较为含蓄；在第二种情况里，她更为直接，有着自己明确的态度和要求；而在最后的情境里，她表现得格外轻松，但内心平和。

斯多赫指出，当我们拟定好自己展现情感的方式后，应该多加训练，以使大脑中掌管情绪表达的神经网络更加稳定。

任务 53

　　请思考一下，您想以什么样的身体姿态来展示职业自豪感？您可以在此确定一种职业形象。

　　所有脊椎动物的基本姿态都是轻松而舒展的。骨骼是赋予身体形态的基础，脊椎、关节相互连接，不受周围骨骼的压迫。玛雅·斯多赫的推荐书籍《具身认知：理解和利用身体与心理的相互作用》（*Embodiment：Die Wechselwirkung von Körper und Psyche verstehen und nutzen*）为我们介绍了一个关于训练身体姿态的练习，以下这些内容可以帮您快速了解该练习：

- 对齐双脚，将身体重量放到脚趾和脚后跟上。
- 膝盖与脚踝对齐，并保持松弛状态。
- 端正骨盆位置。
- 向下伸展耻骨、尾骨和坐骨。
- 向上伸展脖颈及头部，感受朝向天花板的作用力。
- 坐骨轻轻靠近会阴，放松括约肌，以松弛的方式将提肛肌拉向骶骨。
- 有意识地保持大腿肌肉外旋。
- 向胸骨方向轻轻拉伸肚脐，让腹斜肌得到充分伸展。
- 放松肩关节。
- 肩膀向外、向下放松。
- 伸展上臂肌肉。
- 昂首挺胸。
- 放松肩颈。
- 注意微笑。

35.1 针对举止和态度的建议

如果您想展现出自信的神态并带给人安全感，那么在进入一个陌生房间时您应该保持镇定，利用表情、手势或姿势等辅助您讲话，以给人留下令人信服的印象。同时，与人保持眼神交流，在回答问题时，也要保持沉着和冷静（Agnes-Karll-Gesellschaft，2019）。您可以主动走向患者，与他们打招呼，并直接向他们介绍自己。通过这种方式，您可以展现自己和所属机构的良好职业形象，并表现出"*我会对您负责任*"的态度。您还可以适时地关心并询问患者的情绪和状态。在给予患者下一步指导时，要逐步进行，确保他们理解每个步骤，避免给他们造成过大的压力。同时，不要做出"*我不知道*"或"*这不是我负责的领域*"等类似的回应。

在日常生活中，身体姿态可以传达出一个人的地位。当人们**身居高位时**，他们通常会展现出一种自信、权威和控制的姿势；而当人们**身处下位**则表现为顺从。保持**挺直的坐姿和站姿**可以更有效地展示**自信**。因为当身体松垮时，大脑的工作效率也会下降。专家们认为"驼背"是一种被动防御姿态，有时甚至会触发负面记忆。同时，一项研究发现，同样是解决计算问题，驼背的学生往往比挺直腰背的学生遇到更多的困难（Peper 等人，2018）。我们将在下方的**小故事 35-1** 中与您分享一个有趣的实验。

小故事 35-1

手机尺寸与自信心的关系

有一篇文章探讨了自信心与手机尺寸之间的关联。文章首先指出，如果想要给人留下深刻印象甚至说服他们，就不应该在使用手机时弯腰、低头。这里的关键在于态度和姿势：身居上位的人通常不会身体前倾、双手握着手机，这些姿态会让人显得局促、拘谨。他们通常会像团队领导者一样，舒展身体坐在"权力之椅"上，展示出一种如同展翅炫耀的鸟儿般的姿态，这种行为的本质与动物界中的行为有异曲同工之妙。

在哈佛大学的一项研究中，研究人员随机选择了 75 名参与者，要求他们使用不同尺寸的笔记本电脑、平板电脑和智能手机进行各项操作。随后，研究人员借口离开房间，并分别记录了使用不同设备的参与者在完成指示和开口联系研究人员之间间隔的时长。随着设备尺寸的增大，参与者变得越来越自信，更加迅速地要求研究人员返回。使用大屏幕和键盘的参与者不愿意等待太长时间，几乎所有人在规定时间结束后的五分钟内就会去找研究人员，平均时间为 41 秒。而在使用智能手机的参与者中只有半数敢于在规定时间后立即召回研究人员——他们犹豫的时间是使用大型设备参与者的四倍。参与者犹豫的时长，可以看作是他们当前自信水平的一种体现，时间越短，自信水平越高。

研究人员认为，人们在使用这些设备时所采取的姿势是产生差异的关键。当人们使用手机和平板电脑时，往往会收缩肩膀并紧握设备；而当人们使用笔记本电脑或台式电脑时，往往会采取一种更加放松和自由的姿势。实际上，这并不是第一项揭示身体姿态对态度和决策有着巨大影响的研究（Psychologie Heute，2013）。采取更加开放的姿势不仅会给人一种力量感，还能提高疼痛容忍度，使人在应对同等压力的情况下提高表现水平。同时，这种姿态还可以降低人的皮质醇水平，增加睾酮水平。例如，研究发现，仅仅在椅子上坐直，就能让我们在被质疑的情况下感到更加安全和自信。

资料来源：Bos, M. & Cuddy, M.（2013），iPosture：*Die Größe elektronischer Verbrauchergeräte beeinflusst unser Verhalten.* Harvard Business School Arbeitspapier；13：097.

护理人员也需要拥有"**人格魅力**"。有时可能是通过外表让患者感到安心，有时可能是在行动中表现出的昂首姿态和职业操守能够让患者感受到其澎湃的激情——而这些都可以通过训练个人姿态来实现。请设想以下场景：候诊区聚集了数十位患者及其家属，而主治医生由于接到紧急手术无法按时出诊。作为专业的护理人员，您需要主动出面，向患者解释目前的情况，这时您的一举一动都在患者的注视之下。您必须对自己的能力有信心，您可以有意识地挺胸抬头，放松肌肉，从而实现简单有效的姿态训练。我们可以参考图 35-1 进行比较：人们究竟应该选择像法棍面包那样挺直身体，还是像半圆形的牛角面包那样弯曲身体呢？

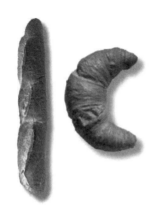

图 35-1　像法棍面包一样的笔直坐姿，
　　　　 或像牛角面包一样的弯曲姿势

（照片来源：J. 格奥尔格）

有着消极自我形象的人很难建立个人魅力。他们对自己能力的低估会导致他们散发出负面气场，从而很难获得他人的信任和尊重（Lemper-Pychlau，2015）。当一个人站立时，我们凭肉眼就可以分辨出他是**像一棵树**一样稳定，还是如芦苇般摇摆不定。后者往往会让人觉得缺乏可信度，因为他给人的印象就是：这个人不可靠。另外，声音在建立魅力的过程中也很重要。当人的膝盖伸直时，背部常常向前倾，这会对声音产生负面影响。根据**韵律学**的知识，在说话过程中，我们要注意的不仅是重音和语调、节奏等在内的所有音频特征，还要注意适时的停顿，把控好音量。

坐姿

在坐着的时候，您可以试着将注意力放在胸骨，使其微微抬起，避免过度弯曲（图 35-2）。同时，稍微向前收敛下巴，避免颈部过度伸展，保持肩膀放松下垂。调整好这些后，您便能通过身体语言来展示您的态度。至于是完全坐在椅子上，还是坐在椅子靠前或靠后的位置，您可以自己试一试。

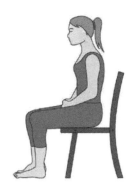

图 35-2　能够展现自信的坐姿

（来源：Sheridan, C. *Achtsamkeit und Mitgefühlinder Pflege. Praxisbuch für achtsame und selbstmitfühlende Pflegende.* 2020, Bern: Hogrefe. S.32）

站姿

在站立时，您可以尝试将体重平均分配到**双腿**（图 35-3）。稍微抬起胸骨，将下巴向胸部收敛，保持肩膀放松下垂。想象在腋下夹着两个乒乓球，这会使您有意识地避免做一些大幅度的动作，但仍保持一定的灵活性。稍微握紧拳头后再打开手掌，伸开手指，并将手掌稍微向前转动，记住，这一过程要始终保持直立的姿势。除此之外，您也可以试着**模仿那些充满自信的同事**，想想他们在表达自己的肢体语言时，是不是毫不畏惧被拒绝，不害怕失败，并且勇于迎接新事物。自信的护理人员往往昂首挺胸，有着气宇轩昂的气势。

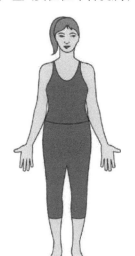

图 35-3　能够展现自豪感的站姿

（来源：Sheridan, C. *Achtsamkeit und Mitgefühlinder Pflege. Praxisbuch für achtsame und selbstmitfühlende Pflegende.* 2020, Bern: Hogrefe. S.116 ）.

任务 54

请回想一下自己曾经取得成功、觉得自信满满的情景。保持一个稳定而自信的姿势，闭上眼睛，回忆那个充满力量的时刻：在回忆中，您看到了什么（有哪些画面？有哪些人在场？）；您听到了什么（音量如何？这些话语有说服力吗？）；您感受到了什么（被认可和自豪的激动感吗？）；您闻到了什么（房间里有特殊气味或节日的香水吗？）；您尝到了什么（在回忆中是否有特殊的饮品、食物，或者空气在舌头上留下了什么味道？）。

享受这个姿势！请您牢记这个**姿态**与感受，争取在下一次需要时，能够更快、更轻松地进入这种自信的状态。

高姿态展现出自信和冷静的形象；相反，**低姿态**会给人留下不自信、不可靠的印象。如果您无法遵循上述姿态和语言规则，无法保持镇定和自信，那么在很多竞争中您就会失去主动权，甚至导致最终的失败。有些护理人员会在医生或上级领导面前陷入低姿态，他们可能会感到措手不及，不知道该说些什么。下面的练习将为您提供一些解决方案。

"豌豆皇冠"

想象一下，您头上戴着一顶小皇冠。当您在房间里移动时，如果您将头和鼻子过于高傲地抬起，皇冠会滑落到后脑勺。如果您以上述低姿态行走，垂下目光，皇冠则会滑落到您的脸上。但如果您像法棍面包一样挺起胸腔，自豪地昂首走路，就能达到佩戴皇冠的理想姿势。此外，您还需要想象您的臀部夹着一颗小豌豆，这样会使臀部肌肉得到适当收紧，帮助身体姿势达到理想状态。

一些护理人员会用"小皇冠"和"豌豆"作为提醒，监督自己时刻保持专业的姿态。

任务 55

找个伙伴一起进行如下练习：分别体验展现自豪等高姿态的坐姿和

站姿、展现顺从等低姿态的坐姿和站姿。注意，不要有表演痕迹，此练习需要您真切地体悟到自豪的情感。最后，记得在练习后**互相给予反馈**。

35.2　手势

有时候，人们心里的情感会通过肢体语言得到释放。在此过程中，自然的手部姿势也非常重要。我们在这里区分两种不同的手势，一种是**强调性手势**，例如在演讲时强调某个重点；另一种是**抛弃性手势**，人们通常借此来表示对某些内容不感兴趣。有时，我们看到护理人员在谈论自己的职业时，会假装做出拂去灰尘的手势；说话者感到不舒服的情况下，他们的腿可能会指向窗户或门，暗示他们想要逃离；而**手中拿着一支笔**，可能意味着这个人感到不安心，需要找到一处支撑点；演讲者**来回晃动**、**移动**的小动作也在暗示着他们缺乏坚定的立场或观点，需要借此行为自我安抚。

35.3　仪态

科学研究证实，老生常谈的"第一印象"几乎完全取决于一个人的外在所传递出的信号，如眼神接触、微笑、姿态，以及衣着和气味等（Hielscher，2017）。通常情况下，如果一个人的外貌足够吸引人且得体，那么对方会更加敞开心扉，也会更愿意去关注这个人的内在价值，如性格、智力和人品等。

同样重要的是，要遵守约定俗成的规矩，如合适的问候、整洁的服装、将手机调至静音等微小礼节，当然还有遵守约定和守时的习惯。为了增强职业自豪感，您应该首先给人留下良好的印象，随后再展示您的能力（Hielscher，2017）。在谈及您的能力时，请使用对方习惯的语言表达方式。如果您与一个没有医疗经验的人交谈，那么您应该使用通俗易懂的语言；而如果您的交谈对象是专业护理人员或医生，请务必使用专业语言以展示您的专业度——这些都是您曾经学过的知识，到了发挥它们价值的时刻了！

任务 56

请观看任务 53 中视频的第二部分（0：51—2：34），并描述一下护理人员是否是通过身体语言获得了患者信任,如果是,又是如何做的?相比之下,其同事的行为又该如何改进呢?

36　自我介绍、工作牌和名片

比起那些进出房间时完全不关注患者的一些同事，您在此过程中应该将注意力集中在您的患者身上，将身体面向他并与其打招呼。此外，在问候他人时，专业的握手方式通常是坚定而短促的。职场新人可以通过培养敏锐的判断力来决定应在何时以何种方式握手，并借此传达重要的非语言信号。请回想一下您的握手方式，并请同事和朋友给您一些建议。握手的力度通常能够反映出一个人的部分身体信息。那些经验丰富的护理人员往往可以根据患者的握手力度推断出其身体状况和运动协调能力。

在称呼方式上，越来越多的女性护理人员倾向于与男性一样，被他人以姓氏称呼，例如"××女士"，毕竟，这几乎是所有行业的常态。过去**直呼其名**的方式，比如"安娜护士"，已经不再符合现代的自我认知，因为这样的称呼会给人留下一种印象，即护理人员从属于某个机构，而不是一个独立的个体。在实际工作环境中，护士很少直呼医生的名字，经常用职称或姓氏称呼他们；而医生却惯常以名字来称呼护士，这会进一步加大二者之间的权力差距。在医疗团队中，尤其是医生与护士之间，亲切地互称为"你"往往可以营造一种团结的氛围。但不得不注意的是，这或许是一种假象。如果您与您的同事之间具有真正友好的关系与和谐的氛围，那么恭喜您，这十分难得。不过，友好的面具之下也可能存在一些问题，例如人与人的边界感过分模糊、真正的冲突被掩盖等。如今极为常见的一点是，在如何称呼同事方面，新员工在称呼方面通常没有自主决定权。但我们认为，一个"您"字就很合适，因为它代表着亲切和尊重。实际上，在整个英美语言区，患者和医护人员用名字互相称呼的情况并不少见。不过许多患者仍会毫不犹豫地使用传统称呼"××护士"或直接称作"护士"，这并非出于什么特殊原因，可能只是因为比起复杂的姓氏，他们更容易记住名字。

有些护理人员担心，如果他们的名字和姓氏都出现在工作牌上，患者可能会进而打探到他们的隐私，这并非杞人忧天。在数据保护极其重要的大环境下，每位员工都应注意保护个人隐私，以防患者或其他陌生人获取他们的地址、电话号码等信息，而这实际上也是私人生活与职业生活间的界限之一。

在进入一个陌生的房间时，用"*我叫安娜·穆勒（Anna Müller）*"这样的方式介绍自己可能会让人感到无趣。因此您可以尝试其他方式，比如："*我是安娜·穆勒，负责为您提供服务*"或者"*我是这方面的专家*"等。这样做的目的主要是为了激发患者的好奇心，特别是当您的外表并没有立刻透露您的身份时，患者可能就会问："*您找我有什么事？*"由此，一段对话就可以自然而然地展开。根据心理学家克里斯蒂安·多格斯（Christian Dogs）和妮娜·波尔琴（Nina Poelchen）的观点，在我们的日常交往中，"*一切都好吗？*"只会被视为一句常见的套话，显得我们与患者的对话浮于表面。相比之下，"*您/你感觉怎么样？*"这个问题会显得更加真诚。

工作牌也是一种自我介绍的方式。目前，大多数机构都拥有统一的工作牌，上面通常带有个人照片。但这些名牌上的字体往往不够显眼，年长的人几乎无法从远处看清护理人员的名字。过去，一些护理人员会自己制作充满个性的工作牌（图36-1），有的非常独特、漂亮，但也有一些称呼不够妥当，例如"*小老鼠玛丽亚*"或"*小猫皮娅*"等。

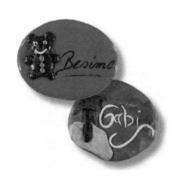

图 36-1 自制工作牌示例
（来源：安格莉卡·策格林）

另外需要注意的一点是，在谈话中提及护理人员时，也不要忽略他们的专业称号和头衔。我们不能区别对待护理人员，他们的专业身份应该与医生的身份一样得到重视。英美、北欧等部分国家的护理人员通常会更加自信，他们会互相分发名片，佩戴表明身份的胸针或奖章，穿着独特的制服。在介绍自己时，他们的方式也与德国的情况有所不同——在德国，护理人员们往往只是简单地说："你好，我是（名字）……"

在其他国家，护理人员通常会拥有个人名片，以便在需要时提供给患者或家属。这些名片上当然不会包含私人信息，只有工作邮箱、工作电话，可能还有个人主页的链接或关于他们专长领域、专业资质等方面的信息。下面是四位外国护理人员的名片示例（图36-2）。

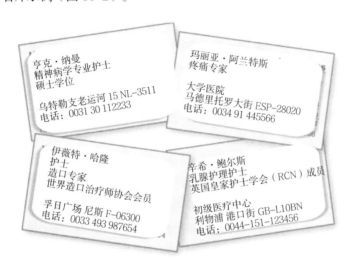

图 36-2　名片示例

（来源：格尔曼·奎恩海姆，2020）

任务 57

请您为自己设计一张令人印象深刻的名片。

有些公司会为员工制作免费的名片，但前提是在名片背面放置广告或其公司的标志。这不仅为员工提供了便利，也许还是一个低成本的推广方式。

当然，许多机构也为不同职业群体准备了形式各异的名片，医生以及护理部门的管理人员都有。而当被问及为什么护理人员没有名片时，往往会得到*"他们从未提出过此类要求"*的回答。需要注意的一点是，只有经机构同意，护理人员才能在自己的名片上使用机构的标志。

在做自我介绍或向他人传达信息时，不要操之过急，要注意说话的节奏，有

意识地做出停顿。由于您自身具备专业知识，所以这些信息对您来说已经十分熟悉，但对方可能是第一次接触，所以他们很难在过快的语速中捕捉到细节。因此，我们在说话时要主动放慢自己的语速，这样做有助于对方理解。

您可以通过**眼神交流**确认护理对象是否理解了您的话，如果是，您便能够继续传递下一条信息。在为重要的讲话做准备时，比如护理目标规划会议或电梯演讲（请参阅**第 38.2 节**）等，您可以在镜子或摄像头前多练习几次，逐渐缓解紧张情绪。同时，您也可以把握住每一个能够展示自己的机会，无论是在交接班还是团队会议中，甚至在生日聚会这种私人场合上，如果没有人愿意发表讲话，那么您不妨尝试一下。如果有时间，我们建议您在一切演讲或陈述前都做好充分准备，并在事后总结经验。一旦您开始关注自己的**内在态度**，它就会对整个**肢体语言**产生影响。而一旦您开始注意**肢体语言的表达**，它又会反过来影响您的**内在态度**。如果您想增强职业自豪感，可以尝试改变您的身体姿态，借此调整情绪，重新选择思考的方式和内容。让我们**设想以下情景**：机构中正举办员工大会，高层管理人员依次完成报告，并在最后鼓励员工上台发言、提问。如果一个时常感到焦虑、缺乏职业自豪感的护理人员被选中发言，他会怎样表现呢？他一定会埋着头、小心翼翼地走向前方，身形不稳，声音微弱，毫无底气地问道："*也许，我们可以为改善护理工作条件做些什么吗？*"

接下来，让我们再看看**第二个情景**：护理人员萨拉·穆勒（Sarah Müller）正等待着向董事会提问的机会，她默默对自己说："我想要，我就去做，我能行。"机会来临时，她以极其自信的姿态走上台，稳稳站好，以友善而坚定的眼神注视着执行董事、护理主管和其他高层人员，毫不避讳地与他们展开眼神交流。她微笑着自我介绍："*尊敬的董事会，亲爱的同事们，大家好，我是萨拉·穆勒，是专门负责重症患者的护理人员，也是 ×× 领域的专家……*"随后，她充分表达了自己的诉求。不仅董事会成员，在场的员工们也都能感受到她充满热情和令人信服的态度。

工作日志 8　精神科护理

　　一个平凡的早晨，精神科病房里的所有人都在忙碌着。突然，前台的电话铃声打破了宁静的氛围——一位大家早已熟知的精神病患者将被强制送来医院。据悉，他在家中表现出极强的攻击性，甚至对警察发起了袭击，现在他已经被绳子捆住了手脚。

　　对于 40 岁的护理人员马克斯·费舍尔（Max Fischer）来说，承接这样的工作并不罕见，但他仍要尽可能地保护自己，避免受到患者暴力行为的伤害。然而要做到这一点并不容易，尤其是患者刚刚进入病房时。这位名叫蒂曼（Thiemann）的患者已经 30 岁了，他的精神状态极不稳定，情绪激动，满口怒骂。此前在蒂曼家中，警察们费尽心思才将他控制住，因此他们始终保持警惕。

　　马克斯开始用平静的声音与蒂曼交谈。他认识这位患者，他们曾在精神病院打过多次照面。他询问蒂曼的情况，耐心地了解他如此激动的原因。此时，蒂曼仍然被绳索紧紧束缚着，只要他的身体稍微活动一下，一名警察便下意识地做出护卫反应。马克斯感觉这样的情况并不利于接下来的谈话，于是试着请求这位精神病患者坐在椅子上。令人意外的是，蒂曼听从了马克斯的请求，而警察们也没有再靠近。气氛逐渐缓和下来。

　　渐渐地，马克斯感到蒂曼先生放松了下来，没有先前那么紧张了。而随着蒂曼紧张程度的降低，整个对话也变得更加轻松。马克斯得知，患者在过去几天里自行停止了心理药物的服用，因此导致精神病症状加重，其日常生活和与他人的互动也变得更加困难。幸运的是，一个了解蒂曼先生健康状况的邻居及时报警并叫来了救护车。

在病房里，工作人员早已做好了将患者束缚起来的准备。然而马克斯却坚决反对这种做法，因为他深知，这种方式会给患者带来无穷无尽的创伤。虽然有时候无法避免使用束缚带，但如今更多情况下，工作人员还是试着通过温和的方式来缓和患者情绪，并进一步化解矛盾。

最近，马克斯成功获得了精神病护理学的学士学位。在这个过程中，他对自己的专业角色进行了深入思考。他认识到，在精神病护理实践中，有两种角色是必不可少的：一种是"芭蕾舞者"，另一种是"推土机"。"芭蕾舞者们"负责明确病房里的职责关系，维持病房秩序，而"推土机"则负责为患者提供可靠的环境和必要的安全感。

在大学期间，马克斯深入探索了自己对精神科护理人员的理解。多年来，他一直听到一些概念，如日常导向、正常化原则和生活导向。在大学中，他终于将这些概念与实际生活联系在一起。此外，他也终于意识到，多年来是什么事情让他觉得不够满意。

自此以后，马克斯开始认真思考陪伴精神疾病患者共同行动的意义。他曾经在传统的精神病院中感受过患者的无助感，在那里，人们只注重对患者的"收容"，而对"照护"不管不顾。作为一名精神科护理人员，他深知后者才是对患者有益的、重要的。过去的很多年里，马克斯和同事们时常用"如果您不服用药物，那么您就不能出院"这样的话来向患者施加压力。但自他开始大学学习以来，马克斯已经决定放弃这种做法。对他来说，现在更重要的是去感受精神疾病患者的内心，融入他们的世界，与他们共同书写人生的故事。

　　在日常实践中，治疗团队始终贯彻着一种积极的理念。陪伴患者走向康复之路时，我们每个人的付出都至关重要，每个人都是患者康复路上的有效资源。我们可以因此感到自豪。如今，精神科护理人员不再被视为医生的助手或随从，他们开始以更独特的方式提供护理服务，他们与患者建立良好的人际关系，与他们一起探索康复的可能性。

　　通过关系导向的干预，精神科护理人员与患者保持着密切的接触。他们定期与患者进行对话，帮助他们处理日常事务，并与他们一起回顾如何有效应对日常生活中的种种事件。就像现在的情况，我们看到了马克斯正在与48岁的舒女士（Frau Schuh）进行对话：这位女士的孩子早已离家，丈夫身体非常虚弱。近几个月来，她感到自己身体的元气已经耗尽，无法有效地完成自己的工作。最近，她丈夫的疾病诊断仍没有明确定论，这成了压垮她生活信心的最后一根稻草，舒女士甚至产生了自杀的念头。

　　马克斯每隔两天就会主动与这位女士展开更深入的对话。在这个过程中，他始终遵循菲尔·巴克（Phil Barker）和波比·布坎南·巴克（Poppy Buchanan-Barker）的潮汐模型。该模型的核心理念是鼓励患者重新发现自己，重塑内心的力量。潮汐的隐喻也恰恰适用于那些内心失衡的人们——人的一生中总会有一段段像退潮一样的时光，也会有一段段被汹涌波涛所主宰的时刻。有时候，我们能够轻松应对日常生活中的风暴；而有时，我们或许更愿意游向那座安全的救命岛屿。

　　马克斯并不仅仅是与舒女士共同面对她当下的困境，他们还一起探索她内在的潜力，以帮助她应对突然的压力。谈话过程中，他们互相分享了许多故事，而每一个新的故事都让马克斯更加清晰地认识到，这位经常面带沮丧表情的女士背后其实还隐藏着一个幽默的灵魂。这不只是一位患有抑郁症的女士，而是有着自己独特人生故事的独立个体。

在精神科工作后，马克斯不再只是追求客观事实。虽然我们可以通过分类系统去了解、接近精神疾病，但仅凭症状往往并不能给出明确的诊断——这与针对身体的常规护理不甚相同。在精神护理中，我们充分尊重患者的主观体验。这一点在讨论心理药物的使用时尤为明显。在医生查房时，患者可以告诉医生他们对药物的反应如何，他们拥有是否接受某种药物的自主权。当然，这种自主权也可能导致一些症状持续存在，比如精神错乱、缺乏动力和情绪低落等。那些受到精神疾病影响的人们常常说，如果他们长期服用抗精神病药物，就会感觉脑袋周围仿佛被一层棉花包裹着，他们无法接受这种感觉；同样，当患者因长时间服用抗精神病药物和抗抑郁药物而体重不断增加时，我们也会听到类似的话。

接下来，再让我们看看精神科护理人员的作用。精神病患者在长期服药过程中往往面临着体重增加的情况，对他们来说，重塑自己的身体形象十分重要。医生们会着重强调药物治疗的必要性，而护理人员则会与患者一同探讨如何应对体重增加的问题。营养顾问可以帮忙制订饮食饮水计划，而精神科护理人员则更注重患者对于身体形象的认知以及进食与情绪之间的关系。通过与患者进行一对一的谈话，护理人员对于食物在各个患者生活中的重要性有了相应的了解。他们会与患者一起探索如何享受饮食过程，尝试创造一种友善而温馨的氛围，并以独特的方式参与到大家的进食过程中。

在忙碌的工作日常里，马克斯·费舍尔却从不会忘记那些罹患慢性疾病的患者。他还记得一个叫做沃尔夫冈（Wolfgang）的年轻男子，他总是在一次次的自行停药后，一次次地被送进病房。沃尔夫冈看上去不修边幅，并且穿着也不合时宜。在日常生活中，吸烟是他最主要的消遣。他会逐个问候病房里的每个人，然后询问能否给他一支香烟。他甚至会把烟灰缸里的烟蒂拼凑起来，为自己创造新的吸烟机会。然而，他对于个人卫生不太在意，总是拒绝早上梳洗的要求。

更糟糕的是，沃尔夫冈每天晚上都穿着白天的衣服入睡。不过，马克斯乐于接受这个挑战。在接下来的几天里，他努力说服了这位 28 岁的年轻人冲澡；作为"回报"，他提议一同去附近的超市散步，购买可乐、巧克力和新的香烟。他还与患者一起走到洗衣房洗衣服，马克斯希望通过陪同患者行动来改变上述情况。除此之外，马克斯也想起了几个月前一位狂躁症患者。这位患者在自己的平板电脑上安装了一个可以测量病房噪声水平的应用程序。在一个宁静的周末早晨，患者走到马克斯面前，向他展示了病房里的噪声程度。马克斯还记得当时患者问他的问题："您能告诉我，在这样的噪声环境中我该怎么恢复健康？"

在患者的康复过程中存在许多影响因素。这些因素可能来自各个方面，（数量上无法衡量），但是却很容易被人理解。有时，我们与患者和家属进行一次对话就足以了解这些内容。患者康复过程中，护理人员需要与患者保持可靠且持续的关系，患者的生活环境也应该被设计成有助于其康复的形式。然而，马克斯却对他所在的综合性精神科病房产生了质疑。这里有 24 张床位，每位患者住的都是三人房，他们在公共区域用餐，这些餐食统一来自医院食堂。自从他在大学课程中接触到关于"生活导向"的工作理念后，马克斯便意识到，这样的环境是一场灾难。他作为有自理能力的人，可以在家庭生活中获得基本生存技能，但很多患者却没有这个条件。在护理机构中，患者们本应该有机会训练这些基本技能。但在马克斯目前所处的病房中，由于基本条件的限制，这种"技能训练"几乎不可能实现。

每个精神护理机构都有自己的"程序"，患者必须融入其中。让护理机构根据患者的需求来调整"程序"似乎是明智的，但不幸的是，这只是一种幻想。事实上，患者的隐私在这些机构中并不被重视。他们始终被视为一个集体，而不是具有主观能动性的个体。他们的独处、自我沉淀、自我隐藏等愿望总是被忽略，即使在他们情绪波动的时候，护理人员仍组织他们彼此进行交流。

任何从事精神科护理工作的人，都必须了解新的术语和概念。"多方谈话（Trialog）"或许对许多人来说都是一个陌生的概念，然而在精神护理中，没有多方谈话，就无法开展日常工作。在大多数情况下，如果不关注患者的亲属和其所处的社会环境，对他提供支持就是毫无意义的。只有家人才是最关注患者的，是患者遇到危机时的第一联系人，他们了解患者的一切。

精神科护理人员很少关注到家人的价值，他们常常对患者父母、兄弟姐妹、配偶和其他陪伴者持怀疑态度。当然，家属有时可能是患者出现问题的根源，但不可否认的是，他们对患者未来的发展也非常重要。如果家属对治疗过程存在疑问，他们可以向医生或有关社会服务部门询问。在精神科病房中，护理人员是家属首先接触到的人，他们也是在身体和情感上与患者最亲近的人，在患者康复过程中起着关键的作用。因此，护理人员其实可以承担起更多的责任，可以拥有更多的权限。权限越多，责任就越大。

马克斯每天都要面对极具挑战性的任务。现在，他已经能够充满自信地迎接这些挑战。

37　情绪劳动

本书第 5.7 节介绍了不同类型的**情绪劳动**。现在,我们想提出一些建议,帮助您更有意识地运用这些情绪。护理人员进行情绪劳动意味着,他们在照护患者时可以**对患者整体产生积极影响**,而并非只是辅助医生工作。假设您现在想要通过运用本书前面的内容来增强职业自豪感,您可以这么做:

- 提升自身职业认知,并有意识地遵循职业准则。
- 使用准确且令人信服的语言。
- 给出可信且具有逻辑性的信息。
- 对护理工作进行游说并提出主张。
- 通过专业护理确保患者的安全。

然而遗憾的是,仅仅有这些知识性的内容可能不足以直接改变您的职业行为。要更好地实现**态度转变**,您需要**让自身的情感参与其中**,也就是在接下来的几节中我们将探讨的情绪劳动。

情绪劳动可以分为三个层面:深层行为、表层行为和自然行为。我们会对这三个层面分别展开讨论。情绪劳动绝不能被忽视,它应该成为护理工作内容的一部分,需要有足够的人员去完成相关的任务。

37.1　情绪劳动的三层模型

在**自然行为**中,通过运用身体感知和呼吸技巧可以缓解紧张或声音颤抖的情况。研究表明,当我们进行深呼吸时,胸腔扩张得越大,膈肌就能更好地舒展和放松,从而缓解身体紧张感(Storch 等人,2017)。此外,还可以使用生物反馈技术,通过提供视觉或听觉反馈来更好地感知自己的身体紧张和情绪状态。

在应对压力时,有时候对同事们说出一些所谓的"禁忌词"可以帮助我们应对困境。某些只能对自己说的"咒骂"性词汇,也能够帮助我们宣泄情绪,提高工作士气。毕竟,我们都是人,难免会有情绪波动。

部分人建议在养老院等区域设置所谓的"情绪释放站"，以便护理人员能够释放负面能量并减少对护理对象的侮辱和攻击行为。而有趣的是，研究表明，"咒骂"可以帮助我们更好地忍受疼痛（o.V.，2009）。因此，一些护理机构提供了拳击沙袋、带有铃铛和拨浪鼓的音乐板、可以用力扔的球以及可以贴在墙上的泡沫怒气石等设施。这样的设置让我们能够私下释放愤怒和失意情绪，而不对自己或他人造成伤害（Quernheim，2018b）。

在人际交往中，护理人员通过控制自己的姿势和面部表情来展现良好的形象，这就是所谓的**表层行为（Surface acting）**（Hochschild，2006）。即使在护理人员情绪低落的时候，他们进入患者的病房时也会微笑并说早上好。这种微笑是虚假的，只有通过仔细观察才能察觉到。在表层行为中，护理人员会持续调整自己的社交姿态和面部表情，直到呈现出所期望的形象为止。即使在面临个人问题的情况下，护理人员仍会在工作中友好地对待患者。在这种情况下，他们的肢体语言、面部表情和姿态成为决定性的工具，内心感受被隐藏起来。此外，隐藏厌恶、抑制愤怒或者在打哈欠时管理面部表情，以提供良好的护理服务，也是表层行为的一部分。

深层行为（Deep acting）指重新解释某些情境的行为。它要求个体有意识地产生内在的想象。这涉及主动产生所期望的、认为正确和必要的情绪，同时抑制已感受到但不希望表现出来的情绪。这种方法需要个体运用意志力来唤醒特定的情感状态，从而在行为上表现出这些情感。例如，一个心情愉快的护理人员在进入一个垂危患者的房间之前，会想象曾经面对亲人临终时的感受。她会抑制自己的喜悦，将自己的态度调整至严肃且冷静。严格来说，这种做法属于对患者和对自己的一种"假扮"和"欺骗"（Overlander，1996）。类似的情况还包括演员在舞台上使用的表演技巧，比如在《罗密欧与朱丽叶》的死亡场景中真实地流泪。

自豪的姿态可以在心中转化为具体意象，与愉悦美好的感受联系在一起。您可以尝试运用以下"技巧"来实现：

- 勇敢一些，放松肩膀，感受臀部对您身体的支撑！
- 评价一下被这样"伟大"的结构所支撑的感觉如何？

• 当挺直脊背时，您的内心会浮现出哪些意象？（例如天梯、金色螺旋、莲花、火山喷发？）（Storch 等人，2017）

加布里埃莱·奥弗兰德指出，上述三种层面也同样适用于应对厌恶情绪。在自然行为上，人们会尝试控制和抑制与情感相关的生理反应。在表层行为中，人们会试图控制社交姿态和面部表情，做出转头、加快工作速度、离开房间等动作，以避免患者感受到自己的厌恶情绪。在深层行为中，人们会努力改变内心情感，压抑其厌恶感。同时，也会通过明确告诉自己"患者并没有'罪'，他们只是生病了"来抑制愤怒情绪的冲动。因此，在这里更重要的是培养同理心和理解能力。一个有效的方法是将自己的内心态度调整为"我在护理婴儿"，患者就像小孩子一样，他们无法自主控制身体功能（Overlander，1996）。护理人员应该明确认识到自己当前所处的情绪劳动层面，并判断自己的做法是否恰当。这通常需要一些与他人接触的经验，而初学者在护理培训的第一年很难完美做到这一点。

37.2 情绪劳动的其他练习

工作日记

您可以在工作日记里记录护理工作中遇到的不够顺利的情况，尽量详细写下细节和整个事件的背景。如果将情绪强度定为 0~10 分，您会为它打几分？是什么导致了这种情绪？这种情绪在后来有没有发生什么变化？当时，您的脑海中有什么想法？您的身体感受如何？这样的情况是何时结束的？

用词汇来表达情感

请您借助网络或词典，整理出一个专门表达情绪的形容词列表。随后，为每个词汇匹配上您在护理工作中遇到的情境。详细描述是什么让您感到愤怒、害怕或悲伤，以及是什么让您感到不适、恶心？

情感显微镜

您可以用"情感显微镜"来审视自己不同的情感状态：您何时感到自豪？何时感到镇定？您的自我效能感如何？对他人存在信任吗？在这些情况下，具体都发生了什么？然后，您可以着手对负面情绪展开研究，如恐惧、不安、不信任或羞耻等。

38 自我营销

在本书**第 30 章**，我们已经介绍了"雇主品牌"。现在，是时候来建立"**个人品牌**"了。

38.1 个人品牌

尝试将自己打造成一个"品牌"。这个"品牌"不仅展现着您的护理职业形象，还能够传递您的个人价值观和行事准则，而您的同事、患者及其家属也能够借此更加深入地了解您。

任务 58

　　您认为"护士"这个称呼对于培养职业自豪感能起到什么样的作用？

　　您对此称呼的看法如何？

能够成功打造出**个人品牌**的人，会被同事和患者看作是一个具备出众能力、丰富经验，拥有出色成就的人（Holzki，2019）。因此，我们建议您首先弄清楚自己与其他人的不同之处；随后，制订一个**长期战略**，逐步打造自己的个人品牌。其中当然也包括适时地向他人展现职业自豪感。与**战略**如影随形的是**战术**，这就涉及我们应如何在短期内开展具体行动：如果战略是"*我的目标是什么？*"，那么战术就是"*我怎么才能完成目标？*"——这就要求我们去关注应对日常工作需求的方式与方法。请您静下心来，思考以下问题：

（1）您的独特之处在哪里？

（2）相比他人，您更擅长哪些方面？

（3）您最享受从事哪些职业活动？

（4）您在患者、家属、同事、其他职业群体和学员中扮演着什么角色？

（5）您的独特标志是什么？

如果您的"个人品牌"能够了解目标群体（患者及其家属）的需求，与他们共情。那么他们会感到被理解，自然会听取您的建议。

（6）您的目标群体有哪些需求？

（7）在工作中，您如何才能够将这些需求放在中心位置？

个人品牌意味着您要勇于释放热情、展现自己的优势（Holzki，2019）。

任务 59

请您开展头脑风暴：花几天的时间，收集至少二十个您尚未表现出来的积极性格特征。您的护理对象可以从中得到什么？

一旦您确定了自己**特别擅长的领域**，您就需要开始考虑如何让他人知晓。拉德基（Radecki）曾在 2012 年提到："一个人的卓越特点可以被视作营销中的独特卖点。"您与同事有何不同之处？您的独特之处在哪？您的角色或身份代表着什么？请您记住：只有了解对方的需求，了解您在哪些方面能对其有所帮助时，您才能判断出您的"特长"对此人是否真正重要。接着，您可以整理并筛选对自身的描述，将属于同一概念的内容进行分类，这样您便可以提炼出个人擅长的领域作为**品牌核心价值**，如沟通、创造力、分析能力和直觉。最后一步，您需要将它们进一步浓缩和升华，以此准确定位**自己的**职业能力与职业愿景。

（8）您今天为目标群体中的哪些人提供了哪些服务？（这可能包括患者、家属、上级、同事、学员等，具体取决于您希望实现的目标。）

（9）您的目标群体认为您在哪些方面是专家？

（10）您与其他专家有何不同之处？

（11）在您的职业愿景中，您希望自己几年后处于什么位置（参考任务 9）？

（12）在一个月、半年或一年内，您认为自己可以实现什么目标？

（13）您目前处于什么位置？五年后和十年后您又希望自己处于什么位置呢？

您需要首先明确自己目前拥有的资源，然后再进行细致、积极的营销推广。

通过这种方式，护理人员往往能够在现有或新雇主处获得具有吸引力的职位。一个品牌之所以强大，通常都是得益于其所提供的卓越服务。打造个人品牌是长期坚持自己承诺的保证和体现，这能够让护理人员获得无穷的职业自豪感。

38.2　大家名作：电梯演讲

最后，无论您是否打算真正建立"个人品牌"，我们都想为您提供一个能够给人留下深刻印象的自我展示的方式。在英美地区，**"电梯演讲"**（Elevator-Pitch）是一种人们展示自己的方式。比如在乘坐电梯时，您与一位"重量级人物"相遇，这时候您可以通过"电梯演讲"，以自信的姿态展示自己作为专业护理人员的能力——任务 53 的视频就展示了这种情况。在管理领域中，电梯演讲常用于向高层介绍商业创意。在短暂的接触时间内，您需要让对方了解您的职责、信任您的个人能力并认同您的想法。在对话中，您需要真实地展示护理行业以及个人情况，对话的关键是激发对方好奇心，您可以简要提及您工作中的重要方面，以专业的方式介绍自己，并寻求对方对您所提想法和需求的建议与支持。弗兰茨·瓦格纳提出过这样的建议："*您应该以一种连斯维诺奥的养猪农都能理解的方式描述您的工作*"（Buresh 等人，2006）。根据不同场景，您进行"演讲"的时长也有所不同，通常分为以下三种情况：①短暂电梯行程，**持续不到一分钟**；②在咖啡厅等场所里，**持续几分钟**；③在散步或与他人深入交流时，**长时间进行介绍**。

在德语国家，当陌生人相遇时，他们的话题往往很快就会转向双方的职业。我们建议您不要以"我是一名专业的护理人员"这样的句子开头，而是采用上述方式，讲述一个简短的故事（根据上述三种情况分成不同时长的版本）。讲述内容应重点关注以下几点：

- 您具体做了哪些护理工作？
- 工作中您使用了哪些临床知识，做了哪些决定？
- 您选择这种做法的理由是什么？

请您以即兴的方式讲述您的故事（Buresh 等人，2006），并自豪地用第一人称"我"来讲述（而不是"我们"）。相信本书提供的各个工作日志和事例描述已经给予了您许多启发，这些护理工作细致且多样化。现在请您计划撰写**第一个令人信服的故事**。当然，它必须符合事实。在撰写过程中，您应注意体现故事的特点。听众通常不知道护理有多么复杂，因此您需要用事实和统计数据加以支撑。首先，您应将所有内容收集整理好，这个过程比较复杂，可能需要几天时间。之后，试着向同事和朋友讲述您的经历，您会发现每次讲述时都会对一些具体事实和情感有更加清晰的记忆。请保证故事的独特性，杜绝千篇一律——只有"奇怪"的事情才能在记忆中留下深刻印象。**情感**在这样的故事中发挥着至关重要的作用。当您找不到更多细节时，您便需要考虑如何将其构思成一个短小精悍的"电梯演讲"或紧凑的故事。如上所述，请您多多练习讲述这些故事，并在讲述过程中展现出您的情感，通过您的声音和肢体语言表达出您对护理工作的热忱、投入和奉献。对于这样的专业护理人员，人们往往会更加关注，绝不会冷漠对待，一笑了之。如果您能够充满热情地描述您的职业，您定将赢得公众的支持，并且使他们相信您是不可替代的专家（Buresh 等人，2006）。

布雷什和戈登还建议，要着重展示当护理人员**无法继续履行工作职责时**可能产生的后果（请参阅**小故事 39-1**）。

小故事 38-1

举个例子，普通人可能意识不到，活动不足会增加血栓形成的风险。而这种长期卧床导致的灾难性后遗症，能够夺去成千上万人的生命。护理专家则可以帮助患者预防下肢静脉血栓，并避免肺栓塞的发生。

这再次为外界提供了**清晰的证据**，即护理人员不仅拯救生命，还为降低康复成本做出了贡献。当然，为了保护个人隐私，您可以对故事中的数据、事实和姓名进行一定的更改，但其核心内容保持不变。

当您参加社交聚会或休闲活动时，我们希望您能多多介绍自己的职业，让更多的人了解专业护理。

但当您提出一个想法或建议，例如说服老板相信自己是某个职位的合适人选，或者说服公民加入某个护理集会或宣传活动时，**谈话最后的内容**就变得十分重要。理想情况下，谈话结束时双方可以达成具体协议，并确保后续会保持联系。在这种对话结束后，您可以总结一份谈话记录。如果您觉得这一切都太过浮夸，难以接受，那就想想马克·吐温（Marc Twain）的名言："一个拥有新想法的人在其想法真正实现之前，总是被认为是疯子。"

小贴士：薪资谈判

刚刚步入职业生涯的人在进行第一次薪资谈判时需要很大的勇气。但若能提前做好准备，这个过程就会变得更加轻松。您可以参考互联网上对入职薪资的统计，或咨询在类似机构工作的朋友和同事。在谈判之前，您要尽可能多地了解有关该职位的信息，比如它具体提出了哪些要求，需要您完成哪些任务？专家建议，职场新人可以向多家机构投递简历，哪怕这些机构并非自己最心仪的岗位。他们可以尝试与这些机构沟通，如果他们被成功录用，那么他们便有了备选工作作为保障，由此可以在与其他雇主的谈判中更有底气地争取更高的薪资（Jung 等人，2019）。

同时，转正后增加薪资的相关约定也应在白纸黑字的合同中呈现，仅仅有口头承诺是不够的。专家同样建议，当您被问及**期望薪资**时，最好能够提供年收入的具体数字，并给出一个既不要太高，也不要太低的下限，以避免对方在不太了解护理行业的情况下对您的期望薪资产生误解。避免使用如*"希望""或许"*或*"本来"*等含糊词语，这会给人一种缺乏准备和没底气的印象。为了增加自信心，您可以事先与家人或朋友进行模拟对话，培养一种镇定的气势，利用肢体语言和语音语调展现您的"谈判能力"。

38.3　自由职业者和企业家

如果您对自身的工作条件感到非常不满，您可以考虑与志同道合的同事一起创业，或者自己创业。在德国护理协会和其他组织中，您可以找到各地区的护理企业家协会信息。目前，创业精神得到人们高度提倡，到处都有新的商业模式涌现，有兴趣的人应该仔细考虑是否愿意并能够承担这种创业风险。在此之前，我们建议您接受详细的税务和法律咨询。您也可以咨询您的职业协会、工会或独立指导教师，并充分利用各种网络资源。创业精神包括**创造性的灵感与能力**，例如精准识别护理市场的机会，找到新的服务理念并将其付诸实践。

2019 年夏季，德国最高法院的一项重要裁决剥夺了护理领域**兼职**护理人员的**自主地位**。根据该裁决，这些护理人员被认定为虚假自由职业者，或者至少被认定为"类似正式员工的自由职业者"，具体类别由社会保险机构评估。这与其他国家存在很大的差异。实质上，这个问题的核心在于究竟由谁来确定护理需求，换句话说，是谁对护理人员做出工作指示。我们认为，这应**由患者**而不是医院或养老院等雇主决定。然而，法院却认为雇佣护理人员的机构是护理服务的委托人。这一解释完全颠覆了我们对护理的理解！事实是，即使护理人员并不是自由职业者，他们也会**与患者**见面，分析护理需求，并与患者或其家属密切协商、制订个性化的护理方案并在实践中反复检查改进。没有任何雇主告诉我们要为每个患者做什么。举个例子：类似的情况也适用于律师（通常是自由职业者）与他们客户之间的关系。只有当客户在交谈中表达了提起诉讼的意愿时，律师才会采取行动。即使多个律师组成了共同事务所并雇佣了自己的律师，每个律师仍然会按照客户的要求行事，而不是听共同事务所的指示。这表明，护理人员还需要向法官们进行大量的游说和宣传工作，因为很多人错误地认为护理人员只是在执行他人的命令。

在与卡斯滕·赫尔梅斯讨论这一章节的内容时，我们一致认为，一些护理人员可以选择联合起来，将一些同事以所谓的**"劳务派遣"**的方式派出，就可以避免被称为"虚假的自由职业者"。这些同事仍按照之前自由职业者的方式工作，但在薪酬和排班方面享有明显的优势。相比于"固定员工",他们可以自行选择工作时间,而且通常不参与例行工作。因此,固定团队必须承担剩余的工作。这可能会对员工之间的和谐氛围产生不利影响。如今,"劳务派遣"现象越来越普遍,特别是在照料老年人的护理工作中。

当您成为企业家时,您可能会开发全新的护理模式,比如在非传统场所提供护理服务——农场上的"护理农业"(请参阅第6.4节),或者在海滩上提供"沙滩护理"(Quernheim, 2018),又或者开发尚未存在的创新护理服务。

一项名为"Buurtzorg"的项目提出了一种新的居家护理概念。过去十年里,该项目在荷兰(以及美国、瑞典、中国、英国和日本)逐步建立起来。Buurtzorg在德语中意味着"邻里互助"。此概念格外重视专业护理人员的自主权,强调他们能够自主决定自己的工作日程。而概念中提出的"自我效能"一词让护理人员在处理事务时有了更多的自主掌控权。他们可以自主简化一些流程,比如在结算时,这遵循的是"保持小规模,保持简单"的原则。弗雷德里克·拉卢(Frederic Laloux, 2016)被认为是上述新形式的先驱者。除此之外,他也提出了其他许多意义深远的概念。目前在荷兰,"Buurtzorg"团队拥有超过一万名员工,已经为超过九万名患者提供护理服务。在德国,这个概念目前处于为期三年的模型项目阶段,并受到明斯特应用技术大学和奥斯纳布吕克大学的学术支持。

对于专业护理人员来说,**合作社模式**似乎也是一个有趣的选择,它可以简化准入和行政手续。这种模式放弃了僵化的规定,推崇扁平化的层级结构。由于居家护理正处于变革之中,这种被认为是经济实惠的护理合作社——类似于德国的医生合作社,为护理人员求职提供了一种可行的替代方案。

最后,我们也不能忽略一个问题:是什么让护理人员选择自由职业或者临时工作?自由职业者通常是为了自由放弃稳定。那么,是恶劣的工作条件、不可靠的工作安排、不遵守协议以及对时间和行动自主权的渴望导致了这种选择吗?这种发展表明,我们需要倾听护理人员的声音,需要对其工作时间和休闲时间的需求做出回应,尤其是医院管理层、护理部门领导和直接上级需要对员工表示必要的赞赏。如今,仍有不少领导认为,有足够多"任劳任怨的仆人"会随时出现。

在人手不足的时候，他们会通过人力资源代理机构租用员工。显然，对于企业来说，从其他公司借用员工比自己出钱改善工作条件更能节省成本。在当下社会，劳务派遣、人力租赁或临时工作等形式遍地开花，愿意在这些岗位辛劳付出的护理人员也大有人在……种种现象表明：并非护理职业本身让人望而却步。这一切都是给管理者和领导者的明确信号：必须行动起来了，必须为护理人员创造更好的工作条件。

39 保持距离，保护自己

要想在护理领域取得成功并长久发展，我们还需要学会"保持距离"。众所周知，从每天换上工作服的那一刻起，我们就脱离了私人生活；而工作结束后，留在办公室的不仅是工作服，实际上还有每天上班时的情绪与经历。如果一个人总是在休闲时间过度沉浸于工作，那他将很快失去工作的动力。当您在工作中遇到不符合法律规定、职业准则等类似的事情，请务必勇敢地发声；如果您感到工作已经超负荷，或因人员配置不当而无法继续工作时，也请勇敢地说"不"。大部分曾患有职业倦怠综合症的护理人员，在康复期间都学会了简单明了地表达拒绝——没错，拒绝不需要任何理由。他们事后描述，相比于讨好的回应，**明确的拒绝**反而会赢得**更多的尊重**（Dogs 等人，2017）。

39.1 穿上"心理防护服"

在高强度的工作期间，您可以像穿上一件潜水服一样，为自己的内心裹上一层心理防护服。这套"防护服"可以将您与他人的负面情绪和外界的混乱隔离开来，也可以防止压力侵入您的内心深处。特别是在极其高压的情况下，您应该尝试保持一种友善的观察态度。在意识到自己出现某种思想和感受时，最重要的是不要对它们进行评判，也不要强行对所观察到的事物产生认同——您有权决定如何解读、评估和体验所感知到的环境。工作过程中，每个人都会遇到不同的问题。因此，您不必在乎外界的看法，可以自行选择将日常工作视为一项积极的挑战或是不友好的威胁；也可以将"与棘手的患者或同事相处"视为难题或工作中的必要经历（Quernheim，2018b）。

您可以撰写并提交风险举报书，寻求您所属的行业协会、工会、商会的帮助。如果您发现自己的个人价值观与雇主的理念不再一致，那么，是时候考虑换一份工作了。也许在另一家雇主那里，您能够更轻松和愉快地从事这份工作。

39.2　自我保护

生活不仅仅是由工作组成的。您不妨去参观一次展览，愉快地欣赏艺术作品或画作，沉浸在小说中，或者静静地去某处散步——当然，散步不是为了在健身App 上获取更多积分，而是为了走进大自然，呼吸新鲜空气，放松思绪。请善待您的大脑：多重任务、烦恼、压力或失眠等都不利于大脑健康。但也请注意，我们不能让大脑始终处于低负荷状态，因为大脑是身体中唯一一个"越使用，越强大"的器官（Dogs 等人，2017）。

在"维滕工具"这一沟通方法中，自我保护被视为最受欢迎的主题之一，同时也被认为是一种重要的自我护理方式。该方法鼓励人们积极寻找"能量场所"，以恢复精力。

改变——一直在路上

护理人员们，是时候做出改变了！有些人会以"我没有时间"为借口来拒绝改变。但我们认为这样的借口已不再有说服力，这些人或许应该坦率地承认："对我们来说，改变并不重要。"

如今，我们需要动员所有护理人员来唤起社会的关注与支持。因为我们民众的健康和幸福不能成为被妥协的对象！然而，作为一个职业群体，如何行动、在何处行动、未来是否继续行动，将完全取决于我们和您自己。

不要再自欺欺人了——在我们这个高度文明的国家，护理服务和成千上万人的健康安全正面临危机。如今，我们已经意识到了缺乏专业护理的后果，接下来，我们要做的只有为自己以及护理这一职业感到骄傲，并继续采取行动，将这一行业发展壮大。

第五部分参考文献（第 30—39 章）

Agnes-Karll-Gesellschaft für Gesundheitsbildung undPflegeforschung gGmbH.(2019). *Mein Beruf: Pflegen. Sammelband.* Verfügbar unter https: // www.dbfk.de/media/docs/download/ Allgemein/Mein-Beruf-Pflegen_2019-04-17_web.pdf.

Bos, M. & Cuddy, M.(2013). *iPosture: Die Größe elektronischer Verbrauchergeräte beeinflusst unser Verhalten*(Harvard Business School Arbeitspapier; 13: (097). Cambridge: Harvard University.

Dogs, C.P. & Poelchau, N.(2017). *Gefühle sind keine Krankheit. Warum wir sie brauchen und wie sie uns zufrieden machen*(3. Aufl.). Berlin: Ullstein.

Harmsen, T.(2004). *Die Konstruktion professioneller Identitätinder Sozialen Arbeit. Theoretische Grundlagen und empirische Befunde.* Heidelberg: Carl-Auer.

Hertlein, M.(2013). Raus aus dem Jammersumpf. *Die Schwester/DerPfleger*, 52(1), 50-52.

Hielscher, J.(2017).*Lobbyarbeit: Praxis, Regelnund Akteure-Politik mitgestalten.* Rheinbreitbach: NDV.

Hochschild, A.R.(2006). *Das gekaufte Herz. Die Kommerzialisierung der Gefühle.* Frankfurt am Main: Campus.

Holzki, L.(2019, 26. Januar). Sie sind ja'ne Marke. *Süddeutsche Zeitung*, Verfügbar unter.

Jung, S. & Krebs, P.(2019). *The essentials of contract negotiation.* Cham: Springer Nature Switzerland AG.

Kitz, V.(2017). *Feierabend-Warum manfürseinen Job nicht brennen muss*(2. Aufl.). Frankfurt am Main: Fischer.

Kreitzer, M.J. & Koithan, M.(2019). *Integrative nursing*(2nded.). New York: Oxford University Press.

Laloux, F.(2016). *Reinventing Organizations.* München: Verlag Franz Vahlen.

Lemper-Pychlau: M.(2015). *Erfolgsfaktor gesunder Stolz. Wie Sie Ihre Selbstzweifel loswerden und Ihr Leben genießen.* Wiesbaden: Springer Gabler.

Oster, D.(2018). *Ressourcenaktivierend pflegen. Das Zürcher Ressourcenmodell(ZRM) fürPflegefachpersonen.* Bern: Hogrefe.o.V.(2009). Fluchen gegen die Pein: Verbales „Abreagieren" macht unempfindlich gegenüber körperlichen Schmerzen. *Gehirn & Geist*, (10), 10. Verfügbar unter https: //www.spektrum.de/maga zin/fluchen-gegen-die-pein/1007388.

Overlander, G.(1996). *Die Last des Mitfühlens*: Aspekte der Gefühlsregulierung in sozialen Berufen am Beispiel der Krankenpflege(2. Aufl.). Frankfurt am Main: Mabuse Verlag.

Paulus, J.(2013). Wie Smartphones das Selbstbewusstsein schwächen. *Psychologie Heute*, 40(12), 13.

Peper, E., Harvey, R., Mason, L. & Lin, I.-M.(2018). Do better in math: how your body posture may change stereotype threat response. *NeuroRegulation*, 5(2), 67-74.

Quernheim, G.(2018a). *Und jetzt Sie*: *Selbst-und Zeitmanagement in Gesundheitsberufen*(2. Aufl.). Berlin: Springer.

Quernheim, G.(2018b). *Nicht ärgern-ändern*! *Gelassenheit statt Burnout*(2. Aufl.). Berlin: Springer.

Radecke, M.(2012). *Marke „Ich"*: *Selbstmarketing in Gesundheitsberufen*. Berlin: Springer.

Schlegel, C., Siefers, M., Engels, M., Beatty, I. & Delic, S.(2019). Vorbilder in der Pflege: Eine monokulturelle Angelegenheit? *PADUA*, 14(1), 61-63

Schnabel, U.(2018). *Zuversicht*: *Die Kraft der inneren Freiheit und warum sie heute wichtiger ist dennje*. München: Carl Blessing Verlag.

Schützendorf, E.(2010). *Werpflegt, muss sich pflegen. Belastungen in der Altenpflege meistern*(2. Aufl.). Wien: Springer.

Sheridan, C.(2020). *Achtsamkeit und Mitgefühl in der Pflege. Praxisbuch für achtsame und selbstmitfühlendePflegende*. Bern: Hogrefe.

Storch, M.(2016). *MachenSiedoch, was Sie wollen. Wie ein Strudelwurm den Weg zu Zufriedenheit und Freiheit zeigt*(2. Aufl.). Bern: Hogrefe.

Storch, M.(n.d.). Das Würmli muss mit ins Boot. *BiZE Report*, 2, 22-25. Verfügbar unter http: //ma jastorch.de/download/artikel/artikel_bizere port_20090201.pdf.

Storch, M., Cantieni, B., Hüther, G. & Tschacher, W.(2017). *Embodiment*: *Die Wechselwirkung von Körper und Psycheverstehen und nutzen*(3. Aufl.). Bern: Hogrefe.

40　结语

　　如果您喜欢本书，如果本书帮您理清了职业自豪感产生与发展之间的联系，如果您的问题借此得以解决，那么我们会感到非常荣幸。希望未来我们可以共同努力，让更多的人看到此书，了解并拥有职业自豪感！

　　我们也希望护理人员能够不断增强自身的职业自豪感。对此，我们的专业团队、公司、协会商会和各种机构也会采取多种行动，将培养职业自豪纳入职业学校和高等教育课程目标，列入团队会议议程以及进修培训活动中，确保更多的护理人员拥有职业自豪感，并将其根植于心。

41　留给后疫情时代的话

疫情时期的职业自豪感

"新型冠状病毒（COVID-19）"，是一种由 SARS-CoV-2 病毒引起的传染病，**主要对人体呼吸道产生影响**。2020 年 6 月的研究表明，该传染病通常通过飞沫或气溶胶传播，但也不排除接触传播。在护理疑似感染或确认感染新冠病毒的患者时，护理人员应穿戴好个人防护设备，包括防护服、防护手套、防护眼镜或至少必须佩戴密封贴合口鼻的口罩或呼吸面罩（标准 FFP2）。根据德国法律，如果被感染者在卫生部门工作，或因为其他工作活动有类似程度的感染风险，COVID-19 可被认定为职业病。

2020 年春，令人痛心的画面深深地烙印在公众的脑海中：意大利北部、西班牙、法国、美国、巴西等地的病房和急诊室人满为患。体育馆和冷藏集装箱内的卡车上装有无数棺材。许多市民产生了恐慌情绪，认为一旦生病就"必死无疑"，并担心在如今几乎没有空闲医院床位的情况下，无法获得任何帮助。此外，还有许多照片记录着护士们疲惫不堪却又充满自豪的面孔——一位同事由于连续戴了 16 个小时的口罩，她的脸上已经留下了口罩橡皮带的印记。

悲观的预测、连篇累牍的报道、特别节目和热点事件层出不穷。病毒学家成为政治访谈节目的常驻嘉宾。据预测，在最坏的情况下，仅德国就有超过 100 万人死于新冠病毒感染，医疗卫生系统崩溃的风险极高。封锁令已经下达，政府也**希望减少医院的压力，建议他们推迟常规选择性手术，以便为诊治新冠感染者保留更多的医疗资源**。

短期护理场所长时间供不应求。只有这时，许多人才能认识到，专业护理人员对整个家庭来说意味着什么。一些亲属为了照顾家人不得不请假或休无薪假。在这种情况下，许多民众及政治家开始逐渐认识到护理行业存在的重要性，也意识到一个能够正常运转的护理系统又能给社会带来多大的价值。然而，真正清醒的人还是太少。

疫情期间，不少人要求工业界制造更多的呼吸机，仿佛这机器能自动帮助重症患者康复，又好像生产这种高度复杂的设备像生产洗碗机一样简单。据说在亚马逊上，甚至也有人为了确保自身安全而试图订购呼吸机，并将其藏在家中成堆的卫生纸旁边。然而没有人知道，实际上是护理人员凭借丰富的专业知识保证了患者能够正常呼吸。

麻醉、重症监护和工商管理专业护士卡斯滕·赫尔梅斯（Carsten Hermes）说：通常情况下，医生负责给出治疗方案，再由经过专门培训的护理人员负责监测和管控。然而，仅仅依靠技术来实现患者最有效的通气是不可行的。好比您获得了一台非常好的新电脑，人们期望您能立即熟练使用、操作这台电脑——即使您知道 Excel 的功能是什么以及从哪里可以打开它，但是您能立即创建一个带有 vlookup 函数的数据透视表吗？

那么，如果有人能够在一旁解释呼吸机的使用方法，这样会有帮助吗？但在这个解释过程中其他人要做什么呢？这要看当下的实际操作情况。呼吸机只不过是一台电脑——再怎么复杂专业也只是一台电脑，它能够获得什么样的成果完全依赖于人的操作，而操作又取决于操作人的培训、经验以及自身能力。正如 1975 年拉文（Lawin）在《重症监护实践》（*Praxis der Intensivbehandlung*）一书中所写，**每次通气时都需要有接受过培训的专业护理人员在场。**

护理人员需要同时照看人和机器，保证患者身体行为、状态与已定参数相协调，并不断评估、调整呼吸状态、皮肤状态和生命体征。护理人员需要辨别异常情况，并将其报告给主治医生，同时充当医生的眼睛、耳朵，还要担负起早期预警的责任。

例如，在监测通气量时，您必须回答的问题是：

• 患者 30 岁，身高 185 cm，体重 80 kg，肺部健康，无既往病史，术后通气，体温正常：当吸入氧浓度百分比（FiO_2）为 30% 时，动脉血气分析中最大预期动脉血氧分压（PaO_2）是多少？另外，您还缺少哪些信息来进一步展开评估？

• 有创通气、插管患者，45 岁，无慢性阻塞性肺病，无既往病史，患有急性肺炎伴全身呼吸泵衰竭。设置呼气终末正压（Peep）为 5 mmHg，压力差（Delta P）为 28 mmHg，吸入氧浓度百分比（FiO_2）85%，呼吸频率 21，模式：双水平气道正压通气（Bi-PAP）/气道压力释放通气（APRV），吸气时间与呼气时间（Ⅰ∶E）比例正常，血气生化分析仪（BGA）显示饱和度为 88%，动脉血氧分压（PaO_2）为 65 mmHg，pH 值为 6.8，二氧化碳浓度为 38 mmHg……您首先会调整什么？为什么？是否需要调整患者的体位？如果需要，应如何调整？90° 可以吗？还是更倾向于 135° 或 180°？

即便是基础知识，也需要投入大量时间和精力。对于一个受过专业培训的护理人员来说，充分回答和解释每一个问题，可能只要三秒钟的反应时间，但需要消化一整个章节的知识。

想想这个情形：即使您能在游戏机上驾驶飞机，那么在现实生活中，您能操纵飞机起飞和降落吗？

疫情的影响

疫情期间，奥地利、瑞士和德国的医疗照护情况是怎样的？——急诊室门可罗雀，尤其是因小毛病就诊的患者明显减少，被诊断为重症（心脏病、脑出血或感染）、需要治疗和护理的患者也因为担心感染而尽量避免去医院或诊所。他们害怕被隔离，因为隔离期间不允许探视。著名麻醉师彼得·塞弗林（Peter Sefrin）的研究表明，疫情时期急诊医生的出诊次数减少了 30%。他将此称为"附带损害"，并将其描述为旧时代的重现——经过了多年努力，我们的社会才逐渐意识到，只要出现麻痹、语言障碍或心脏不舒服等轻微症状，就应该拨打急救电话（Blech 等人，2020）。但如今，一切又回到了原点。

国外令人震惊的数据和图片也通过网络涌入了我们的视野。在过去一年里，在对即将到来的疫情一无所知的情况下，本书中的一项任务练习，如今成了苦涩的现实。

任务 60

如果明天早上所有护理人员都待在家里，将会如何？您所在的机构会发生什么？

来自西班牙和加拿大的报告同样显示出疫情带来的致命后果。由于缺乏足够的保护措施，许多护理人员生病或无法到岗，这使疗养院中的数十名居民因饥饿、重度脱水或并发症而死亡——患者并非因病去世，实际上，他们是因缺乏护理而死亡！

据国际护士理事会（ICN）称，全球感染新冠病毒的医务人员和护理人员已接近10万人，超过260人死于病毒感染。在一些国家，10%乃至更多的感染者来自护理部门。进一步的报道也引起了人们的不安：来自墨西哥的护士艾琳·萨尔加多（Aline Salgado）表达了身为护理人员的恐慌，他们担心在工作中感染新冠病毒并将这种疾病传染给家人；同时她也提到，自疫情蔓延以来他们受到不少来自公众的敌意，多地的护理人员会在街上遭到"歧视"，因为一些市民认为他们是病毒携带者。

另外，由于设备短缺、床位紧张，医生和护理人员必须决定对哪些患者优先进行人工通气，以及哪些患者暂时不能入院。因此，这也导致医院常会发生一些惊人的戏剧性事件。幸运的是，德语国家没有发生这样的"灾难"，因为我们已经做好了充分的准备。

对护理人员的影响

疫情对我们的专业人员造成了严重影响。护理人员不得不应对严格的探视禁令，并在缺乏保护政策的情况下自行采取保护措施。他们只能随机应变，或临时制作非专业的"口罩"应急。多地召回一些已经不在此行业工作或者已经退休的护理人员，使他们重新回到岗位一线。由于禁止探视，许多患者感到孤独难耐，这给护理人员和其他专业团队成员带来了压力——他们不仅要面临人手不足的困境，还要对许多寂寞的住院病患进行社会心理护理，有时甚至还得忍受行政部门或管理部门的官僚作风。当然，管理层也有一些人试图在这方面做出努力，捍卫护理人员的权利和部分被忽视的人权。

然而，一些疗养院和诊所逐渐变成没有家人和朋友陪伴的孤独死亡之地。疫情防控措施也改变了"告别文化"。患者需要穿戴全套防护装备、佩戴口罩，单独待在用有机玻璃制成的防护罩里。为防止接触感染，患者通常不能与他人握手，还需要避免不必要的皮肤接触。在医疗、护理领域任职的父母必须留在工作单位，避免与外界接触，而他们的子女只能独自在家生活。尽管学校或日托中心提供紧急照看服务，但始终不像父母那样周到。

疫情时期的教育

一切都发生在了"护士年（2020 年）"：在德国，护理培训本应在春季开始，或者许多地方在春季前就已经开始。但如今部分培训、进修和深造停滞不前。由于不允许线下教学，许多没有任何理论基础的护理新人在 4 月 1 日（这不是愚人节玩笑）就被直接派往护理岗位开展为期数周的实习。这些学员上岗太早，并且缺乏管理与监督，因此存在着在工作中试错的潜在危险。德路德（Drude）强调，在这样的特殊时期，护理培训必须明确教学任务，对学员进行合理指导。

目前，只有少数护理学校和高校从一开始就实现了数字化，并提供线上"家庭学校"、学习平台和"零感染"在线研讨会等多种多样的培训类型。在一些科室中，尽管许多同事声称自己有时间，但仍有许多人拒绝开展培训。不过，一些实习导师利用现有学生的自由时间，成功组织了几次小组辅导；还有一些机构创造了新的培训方法：教师可以通过互联网与学员保持联系，定期沟通学习进度。然而在这种情况下，网络条件较差的学生只能被落下。据德路德称，许多护理学校的申请人数减少了。一些学校，例如福音派健康专业教育中心（EBZ）及其位于斯图加特和周边地区的附属机构，首次决定给予新学员三周的假期。在其他地方，实习导师目前只能通过 Zoom、Teams 或 Skype 与学员进行线上初步谈话，计划已久的进修和深造活动被取消。

通过短期培训，护理人员能够学会如何照护使用呼吸机的患者。在这方面，我们的护理人员已经做好了充分的准备。而且幸运的是，我们德国、瑞士、奥地利三个国家的情况还算顺利，目前尚未出现抢占医院床位的情况。

尊重护理人员

正如本书上述章节所述，我们的社会缺乏对护理的认可，而这种不认可有时会导致人们对护理人员做出粗暴、缺乏尊重的评价。那么在疫情时期这一情况发生变化了吗？答案是发生了，社会比以前更了解我们了，但这远远不够。例如，为了让德甲联赛重新启动并运行，球员必须每天接受核酸检测。但人们几乎都忽略了一个事实，即医疗保健系统中的护士也需要接受检测，因为他们每天工作在一线，由于缺乏防护设备而面临感染病毒的风险。好在仅仅几周后，德国就通过了一项法律，规定扩大核酸检测范围。无论检测结果如何，医疗保险公司都将承担费用。几个星期以来，护理协会、职业协会和医生工会马尔堡联盟一直在要求对医护人员进行冠状病毒检测，其频率要比春季高得多。

与此同时我们可以看到，一些新闻媒体代表对护理的认知仍有偏差。在一次电视直播的医院新闻发布会上，主治医生首先就当前情况进行了表态。当他结束发言并把话筒递给护理部主任时，话筒声音却消失了。护理人员是与确诊病例接触最频繁的一个群体，而护理主任即便作为这个专业团体的负责人，他们的发言对于电视制作人来说似乎也并不重要。

除了德国内科重症监护和急诊医学协会（DGIIN）的声明，德国护理科学学会也对疫情时期仍然盛行的传统角色模式提出了批评。疫情期间，护理科学专业知识并没有被用于制订抗感染计划。减少重症监护室的最低工作人员数量也令许多人感到恼火。一些诊所及护理部门领导借这种情况，像以前一样再次加重了员工的工作负担。——面对这种情况，如果我们能作为一个专业团体团结起来，一起与我们的管理层争论，情况或许会有所改观。2020年4月7日，德国颁布了《工作时间法》修正案。现在，允许护理人员每次连续工作12小时，每周工作60小时。而所有这一切都是在疫情保护措施非常有限的情况下发生的。

成千上万封寄给编辑的信、打给电视台和广播电台的电话本可以告诉人们，如今几乎没有任何保护措施，而且一些护理人员也因为担心自己的家人受到致命感染而请病假。可这些信件与电话都去哪儿了？在春季，人们重新对"第三帝国"的做法——即强制招募每一位曾接受过培训的护理人员进行了讨论，一个联邦州甚至提出了立法倡议。后根据基本法第12条第2款："不得强迫任何人从事任何特定工作，除非是适用于所有人的传统义务或一般公共义务"以及多次讨论考虑，人们最终没有实行这一措施。

如今，医院重新开始运营，整体运作恢复正常——但减少劳动保护措施和人员配备的法规尚未撤销。因此，德国护理协会（DBfK）呼吁恢复疫情前的最低人员配备以及雇主的证明义务，包括提供相应证明的义务。

跨党派政治家们要求，护理人员必须获得适当的津贴。比如疗养院中的护理人员就已经获得了免税的新冠津贴，而这确实是一种尊重的表现，但为什么没人考虑到医疗部门的同事呢？如此看来，这种感谢不免带有一丝苦涩的味道——尽管有关提高护理职业整体薪酬的美言和保证十分动听，但当具体涉及谁来承担这个费用时，人们却开始逃避责任。

不过在疫情危机后，也有一些护理部门领导为了表达对员工的尊重，租下整个汽车影院为其提供消遣娱乐。同时我们很欣慰地看到，在英国街头艺术家班克斯（Banksy）的作品中，一个小男孩高举着护士娃娃——她既是主角，又是英雄；或者许多国家成千上万的人们在阳台上唱歌、鼓掌，表达对护理人员的赞赏。自那以后，护理工作在媒体中的形象变得更加积极正面。

2020 年 4 月 18 日，由 Lady Gaga 组织和策划的疫情慈善演唱会"同一个世界：团结在家"（One World：Together At Home）在全球多平台直播。在长达六个小时的演出里，艺术家们多次明确提到护理人员的重要性，并真诚地表达了对他们的感激之情。保罗·麦卡特尼（Paul McCartney）后来自豪地说，他已故的母亲玛丽（Mary）启发他创作了歌曲 *Let it be*。她是一名护士和助产士，也是他家的主要经济支柱。

最后，我们还要补充一部来自法国的纪录片——《每时每刻》（*Zu jeder Zeit*），它明显提升了从业人员的职业自豪感。

总结

在抗击疫情的过程中，护理人员面对着哪些危险，又面临着哪些机遇？我们又可以从中吸取哪些教训？没错，同其他职业一样，护理人员十分重要，护理工作也是如此！但遗憾的是，仍然有许多人认为护理人员并非高素质的职业群体。尽管他们承认护理有存在的必要，但他们把护理人员与清洁工或包裹投递员等"工人"视作同类，认为护理人员低人一等。这一点还表现在，人们始终对与患者直接接触的护理人员缺乏尊重。疫情期间，这些护理人员都没有足够的防护服和口罩，并总是被诸如"不要大惊小怪——做好你的工作"之类的话搪塞过去。在这方面，他们本应受到更好的待遇。

在整本书中，我们始终在强调护理职业的重要性。然而，正如一句"格言"所说："医生查房，护理人员铺床"——护理的重要性在实践中仍旧没有得到充分体现。

在如今的后疫情时代，全球护理人员严重短缺的问题已显而易见。到2030年，全球将需要600万名护理人员，护理专业毕业生人数必须每年增加8%才能满足未来的需求。那么，如何才能做到这一点呢？

这里给出了明确的答案：只有护理工作条件最终得到改善，护理人员短缺问题才能逐渐得到缓解。看看护理的受欢迎程度吧，如此多的国家需要甚至已经在招募专业护理人员——这足以让我们感到自豪！我们护理人员是这个世界上极其宝贵的财富，自信起来吧，请充分感受自身的价值！如果我们发现自己的工作有价值、有吸引力，那么我们展现出来的积极姿态就有可能对其他年轻人产生影响。当然，对自身职业的认可也可能与所得薪酬有关，但其实更多的是工作内容与经验——对我们来说，任何工作内容都是宝藏！

后记，2020年6月

参考文献

Blech, J., Bruhns, A., Elger, K. & Feldenkirchen, M.(2020). *Das Sterben der anderen*. DER SPIEGEL 2020(24), 26-32.

Drude, C.(2020). *Pflegeausbildung in der Pandemie*. Die Schwester/DerPfleger. 59(6), 8-12.

附　录

给领导、教师、实习导师的指南

尊敬的领导、教师、实习导师们：

正如您所知，本书面向护理学员、护理专业大学生和专业护理人员。然而，我们需要您的专业知识和帮助，以促使"提升护理职业自豪感"这一目标的实现。为了达到此目标，我们也会尽我们最大的努力。为此，我们强烈建议在护理培训、高校学习、实习指导和团队领导中广泛使用这本书，或者说这本"激励手册"。我们希望这本书能帮助您有针对性地设计自己的课程，使有关职业自豪感的内容贯穿始终，以此培养更多学员、大学生或专业护理人员的职业自豪感。

通过本书中穿插的各项任务，学习者不仅可以逐步建立提升职业自豪感所需的能力，也可以借助这些任务在团队和实践指导中培养相关的态度。下面是我们为书中 62 个任务准备的一个表格。通过这个表格，教师和领导们可以快速了解每个任务的类型以及如何将其融入教学或实际的工作场所中。考虑到德国的教学特点，我们参考了最新的教学大纲。而在奥地利和瑞士，人们也摒弃了以学科为导向的教学方法，更加注重案例导向和不同主题的学习。

培养职业自豪感与个人性格有关，也与个人能力息息相关。因此，德国的课程大纲旨在培养学员的批判性个性和身份认同感。通过所谓的"矛盾任务"，例如任务编号 1、4、7、10、13、20 和 26，我们可以确定教育目标。这些矛盾可以分为学员和从业人员自身的矛盾以及机构层面的矛盾，它们都是真实出现在护理工作中的矛盾。

通过解决这些任务，我们可以让学习者和团队意识到这些实际存在的矛盾，并不断寻找更合适的思考方式和解决办法。除书中这些任务外，您还可以为学习者们布置其他的学习或工作任务，并将其融入理论和实践教学，或实际的工作场所中。

学习者们可以通过个人作业（EA）、两人合作（PA）、小组合作（GA）或班级讨论（PL）的方式完成任务。同一个任务中，也可以使用多种方式。您可以在相关网站上免费下载以下表格并将其打印出来，通过任务编号和页码找到相应的任务，再进行标注——"PAL"表示这个任务可以整合到实践指导中；"Team"表示该任务对促进团队发展有所帮助，可以尝试在团队会议中使用……虽然还有许多任务能够与这些分类相匹配，但为了更清晰明了，我们只标注了重点任务。

示例

任务 2 既适合以个人作业（EA）或两人合作（PA）的方式完成，也适合在问题导向学习（POL）的框架下来完成。而任务 3 则适用于课堂学习，或者由领导人员在实习指导、团队会议中引导大家讨论。

表 1　任务清单

序号	主题	页码	任务类别	任务开展方式	实践指导	团队
1	职业选择		反思任务	EA		
2	了解知名护理人员		调查任务	EA, PA		
3	探讨纪念护理界名人的方案		项目计划，团队任务	PL	×	×
4	探讨当代重要护理人员		反思任务	EA, GA, PL		
5	影视作品中的护理		调查任务	EA, GA		×
6	职业自豪感的各个方面		思考任务	EA		
7	比较护理工作与"低价值工作"		调查任务，思考任务	EA		
8	了解护理部门缺失的原因		反思任务	EA		
9	五年计划		反思任务	EA		×
10	暖心时刻		调查任务	EA	×	×

续表

序号	主题	页码	任务类别	任务开展方式	实践指导	团队
11	手术室医生助理和诊所护士在工作内容上的差别		反思任务,调查任务	EA	×	
12	同事或同学的"关怀"行为		调查任务	EA, PL	×	×
13	关怀行为或舒适护理		反思任务	EA, PL	×	×
14	护理是否是一种荣幸		思考任务	EA	×	×
15	"pflegen(维护、护理)"一词在非职业领域的含义		反思任务	EA, GA, PL		
16	感到愉快的工作情境		反思任务	EA		
17	进修政策分类		调查任务	EA		×
18	家庭健康护理的发展		调查任务	EA, GA		
19	职业自豪感的表达(学校)		思考任务	EA, GA		
20	产生认可危机的原因		思考任务	EA, GA		
21	其他国家对护理行业的描述		调查任务	EA, GA		
22	其他与护理职业相关的领域		调查任务	EA, GA	×	×
23	庆祝通过护理考试的方式		项目	EA, GA		
24	调查护理机构提供的员工服务		调查任务	EA, GA	×	×
25	护理工作内容饼状图		调查任务	EA, GA	×	×
26	"毕业"一词是否具有挑衅性?		思考任务	EA, GA, PL		×

序号	主题	页码	任务类别	任务开展方式	实践指导	团队
27	《国际护士理事会护士职业道德准则》中的哪一条最有意义？		调查任务	EA	×	×
28	护理职业称号		调查任务	EA, GA, PL		
29	编写护理情境并描述所需专业技能		项目	EA, GA	×	×
30	成为护理界"网红"		项目	EA, GA		
31	护理宣言与护理技能的相关性		反思任务	EA, GA	×	×
32	护理主题视频观后感		反思任务	EA, GA		
33	从职业咨询中心了解护理职业		调查任务	EA		
34	童话故事中的团结精神与护理工作的关联性		思考任务	EA, GA, PL	×	×
35	撰写一篇报道		项目	GA, PL		
36	进行病例讨论		项目	EA	×	×
37	赞扬团队成员		个人实践练习	EA	×	×
38	与当地政治人士的交流		调查任务，项目	EA, GA		
39	对护理专家担任卫生部长有何想法		思考任务	EA, GA		×
40	医生具有职业自豪感的原因		思考任务	EA, GA	×	×
41	机构内部的公关工作		项目	EA, GA, PL	×	×

续表

序号	主题	页码	任务类别	任务开展方式	实践指导	团队
42	计划开展具有公众影响力的活动		项目	EA，GA，PL	×	×
43	若护理人员集体缺勤会发生什么？		思考任务	EA，GA	×	×
44	家庭中的护理人员		调查任务	EA，GA，PL		×
45	"自我"概念		调查任务	EA		
46	"我"在工作中的积极表现		反思任务	EA	×	
47	优秀护理人员的思维和工作方式		调查任务	EA，GA		
48	团队中的护理		调查任务	EA，GA	×	×
49	"我"擅长什么？		调查任务	EA		
50	浏览护理协会的网站		调查任务	EA		×
51	创建"作品集"		项目	EA，GA	×	×
52	加深对苏黎世资源模型的理解		调查任务，反思任务	EA		
53	分析电梯演讲（1）		调查任务，反思任务	EA，GA		
54	您认识的护理人员表现如何？		反思任务	EA	×	
55	具身认知		个人实践练习	EA		
56	练习充满自信的身体姿态		个人实践练习	EA		
57	就座和站立时的自豪肢体语言		个人实践练习	EA，GA	×	×

续表

序号	主题	页码	任务类别	任务开展方式	实践指导	团队
58	分析电梯演讲（2）		调查任务，反思任务	EA，GA		
59	设计名片		项目	EA，GA		
60	对护理人员的称呼		思考任务	EA，GA		×
61	积极性格特点		反思任务	EA，GA	×	×
62	护理职业大使		项目	EA，GA		×

最后，我们还想为您提供进一步的行动建议，在这里，我们将其分为理论和实践教学、实践指导和团队发展建议。

对理论和实践教学的建议

职业自豪感实际上也是一种实打实的情感，它们往往不是通过思考产生，而是通过身体感受。因此我们建议，您可以在课堂上展示类似电视剧《夏利特医院》里面的片段，并将其与阿格内斯·卡尔这样的早期"自由护士"联系起来。过去，这些"自由护士"常被护士学校的成员侮辱为妓女——如今，这种"偏见"会在学生群体中引发何种情绪与讨论呢？

有时候，在职业教育课程中，学生们往往没有足够的机会去深入思考和探索个人情感，这可能会阻碍他们明确自我认知和职业发展方向。我们可以将这些情感作为课堂或小组活动的主题，并对其展开讨论，借此帮助学生们认清自己的需求，回顾和反思过去的经历等。教师们也应该与学生一起开展项目活动，例如通过采访和提问来深入探讨有关尊重与自豪的主题内容。

在正式的工作实践前，通过阅读工作日志，学生可以了解到职业生活的一小部分情况。通过这种方式，学生能够在真正实践之前对工作环境有所了解，书中的学习任务也可以对他们产生帮助。在课堂上消化和吸收所学之后，学生还可以根据工作日志完成具体的观察任务（见下方示例）。同样，**在实践结束后**，学生也可以通过记录下来的工作事例和工作日志更深入地反思和处理工作经验。

示例

完成任务 X、Y 和 Z，将您的结果记录在学习日志中，并在第二天上课时把它带到课堂上。

除此之外，我们建议学校采取一系列有关措施，来锻炼学生的肢体语言表达。除了提供赛弥·莫尔肖（Samy Molcho）有关肢体语言交流的经典作品外，还可以引入其他方法或模型来丰富肢体语言、体态等的练习。对此，我们还准备了专门的在线学习模块。

书中多次提到的倡导原则（Advocacy）是基于《护理培训条例附表 1》中的人权和伦理准则确立的。学生们应该认识到，尊重照护对象的自主权，即让他们能够自主决定和掌握自己的生活方式，是在护理工作过程中需要遵循的重要原则之一，我们理应支持护理对象自主规划生活。

我们鼓励教师与学生一起为学校的设施命名，尤其可以尝试用著名护理专家的名字进行命名。此外，我们还建议在固定教室上课时对教室进行"装饰"，尝试设立一个展示职业自豪感的图书角，提供本书推荐的与护理人物相关的书籍，特别是布雷什和戈登的著作；此外，还可以在教室中准备几个空盒子，以便存放与职业认同相关的材料、工具。

我们建议使用三脚架和摄像机来记录学生的肢体语言、面部表情和手势等表现，以便对其进行修正与指导。课程教师或学校的领导者可以与学生一起参与各种竞赛活动，进一步促进他们的个人发展。此外，还可以鼓励学生围绕"职业自豪感"这一主题撰写学士学位论文，或作为考试时的相关话题使用。

在实践指导中，当学生遇到问题时，教师可以有针对性地为其提供指导和帮助。培养反思性思维不仅是护理中的基本原则之一，也对提升职业自豪感至关重要。此外，还可以尝试在实际工作场所中展开辅导式学习。例如在实践指导中，教师们可以鼓励学生进行同行咨询或参与跨专业的病例讨论，并为其提供相应帮助。为了培养学生的职业自豪感，请您与教师团队一起探讨如何在理论、实践和其他场所中灵活运用教学内容。此外，您还可以收集其他**独特的**想法，进一步为我们美好职业与学校的发展添砖加瓦，提升我们的职业自豪感。

对于实习导师的建议

在培训的最初阶段，学生们会以护理对象及其亲属为参考，反思自己的工作，逐渐形成对专业护理的自我认知。此时，学生往往会感受到满足患者护理需求和标准化规范之间的矛盾，这要求学生要具备妥善处理此类矛盾的能力。在实践指导中，学生往往没有足够的时间和空间来有意识地处理个人情感，这可能会阻碍他们的自我认知过程。因此，实习导师需要注意与学生展开对话交流，以便更容易地识别他们的需求，帮助他们获得经验。这种对话可以在一对一或多人小组的环境中展开。

大多数实习导师作为团队的固定成员，可以帮助学生了解团队发展过程，并帮助他们找到自己的角色定位。导师们可以根据日常工作的情况，将自身经验带入指导过程中。学生们意识到自己欠缺某些方面的知识时，比如不知道如何为工作中的事件设置优先级，便可以求助实习导师，通过其指导来获得帮助。

与知识和技能不同，一个人的情感态度很难被观察、评估或明显改变，因此培养学生的职业自豪感是一件十分具有挑战性的事情。

对于领导者和团队负责人的建议

如果您希望团队成员在工作中能够培养并展现更多的职业自豪感，您可以以身作则，树立榜样，并将此内容作为下次会议的核心议题，与团队成员共同探讨如何增强自己的职业自豪感。此外，我们应该如何进行护理？我们的角色定位是什么？我们如何提升自己的能力？在上述问题中，职业道德和职业法律责任也是非常重要的考量因素。通过不断地更新认知与反思，您可以引导团队成员培养批判性思维、提升身份认同感，并促进个人发展。

我们绝不能只把这本书作为课堂教学的"零星点缀"，相反，我们认为应该将其作为教学与培训过程中的常驻内容。本书内容丰富，可以为教学实践提供许多启发。我们希望您能与同事们一起讨论，如何将该书应用在理论与实践教学中。此外，如上文所述，还请您积极收集更多关于培养自豪感的创新想法，这些想法对于我们的职业未来和您学校的发展都非常重要。

我出生于 1952 年，13 岁开始在多特蒙德市政诊所参与志愿服务。小学毕业时我的成绩优异，母亲又是一名护士，所以我没考虑其他职业选择，便直接在母亲的雇主那里开始了我的护士生涯。1963 年，父亲突然去世，母亲上夜班，我便担起了每晚照顾两个残疾弟弟妹妹的重任。我经常在深夜弟弟妹妹熟睡后去对面的诊所探望工作中的母亲，她对患者的付出给我留下了深刻的印象。1969 年，我开始接受护理培训，当时医学仍占主导地位，但我已下定决心要为护理这一重要职业做点什么。培训考试结束后，我在创伤外科的重

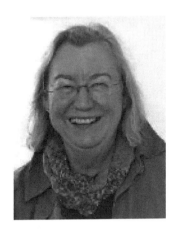

安格莉卡·策格林

症监护室工作了两年，那是一段时刻把握着生命和时间脉搏的经历。在培训期间，我嫁给了我的初恋赫尔穆特（Helmut）。他患有癌症，而我不想放弃他——尽管坎坷，但我们的美好婚姻还是持续了二十年。其间我们都在不断学习，我先去了实科夜校，后来又去了文法夜校——由于对知识的渴求，我们在每周工作 44 小时的情况下也顺利完成了学业。

1974 年，我作为一名"助教"进入护理学校。我一直很喜欢教学工作，并且在这份工作上付出了将近二十年，对很多新护士产生了深远影响。在这期间，我接受了一年的进修培训，成了一名"教学护士"兼护士长。1977 年，我的母亲在一次工作事故中死于青霉素过敏性休克；1979 年，我迎来了女儿的出生；12 年后，我的丈夫去世。我不得不赚钱养活自己和孩子。通过高级中学毕业考试后，我在一边全职工作一边在哈根远程大学学习教育学，12 年后，我提交了关于"重新融入护理行业"的硕士论文。我真的很喜欢护理培训老师这份工作，至今我仍然与以前的学生保持联系。而当优秀的学生因为工作环境等原因离开护理行业，转去大学学习其他专业（如社会教育学）或从事其他工作时，我都感到十分痛心。

在护理学校学习近 20 年后，我转到了德国护理协会下属的埃森教育中心，并在那里负责组织和管理护理培训与进修课程。我很早就开始涉足政治，曾在

北莱茵 - 威斯特法伦州委员会任职，并加入了护理研究发展小组。我非常重视护理人员的学术化，除日常工作外，我们小组还与莎宾娜·巴托洛梅切克（Sabine Bartholomeyczik）、莫妮卡·克罗温克尔（Monika Krohwinkel）一起，在下班后开会研究改善患者状况的方法和推动护理行业发展的途径。经过不懈努力，我们获得了成功，也取得了多项积极成果。

旅行对我来说是一种工作与生活的平衡；与克里斯蒂·贝恩斯坦的友谊也一再激励着我。1995 年，当她前往维滕 / 黑尔德克大学时，我几乎是理所当然地跟随她的脚步，帮助一个小团队共同建立了第一个护理学本科课程，并在那里一直工作到 2015 年退休。在此期间，我对专业领域的重点内容进行了深入研究，包括语言与护理、压疮预防、血栓预防、痴呆护理以及对患者和家属提供支持和咨询等课题。

我的博士论文研究的是如何预防患者长期卧床的并发症，这得到了业内的广泛关注。时至今日，我仍在为提高养老院中老人行动能力开展项目研究并提供建议。几十年来，我的研究主题始终包括职业发展、护理价值和职业自豪感。我喜欢写作，曾发表过许多文章，出版过不少书籍，也参与了无数委员会的工作，例如担任患者及家属教育协会的主席。在 2010 年左右，我担任了莱茵马蒂亚斯大学的名誉教授。总之，尽管充满坎坷和起伏，但我对自己充实的职业生活和私人生活都感到十分满意。

作者简介——格尔曼·奎恩海姆

我出生于 1964 年。作为六个孩子中的老大，我本该接管父亲的家具店，但我并不想经商。我的母亲是一名儿科护士，受她的启发，14 岁的我在一家医院进行了第一次实习。我觉得，在医院的"周日实习"既充满乐趣又富有教育意义，这也更加坚定了我要成为一名护理人员的想法。由于当时年龄尚小无法参加培训，中学毕业后，我才在一家养老院完成了为期 13 个月的护理实习。后来，我的三个姐妹也完成了护理和老年护理方面的培训。养老院的居民和护理团队都给我留下

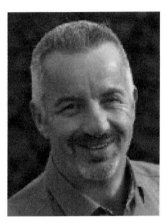

格尔曼·奎恩海姆

了深刻的印象，一年后，我开始认真考虑是否要成为一名老年护理人员。由于我在护理学校获得了一个名额，所以自 1982 年起，我便在那里学习。我确信，自己选择了正确的道路。后来，我和护理学校的同学们在蒙塔鲍尔医院埃森培训中心接受了培训，跟着实习导师学习。毕业后，我在感染科和儿科病房担任几年护士后，还参加了埃森的职业培训研讨会。

由于对当时的职场情况感到不满，我在职业进修之前也考虑过从事其他职业。但克里斯特尔·比恩斯坦改变了我的看法，她使我意识到护理行业正在逐渐发展成为一门独立的学科，同时有很多亟待研究的问题——没错，我想留在护理行业。这次进修培训使我顿悟，并赋予了我全新的职业动力和崭新的职业前景。自 1990 年以来，我一直在德国护理协会（DBfK）和后来的德国护理联合会（DPV）担任讲师。26 岁的时候，我担任病房管理基础课程的老师，教导学生如何指导患者进行自我护理，以及相关的基本原则和技巧，这对我来说很有挑战性。1990 年，我接任蒙塔鲍尔中心的实习指导员一职，我设计了新的指导理念，该理念在医院得到了推广。我还成立了导师小组（后来的实践指导员工作组）和运动康复护理小组，其间我们团队采取初步措施，在病房对长期卧床的患者实施了"基础刺激疗法"。工作期间，我在奥斯纳布吕克天主教应用科学大学获得了护理教育文凭，并继续与我的学生一起每天照顾患者。我们还开发了新的护理模式，在学校和医院测试

了效果，参加了比赛并获奖。后来我升任副校长，并从 2004 年起担任校长。我在奥斯纳布吕克的毕业论文于 1997 年首次出版，并且后续的每个版本都进行了扩充或修订。在第三版中，安格莉卡·策格林为我写了序言，这让我感到十分自豪。

在我作为实习导师和护理教师主持培训期间，能够自信地提及护理方面的成就使我倍感鼓舞。因此，我教导我的学生，在工作中受到上级或其他专业团体的干扰和介入时，不要感到挫败。在与医院高层的多次内部"较量"中，我得到了时任校长的支持，从而培养了良好的职业自豪感。我还记得，有一批学生曾送了我一对护膝作为告别礼物，用来保护我免受某些"达官贵人"的踢打。我在莱茵兰 - 普法尔茨州的护理教师工作组中担任了 15 年的理事长，在威斯巴登和科隆完成了在职教员的高强度培训。由于接到了越来越多的研讨会邀请，我决定攻读护理学博士学位，并向维滕 / 黑尔德克大学提交了申请。2008 年，我辞去了校长的职务，并离开了我工作了 27 年的疗养院。

博士期间的生活十分充实。 通过经常与其他博士生沟通各自的报告和研究情况，以及参与无数次技术性和争议性的讨论，我最终形成了"以客户为导向"的研究课题。我在旧金山跟随帕特里夏·本纳实习，了解到美国护士如何在护理工作中贯彻"以患者为中心"的理念。这促使我决定研究患者的候诊体验。2013 年，我获得了高级医学博士的头衔。这让我感到自豪，因为在德国很少有医生能够在没有高中文凭的情况下，通过一系列额外的考试达到这一目标。媒体对"候诊"这一话题的关注出乎我的意料。来自德语国家的多家报社，如《明镜周刊》、德国新闻社（DPA）、广播电台都发来了采访邀请，这表明，医疗保健中的"候诊"现象对人们至关重要。因此，我就这一主题撰写了实用手册，制作了海报，发表了相关文章，希望得到医疗机构的重视，将我的研究成果应用到护理实践中，提升护理服务质量，改善患者的候诊体验。

总之，我对自己目前的职业生活感到非常满意，也很享受来自研讨会、讲座和进修课程的学员们对我的赞赏；同时，我也十分欣赏他们开放的态度，他们总是愿意尝试不寻常的新事物。

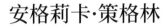

安格莉卡·策格林

老实说，自从在维滕／黑尔德克大学工作以来，我一直酝酿着，想写一本以"职业自豪感"为主题的书，因为我对护理界的沉默和"谦卑"感到非常惋惜，也有些恼火。《为护理发声》（*Der Pflege eine Stimme geben*）这本书与我的想法不谋而合，这也是我邀请该书作者、美国记者伯尼斯·布雷什来我校的原因。

通过克里斯蒂·贝恩斯坦，我认识了格尔曼·奎恩海姆。他曾发布过一部短视频，视频中展现了两位护理人员乘坐电梯时的寒暄，这种借助"电梯演讲"介绍护理人员的方式让我产生了极大的兴趣，因此我询问他是否有与我合著书籍的想法。他的博士论文主题"候诊"也给我留下了深刻印象，因此我邀请他加入护理协会的顾问委员会，研究急诊室的"候诊问题"。如我所料，格尔曼的确是一个极具个人魅力和创造力的人。从2018年夏天的商讨到2019年夏天的最终成稿，我们只用一年时间就奇迹般地完成了这本书的编写。

在创作本书的过程中，我们观点上的矛盾也逐渐显现出来。我们在许多问题上意见不合，总有一人需要做出让步。遇到实在无法达成共识的情况，我们就在书中标注自己的名字，以便读者能够清楚地看到我们的不同观点。

很明显，我们各自擅长不同的领域。我在某些领域拥有丰富的经验，也与同行们有着良好的人际关系。但相比之下，我的计算机应用能力几乎为零，这实在把格尔曼"折磨"得不轻！所以我们写书的草稿以纸质版为主，但整个合作过程中我们互发了上百封电子邮件，打了无数通电话。此外，我们的工作方式也明显不同：格尔曼做事有条不紊，总能在截止日期前将工作圆满完成；而我则比较混乱，经常凭直觉做事，事后又会冒出一些不错的想法。然而，在撰写这本书的过程中，我惊喜地发现，格尔曼信息来源与我完全不同，而且他的信息内容十分全面！

最后的文本编排工作主要由格尔曼负责，他会把我的一些想法恰到好处地融入书中。

我非常自豪，也非常高兴我们一起完成了这本书，这是一个正确的选择！

格尔曼·奎恩海姆

在阅读了伯尼斯·布雷什和苏珊·戈登出版的相关书籍后，我打算在实际生活中还原出书中的内容。我们与一个小型电影团队一起，制作了 20 多个电影场景，其中包括"电梯演讲"，这与我的研讨会主题"患者雇主：护理中的客户导向"完美契合。因为这部短片，我和安格莉卡的交流越来越频繁。

有一次，她问我是否能有兴趣和她一起写本书——我当然愿意。能与这样一位德国护理科学界的名人共事，我感到非常自豪。很快，我开始思考这部书的内容，着手收集有关职业自豪感和护理自豪感的各种资料。随着时间的推移，这项工作变得越来越繁重和耗时。但基于前几本书的经验，我知道如何将内容分配到手稿的各个部分，也知道如何组织这些内容。然而，两个截然不同的人进行共同创作，思路和方式自然是大相径庭。在 300 多封邮件中，安格莉卡经常为我提供像拼图一样碎片化的内容。我们在整个过程中只见过两次面，却有大约两百次电话交谈，这都是为了更好地确定书中要展现的内容与想法。在蒙塔鲍尔的第一次会议上，我们大致就书本结构达成了一致。但在随后的邮件沟通中，我们必须不断考虑新出现的内容或想法应该被补充到哪个部分才最合适。继续用拼图来比喻的话，就像是我有数百块拼图，但并不知道整体会是什么画面。这非常有挑战性，也让我干劲十足。

安格莉卡的思维发散和阐释问题能力十分出色，她能够将新想法转化为读者喜闻乐见的好词佳句，她丰富的个人经验也带给了我许多新的见解。除此之外，她的速读能力也给我留下了深刻印象。她不仅能以"创纪录的速度"阅读外文文献，还能在阅读后对文章进行批判性的审视。在本书的编撰过程中，我们始终激励着对方，不断碰撞出思维的火花，提出新的想法。在与她共事时，我虽然常常感到精疲力尽，但的确十分乐在其中。我非常感谢她对我的信任。

参考文献

Georg, J.(2013). *Pati-ENTEN-Edukation*: *Fundstücke aus dem Pflegelektorat*. PADUA, 8(4), 1-3.

图书在版编目（CIP）数据

护理职业自豪感的塑造与实践/（德）格尔曼·奎恩
海姆，（德）安格莉卡·策格林著；向钇樾，雷雨，银妍
妍译. --重庆：重庆大学出版社，2025.2. --ISBN
978-7-5689-4903-3

Ⅰ. R192.6

中国国家版本馆CIP数据核字第2024HY3107号

护理职业自豪感的塑造与实践

HULI ZHIYE ZIHAOGAN DE SUZAO YU SHIJIAN

［德］格尔曼·奎恩海姆　　［德］安格莉卡·策格林　著
向钇樾　雷　雨　银妍妍　译

策划编辑：张羽欣
责任编辑：杨育彪　　版式设计：何海林
责任校对：邹　忌　　责任印制：张　策

重庆大学出版社出版发行
出版人：陈晓阳
社址：重庆市沙坪坝区大学城西路21号
邮编：401331
电话：（023）88617190　88617185（中小学）
传真：（023）88617186　88617166
网址：http://www.cqup.com.cn
邮箱：fxk@cqup.com.cn（营销中心）
全国新华书店经销
印刷：重庆市正前方彩色印刷有限公司

开本：720mm×1020mm　1/16　印张：25.5　字数：413千
2025年2月第1版　　2025年2月第1次印刷
ISBN 978-7-5689-4903-3　定价：88.00元